Prof. Dr. Michael Friedrich Vogt
Sven-David Müller
Doreen Nothmann

Moderne Ernährungsmärchen

Prof. Dr. Michael Friedrich Vogt
Sven-David Müller
Doreen Nothmann

Moderne Ernährungsmärchen

Was ist dran an:
- Zucker macht krank
- Eier erhöhen den Cholesterinspiegel
- Diäten machen schlank

schlütersche

Bibliografische Information Der Deutschen Bibliothek
Die Deutsche Bibliothek verzeichnet diese Publikation in der Deutschen National-
bibliografie; detaillierte bibliografische Daten sind im Internet über http://dnb.ddb.de
abrufbar.

ISBN 3-89993-511-X

Anschrift der Autoren

Sven-David Müller und Diplom-Trophologin Doreen Nothmann
Praxis für Ernährungskommunikation und Ernährungsberatung
Steinkaulstraße 17
52070 Aachen
www.svendavidmueller.de

Prof. Dr. Michael Friedrich Vogt M. A.
In der Mehleck 3
56459 Elbingen

© 2004 Schlütersche Verlagsgesellschaft mbH & Co. KG,
         Hans-Böckler-Allee 7, 30173 Hannover

Gestaltung: Schlütersche Verlagsgesellschaft mbH & Co. KG, Hannover
Satz: Die Feder GmbH, Wetzlar
Druck und Bindung: Schlütersche Druck GmbH & Co. KG, Langenhagen

Inhalt

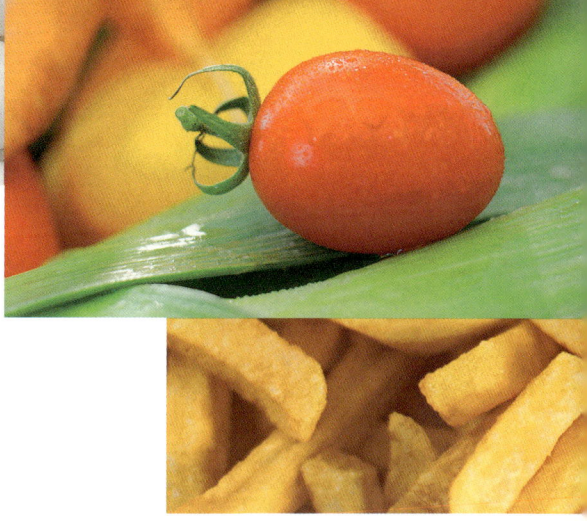

▶▶

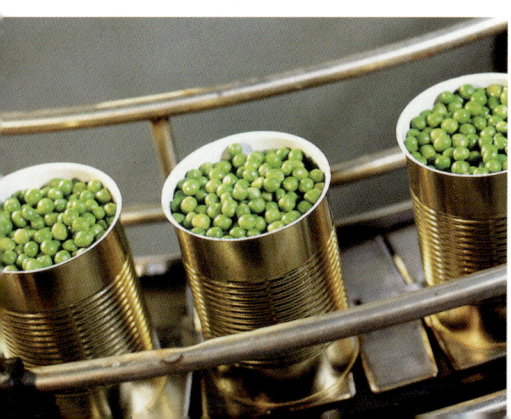

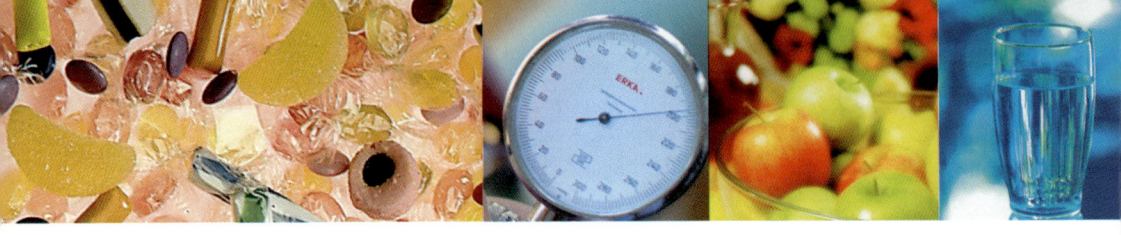

Geleitwort

Liebe Leserin, lieber Leser,

die Zahl der Ernährungsmärchen nimmt in Deutschland im gleichen Maße wie die Produktvielfalt zu. Praktisch jedes Lebensmittel ist betroffen von Vorurteilen und pseudowissenschaftlichen Fehlbewertungen. Allem Anschein nach sind in der Ernährungswelt viele Nachkommen der Gebrüder Grimm tätig. Glauben Sie denn wirklich, dass kalorienfreier Süßstoff zu B(a)uche schlägt, Gemüse und Obst heute nahezu vitaminfrei sind, Fasten gesund, schlank und glücklich macht oder Zucker Diabetes mellitus auslöst? Dann sind Sie den Mythen der modernen Märchenerzähler aufgesessen!

Bezogen auf das gesamte Spektrum notwendiger Nahrungsinhaltsstoffe können selbst bei allgemeiner Überernährung einzelne Nahrungsbestandteile in zu geringer Menge aufgenommen werden. Andererseits können durch bestimmte Nahrungsbestandteile, die im Überfluss angeboten werden, ernährungs(mit)bedingte Krankheiten ausgelöst werden. Dass es vielen Menschen nicht gelingt, eine gesunde Auswahl der Nahrungsmittel zu treffen, zeigt der Ernährungsbericht der Deutschen Gesellschaft für Ernährung (DGE) e. V., Bonn,

aus dem Jahr 2000. Viele Zivilisationskrankheiten wie Übergewicht, Diabetes mellitus Typ 2, Bluthochdruck, Fettstoffwechselstörungen oder Gicht können durch eine schlechte Auswahl der Lebensmittel – im Sinne von zu viel oder zu wenig – durchaus verursacht oder mitbedingt sein, und dies bringt hohe Kosten mit sich: Allein in Deutschland ließen sich im Jahr 1990 rund ein Drittel der Kosten im Gesundheitswesen auf Fehlernährung zurückführen. 64,4 Prozent der Todesfälle in Deutschland stehen in einem Zusammenhang mit ernährungsabhängigen Krankheiten. Die richtige Lebensmittelauswahl kann bei diesen Erkrankungen vorbeugen oder sogar Besserung bringen.

Mythen, Geschichten und Märchen faszinierten die Menschen schon immer. Aber moderne Ernährungsmärchen können sich gefährlich auf Körper und Seele auswirken. Bereits der griechische Arzt Hippokrates (460–377 v. Chr.) prägte den Satz: „Lasst Eure Nahrungsmittel Eure Heilmittel sein und Eure Heilmittel Eure Nahrungsmittel." Insofern ist eine gesunde Ernährungs- und Lebensweise eine notwendige Voraussetzung für Gesund-

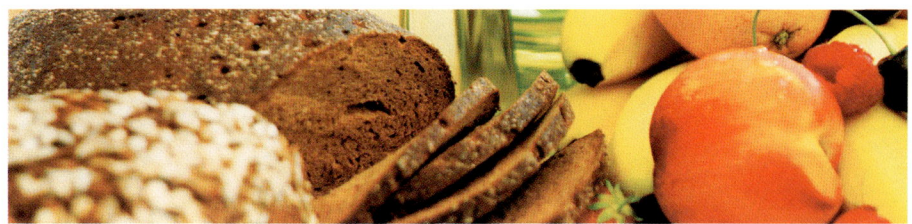

heit und Wohlbefinden. Ernährungsmedizinisch und -wissenschaftlich betrachtet gibt es weder gesunde noch ungesunde Lebensmittel, sondern vielmehr entscheidet die Menge und Auswahl über den Gesundheitswert.

Kindern Märchen aus „Tausend und einer Nacht" vorzulesen ist wunderbar, moderne Ernährungsmärchen zu durchleben ist überflüssig. Mit den „Modernen Ernährungsmärchen" halten Sie ein Buch in Händen, das kompakt und verständlich modernes Ernährungswissen vermittelt, aber den Erben der Gebrüder Grimm in der Ernährungslandschaft keine Chance lässt. Wir wünschen, dass Ihnen dieses „Anti-Märchenbuch" zu mehr Spaß und Freude an der gesunden Ernährung verhilft.

Viel Gesundheit und Spaß beim Lesen wünschen

Professor Dr. rer. nat. Rudolf Schmitz
Präsident der Gesellschaft für
Ernährungsmedizin und Diätetik e. V.

Professor Dr. med. Helmut Mann
Wissenschaftlicher Direktor der
Gesellschaft Ernährungsmedizin
und Diätetik e. V.

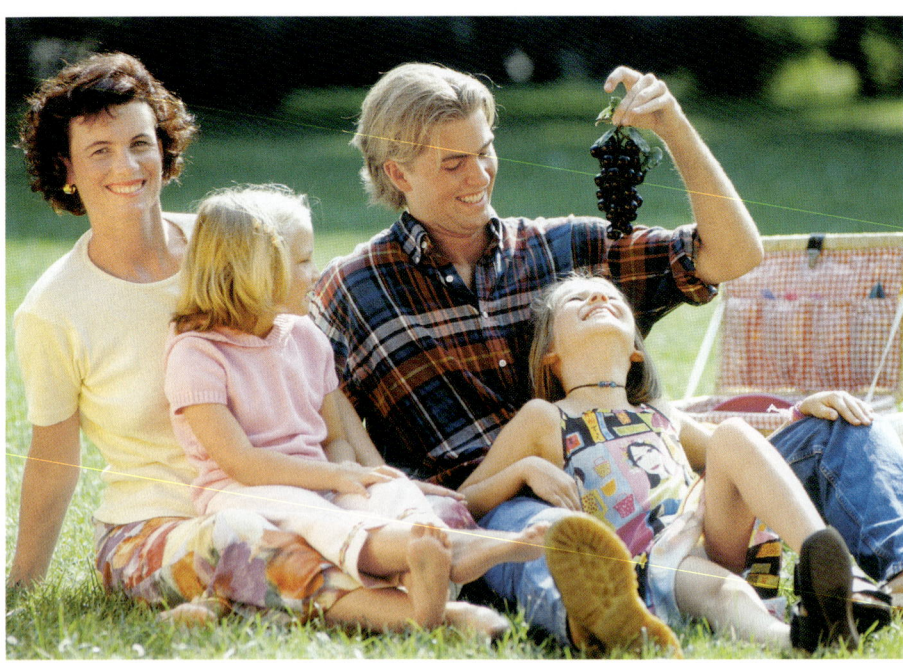

Einführung

Liebe Leserin, lieber Leser,

das waren noch Zeiten, als wir als Kinder mit Unmengen von Spinat gequält wurden, um so unseren Organismus mit dem nötigen Eisen zu versorgen. Bis irgendjemand nachgerechnet und festgestellt hat, dass man sich beim Eisengehalt im Spinat um eine Zehnerpotenz verrechnet hatte. Nun hat es uns zwar keinen Schaden zugefügt, aber – zumindest im Hinblick auf die Eisenversorgung – auch praktisch nichts gebracht. Dass Spinat gesund sei wegen des hohen Eisengehalts, ist aber nur einer der harmloseren Irrtümer der „gesunden" Ernährungslehre. Ernährungsmärchen und -mythen gibt es unendlich viele. Oftmals schädigen sie den Verbraucher sogar oder schränken ihn zumindest in seiner Lebens- und Ernährungsweise unnötig ein. Doch Verbraucherschutz wird hierzulande ganz groß geschrieben, und dies nicht erst, seit es dafür ein eigenes Ministerium gibt. Denn Verbraucherschutz wird vor allem dann nötig, wenn die Ängste des Verbrauchers gezielt angesprochen werden.

Dass dieser Schutz in Deutschland ganz besondere Blüten treibt und sich dabei nicht selten in sein Gegenteil verkehrt, hängt mit zwei grundlegenden Phänomenen zusammen: der Krise der modernen Industrie-

gesellschaft auf der einen und der spezifischen Einstellung der Deutschen gegenüber Fortschritt auf der anderen Seite. Die „goldenen Jahre", in denen die Fahne des technischen Fortschritts hochgehalten wurde, in denen Wissenschafts- und Expertengläubigkeit dominierten, sind längst passé.

Spätestens mit Beginn der 1980er Jahre kann ein fortschreitender Einstellungs- und Wertewandel in unserer Gesellschaft analysiert werden. War man in der Vergangenheit dazu geneigt, den Verkündern des wissenschaftlich-technischen Fortschritts nahezu alles zu glauben, so schlägt das Pendel heute eher in das andere Extrem aus: Fast jeder Aussage aus den Reihen der „scientific community" wird mit Misstrauen und Ablehnung begegnet. Ausdruck dieses Wertewandels sind unter anderem generelle Zweifel an der Sinnhaftigkeit des technologischen Fortschritts und ein sinkendes Industrie-Image, von dem viele Branchen betroffen sind.

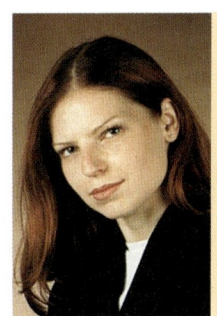 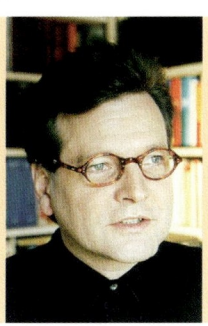 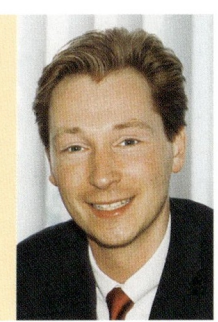

Diplom-Trophologin
Doreen Nothmann

Professor Dr. Michael
Friedrich Vogt M. A.

Medizinjournalist
Sven-David Müller

Oftmals sind Informationen, besonders über die Ernährung, mehr von Lobbyismus und Panikmache geprägt als von Wissenschaft und Wahrhaftigkeit. Die rasante Entwicklung der modernen Industriegesellschaft mit ihrem hohen Abstraktionsgrad ist für den Nichtfachmann – den Normalbürger – völlig undurchschaubar geworden. Solch ein Mangel an Verständnis und Kontrolle erzeugt Unsicherheit, Misstrauen und Angst: „Wo die eigene Erfahrung prinzipiell ins Leere greift, gewinnt der Glaube neue Macht im Alltag", fasst der Soziologe Beck zusammen. Mehr Informationen können dieses Dilemma nicht lösen. Im Gegenteil, die Informationsfülle, die es heute zu vermitteln gilt, und das Bemühen um immer mehr Information führt dazu, dass die Menschen immer weniger beurteilen können, welche Informationen richtig und welche falsch sind. Das trifft besonders auf Ernährung und Gesundheit zu.

Der Bürger erhält heute mehr Informationen, als er sinnvollerweise in seine Lebensweise zu integrieren vermag. Der Sozialpsychologe Professor Hans-Christian Röglin, Leiter des Instituts für Angewandte Sozialpsychologie in Düsseldorf, spricht in diesem Zusammenhang von einem regelrechten „Stress der Überinformation". Daraus folgt als eine Art geistiger Notwehr der Rückzug auf bewährte Vorurteile. Meinungen werden nicht mehr auf der Grundlage von Informationen gebildet, sondern man entscheidet anhand von Vorurteilen darüber, welche Information als wahr zu bewerten ist und welche nicht.

Sehr schön lässt sich dies am Thema unseres Buches nachweisen. Im Abstand von zehn Jahren hat der international renommierte Ernährungspsychologe Prof. Dr. Volker Pudel, Leiter der Ernährungspsychologischen Forschungsstelle der Georg-August-Universität in Göttingen, deutsche Verbraucher zu ihrer Einschätzung der Ernährungsaufklärung befragt. Die Ergebnisse der Erstbefragung und die der Folgebefragung zehn Jahre später – also nach zehnjähriger intensiver und breiter Ernährungsaufklärung – wurden miteinander verglichen. Das Ergebnis stellt der Ernährungsaufklärung ein katastrophales Zeugnis aus: Die deutschen Verbraucher fühlen sich nach zehn Jahren intensiver Ernährungsaufklärung schlechter informiert, sind verunsicherter und glauben Ernährungsberatern oder -ratgebern weniger denn je. Und damit sind sie in besonderer Weise anfällig für jede Form von Ernährungsmärchen.

Nun könnte man sich ja auch durchaus vorstellen, solchen Herausforderungen der modernen Industriegesellschaft mit Gelassenheit zu begegnen und sich im Alltag nicht davon irritieren zu lassen. Da, wo bei anderen Ländern Gelassenheit vorherrscht, findet man bei uns eher eine Tendenz, jeder Negativmeldung nachzugehen, ihr Glauben zu schenken und sich möglichst im täglichen Leben auch noch danach zu richten.

Diese deutsche Aufgeregtheit treibt ihre Blüten insbesondere im Bereich der Ernährung. Jede neue oder vermeintlich neue Erkenntnis muss sofort umgesetzt werden, um dann einer anderen, durchaus widersprechenden Erkenntnis kurze Zeit später zu weichen. Und so versetzt die Angst vor vermeintlichen Schäden durch eine falsche Ernährung die Deutschen in Panik.

Vertreter von ernährungs- oder gesundheitsbezogenen Heilslehren haben Hochkonjunktur und treiben die verängstigten Deutschen immer wieder zur Verzweiflung. Wissenschaftlich unerklärlich ist, warum Zucker gesundheitsschädigend und Vollwertkost das Beste für unseren Organismus sein soll. Wieso? Wer sagt das warum? Ernährungsmärchen sind dann die Botschaften, die bei den Deutschen sehr beliebt geworden sind, vor allem dann, wenn ein Verstoß gegen die Empfehlung des Märchens fast schon einem Suizid gleichkommt – also mindestens schwere Allergien, Krebs, Herz-infarkt oder Ähnliches, „günstigstenfalls" sogar der Tod drohen.

Ernsthaft betriebener Verbraucherschutz sollte also keinesfalls der Verunsicherung und der Verstärkung von Ängsten dienen, sondern dieser Verunsicherung durch ideologiefreie und unabhängige Aufklärung entgegenwirken. Genau dazu will das vorliegende Buch einen Beitrag leisten, indem es mit jenen Märchen aufräumt, die uns das Leben und auch das Genießen des Lebens erschweren, ja sogar vermiesen. Machen Sie sich also darauf gefasst, dass Sie sich von lieb gewonnenen Horrorvorstellungen verabschieden müssen und dass sich das Leben und sogar unsere Nahrung als durchaus genuss- und wertvoll herausstellt – selbst in der modernen Industriegesellschaft.

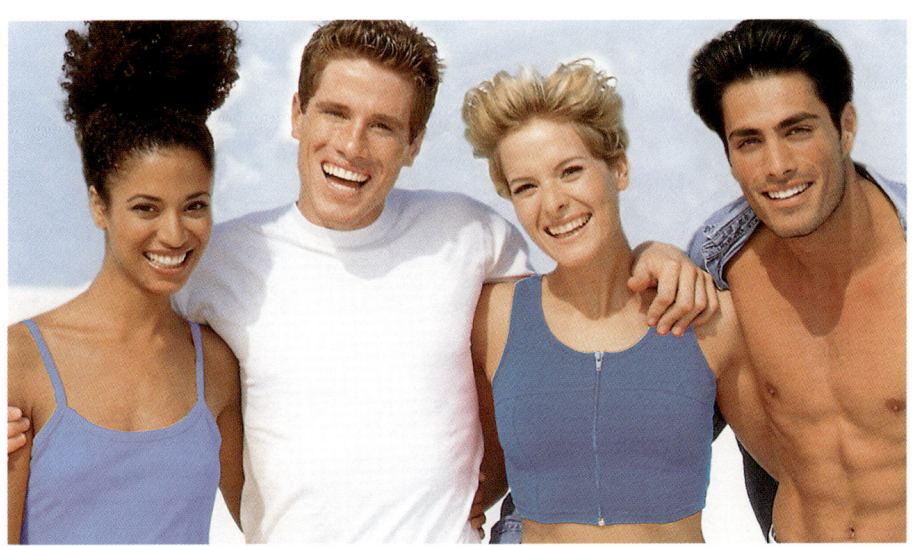

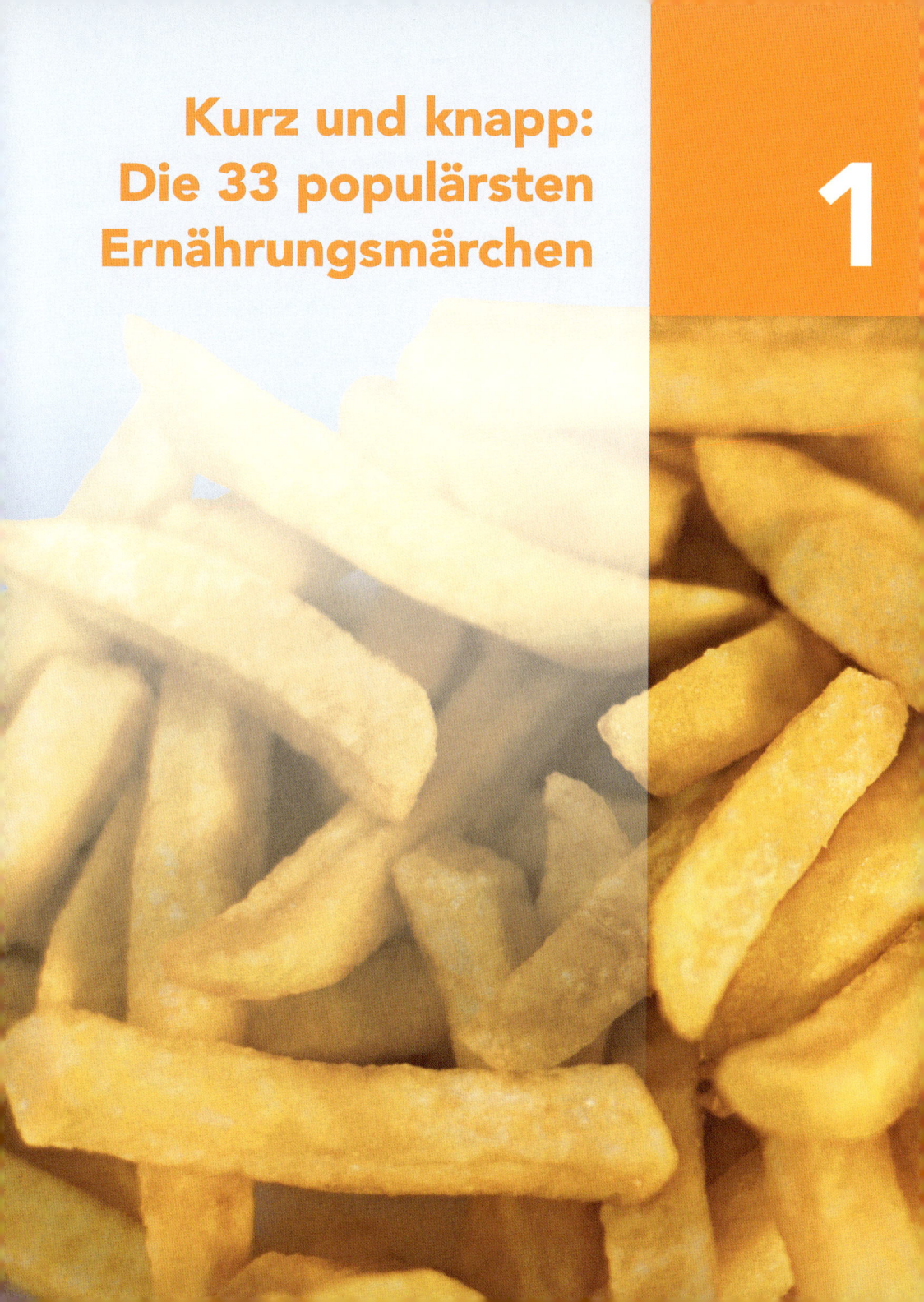

Kurz und knapp:
Die 33 populärsten
Ernährungsmärchen

1

Zucker macht süchtig

Eine Sucht wird ausgelöst durch Stoffe, die man im Allgemeinen als Drogen bezeichnet. Drogen zeichnen sich dadurch aus, dass deren Konsumenten in Rauschzustände versetzt werden beziehungsweise die Substanzen zumindest eine gewisse psychogene Wirkung aufweisen und mitunter das Bewusstsein verändern. Sie machen körperlich abhängig und man hat ein ständig stärker werdendes Verlangen danach. Als besonders gefährlich sind die körperlichen Entzugserscheinungen zu bewerten, die das Weglassen der Droge mit sich führt. All das konnte weltweit in keiner klinischen Studie und auch nicht im Selbstversuch der Autoren nachgewiesen werden. Zucker macht also ganz sicher *nicht* süchtig! (→ *Kapitel 2*)

Mit vielen kleinen Mahlzeiten nimmt man besser ab

Praktisch alle Diäten empfehlen die Einhaltung von vielen kleinen Mahlzeiten anstelle von drei normalen. Nur das soll angeblich schlank machen. Man sollte also möglichst jeden Tag fünf bis sechs Mahlzeiten essen – aber wie sollen aus 1200 bis 1600 Kalorien sechs Mahlzeiten werden? Eine Scheibe Knäckebrot mit Harzer Käse und einem Apfel sind eher eine Qual denn eine genussvolle Mahlzeit! Studien zeigen, dass Menschen mit fünf Mahlzeiten rund 250 Kalorien mehr aufnehmen als Übergewichtige, die eine Reduktionskost mit drei Mahlzeiten einhalten. Zudem sorgt das so genannte Snackingverhalten für einen ständig hohen Insulinspiegel. Insulin ist das fett machende Masthormon. Auf jeden Nah-

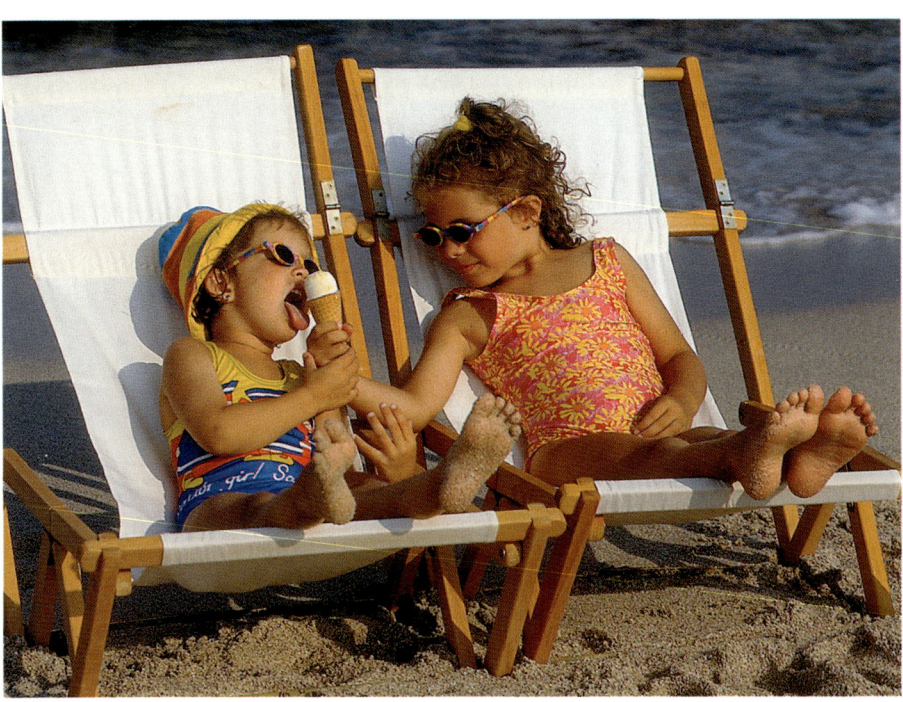

rungsreiz schüttet die Bauchspeicheldrüse Insulin aus, das den Fettabbau hemmt und somit dick, und nicht schlank macht. Außerdem erzeugt Insulin nicht nur durch seine Blutzucker senkende Wirkung Hunger. Insulin ist ein klassisches Anabolikum, das vorwiegend Fett aufbaut. Mit drei größeren, ballaststoffreichen und damit sättigenden Mahlzeiten ist der Körper am besten vor Fressattacken geschützt, und das Gewicht sinkt stetig. Wenn Sie nur dreimal täglich essen und drei lange Nüchternphasen von mindestens vier Stunden haben, kann der Körper wirksam Fett abbauen, und man bleibt satt.

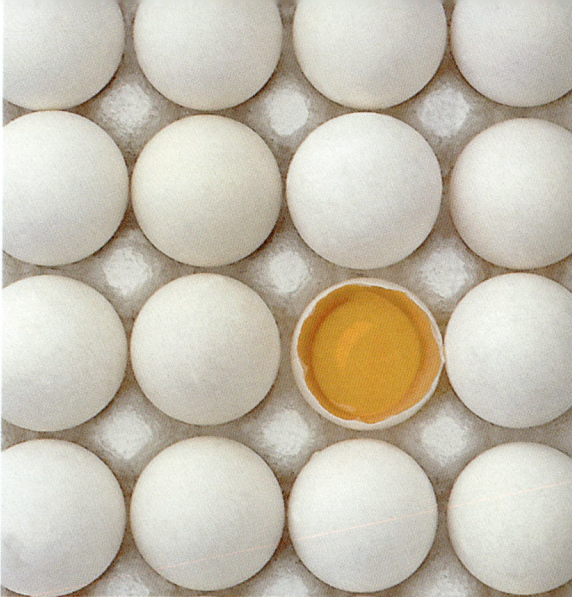

Wenn man spät abends noch isst, nimmt man besonders leicht zu

Das ist sicher falsch, denn die Gewichtsentwicklung wird nicht von den Tageszeiten, sondern von der Energiebilanz bestimmt. Sonst wäre auch nicht erklärlich, warum die Menschen in südlichen Ländern durchschnittlich deutlich weniger dick sind als in den nördlichen Ländern. Exakt betrachtet, ist es für den Organismus unwichtig, ob Sie morgens, abends oder nachts essen. Solange die Energiebilanz stimmt, stimmt auch das Gewicht. Grundsätzlich ist es entscheidend, wie viele Kalorien Sie aufnehmen und wie viele Kalorien Sie verbrauchen. Spät abends essen macht also nicht dick!

Es gibt keine Fatburner

Wissenschaftliche Studien beweisen, dass Capsaicin die Wärmeproduktion erhöht und damit Energie verbraucht. Capsaicin ist reichlich in scharfen Gewürzen wie Chilischoten enthalten. Grundsätzlich sind scharfe Gewürze Fatburner. Eindeutig nachgewiesen ist auch, dass so genannte MCT-Fette (medium-chain trigly-

cerides, mittelkettige Triglyceride) die Wärmeproduktion erhöhen. Gleiches gilt für starken Kaffee (Espresso). Wer aber erwartet, allein von Tabasco, Espresso oder MCT-Fetten schlank zu werden, erwartet einfach zu viel. Die wirksamen Fatburner können lediglich Bestandteile einer umfassenden Umstellung des Lebens- und Ernährungsstils sein. Trotzdem helfen sie beim Abnehmen. Das gilt auch für den Mineralstoff Kalzium und für L-Carnitin. Es ist durchaus sinnvoll, im Rahmen einer Übergewichtstherapie täglich 500 mg Kalzium und 1 bis 3 g L-Carnitin zu sich zu nehmen. (→ Kapitel 4.8)

Braune Eier schmecken besser

Nein, reine Einbildung: Die Schalenfarbe hat keinerlei Einfluss auf den Geschmack des Hühnereis. Die Farbe der Schale hat einzig etwas mit den Hühnerrassen zu tun. Die Schale hat grundsätzlich praktisch keinen Einfluss auf den Geschmack und den Gesundheitswert des Eies. Dieser wird vorrangig durch die Art der Fütterung beeinflusst.

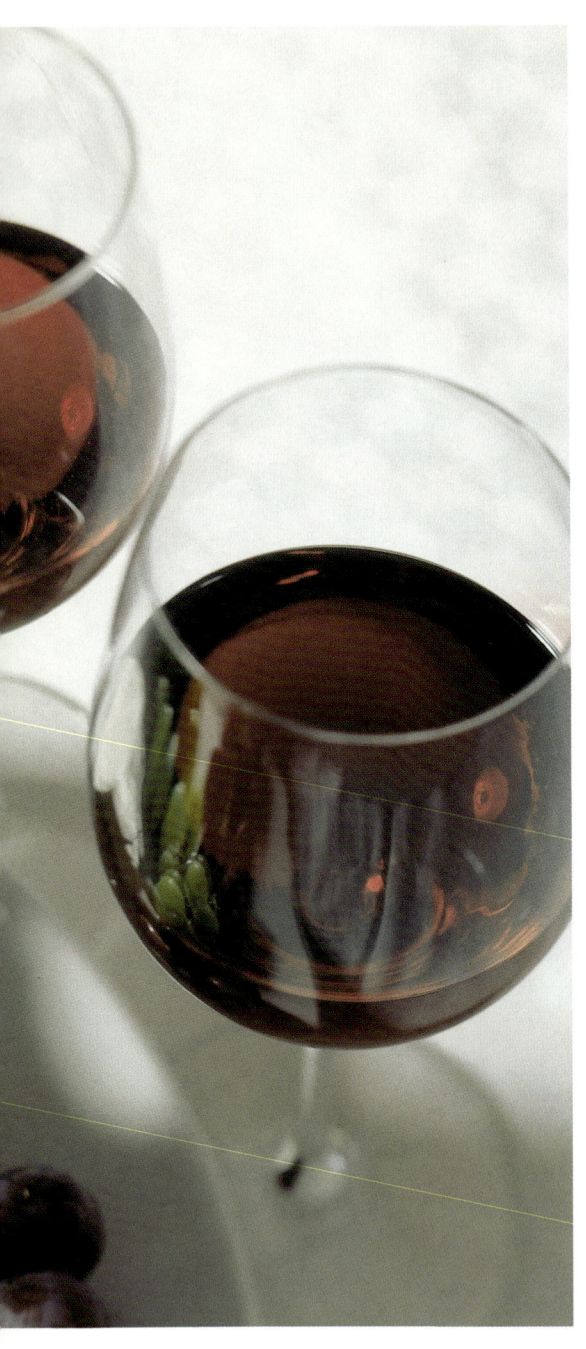

Eier sind ungesund und erhöhen den Cholesterinspiegel

Falsch – Hühnereier gehören zu den gesündesten Lebensmitteln überhaupt, denn sie enthalten praktisch alle wichtigen Nahrungsinhaltstoffe. Auch wenn Eier viel Cholesterin enthalten, sind sie gesund: Das im Eidotter enthaltene Cholesterin erhöht Studien zufolge das gefährliche LDL-Cholesterin nicht. Im Gegenteil: Im Eidotter befindet sich reichlich Lecithin, das den Cholesterinspiegel deutlich senkt. (→ *Kapitel 10*)

Alkohol hilft bei der Verdauung

Genau das Gegenteil ist der Fall. Bier und hochprozentige Alkoholika wie Schnaps oder Wein haben einen ungünstigen Einfluss auf den Fettstoffwechsel und die Verdauung. Lediglich bestimmte Kräuterliköre und artischockenhaltige Produkte können in begrenztem Umfang die Fettverdauung unterstützen. Alkohol verdünnt nicht das fette Essen, sondern die Magensäure. Nach der Aufnahme von Alkohol steigt zudem der Triglyzeridspiegel im Blut massiv an, er hemmt den Fettabbau, ist kalorienreich und macht dick. Der angeblich verdauungsfördernde Effekt von Alkoholika ist vornehmlich darauf zurückzuführen, dass der Alkohol die Wahrnehmung für eine zu große Mahlzeit verändert: Sie nehmen also unter Alkoholeinfluss den Magendruck weniger deutlich wahr. (→ *Kapitel 5.3*)

(Rot-)Wein ist gut fürs Herz

Nicht der Wein, sondern die darin enthaltenen Polyphenole schützen vor koronarer Herzkrankheit. Und besonders bei alkoholhaltigen Lebens- und Genussmitteln sollte der Ausspruch „Je mehr, je besser!" nicht allzu zu ernst genommen werden. Manchmal ist weniger mehr. Zu viel Alkohol schadet nämlich dem ganzen Körper: Er erhöht den Blutdruck, der wiederum Ursache für verschiedene Herz schädigende Erkrankungen bis hin zum Infarkt ist. Alkohol macht auch abhängig und stellt für den Körper ein Gift dar. Es gibt bereits alkoholfreien Wein, der einen höheren Gehalt an Polyphenolen aufweist als die alkoholhaltigen Varianten. (→ Kapitel 5.3)

Auf Steinobst darf man nichts trinken

Das gilt nur, wenn das Trinkwasser nicht frei von schädigenden Mikroorganismen ist (das teilt das Wasserwerk mit – in diesen Fällen sollten Sie das Trinkwasser abkochen oder besser auf Mineralwasser ausweichen). Wenn Keime im Wasser sind und reichlich Obst aufgenommen wird, kann es zu Beschwerden kommen. Da aber die Trinkwasserqualität in Deutschland in der Regel sehr gut ist, kommen Krankheitserreger nicht häufig im Trinkwasser vor. Es besteht also meist keine Gefahr!

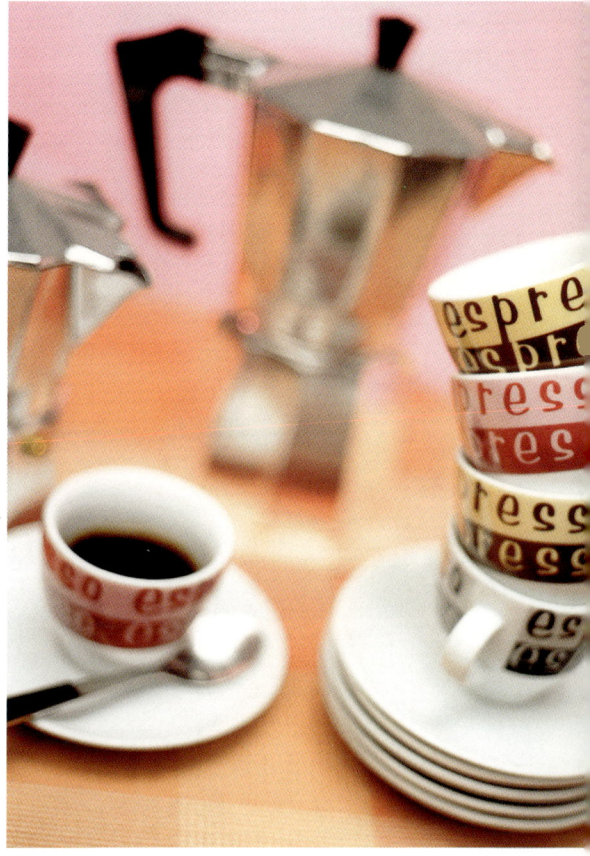

Schimmelpilze auf Marmelade sind nicht so schlimm

Oft wird empfohlen, bei Lebensmitteln, die von Schimmelpilzen befallen werden, nur die schimmligen Stellen zu entfernen und den Rest einfach aufzuessen. Besonders gepriesen wird dieses Prinzip bei Marmelade. In dem Moment, in dem Sie den Schimmelpilz bewegen, verstreut er seine Sporen und kann dann schön brav weiter wachsen. Schimmelpilze produzieren zum Beispiel das Gift Aflatoxin, das zu erheblichen Leberschäden führen kann. Werfen Sie verschimmelte Lebensmittel also besser weg!

Bohnenkaffee ist ungesund

Diese Aussage stimmt so allgemein nicht, da Kaffee unter anderem den Stoffwechsel ankurbelt und unsere Konzentrationsfähigkeit steigert. Bis zu fünf Tassen täglich können gesunde Menschen bedenkenlos trinken. Es wird zwar diskutiert, ob Bohnenkaffee in Zusammenhang mit einer Erhöhung des Cholesterinspiegels steht und somit an der Entstehung von Herz-Kreislauf-Erkrankungen mit beteiligt ist, dies konnte aber für gefilterten Kaffee ausgeschlossen werden.

Schweinefleisch ist fetter als Rindfleisch

Beide Tiere haben fettere Stellen und solche, an denen fettarme Muskelmasse überwiegt. Je nachdem, welche Partien Sie essen, können Sie fettreiches oder -armes Fleisch verzehren. Auch die Zubereitungsart entscheidet mit über den Fettgehalt dessen, was wir am Ende essen. Es ist also falsch, pauschal zu behaupten, Schweinefleisch sei fetter als Rindfleisch – das zeigt auch neben stehende Tabelle.

Fettgehalt verschiedener Fleischpartien von Rind und Schwein

	Fettgehalt pro 100 g
Rindfleisch, reines Muskelfleisch:	1,7
Schweinefleisch, reines Muskelfleisch:	3,0
Rindfleisch, Filet:	4,4
Schweinefleisch, Kotelett:	13,0
Rindfleisch, Roastbeef:	15,2
Schweinefleisch, Bug, Blatt, Schulter, Vorderschinken:	23,9

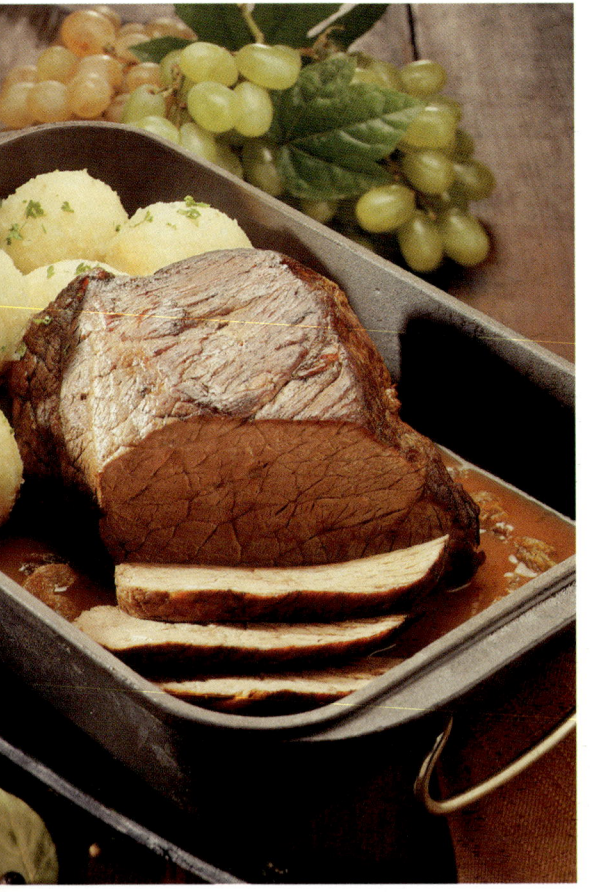

Fett macht krank

Studien haben ergeben, dass aktive, sportliche dickere Menschen gesünder sind als schlaffe dünne. Fett macht auch nicht unbedingt fett. Man sollte immer auf ein gesundes Verhältnis zwischen tierischen und pflanzlichen Fetten achten. In vielen Mittelmeerländern ist die Aufnahme an Fett viel höher als bei uns, doch dort leiden weniger Menschen an koronaren Herzkrankheiten. Auf die Art und Qualität des Fettes kommt es also an! (→ *Kapitel 4.1*)

Milchgenuss verhindert Osteoporose

Zwar ist Milch ein wichtiger Lieferant für den Knochenbestandteil Kalzium, doch ist sie nicht jedermanns Geschmack. Viele Menschen vertragen auch keine Milch oder wollen sie aus anderen Gründen nicht verzehren. Viele pflanzliche Lebensmittel, wie Broccoli, Grünkohl, Fenchel und Lauch, sind ebenfalls gute Kalziumspender.

Honig ist gut für Babys bei Erkältungen

Bitte süßen Sie die Tees für Ihr Baby, besonders im ersten Lebensjahr, *nie* mit Honig. Im Honig wurde ein Bakterium ge-

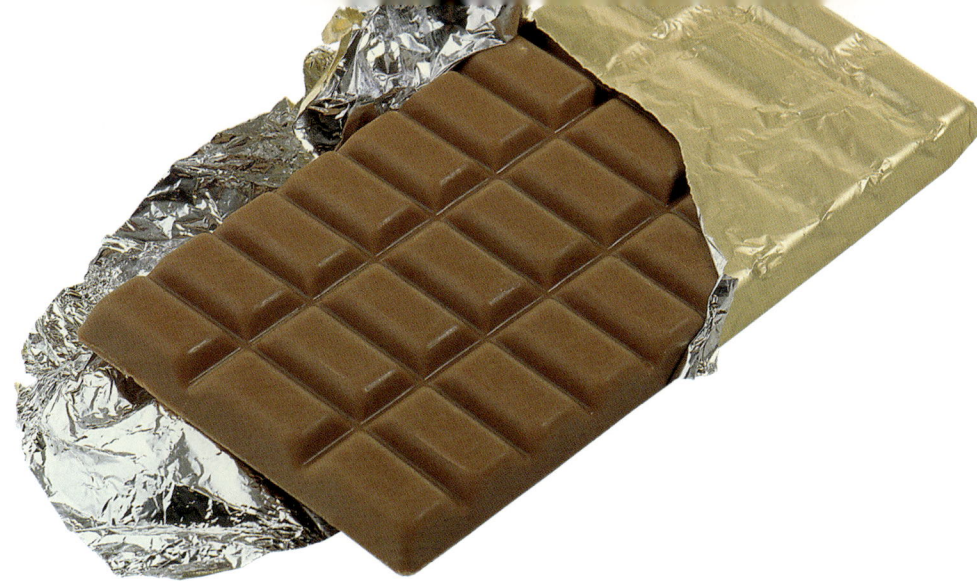

funden, das den so genannten Säuglings-botulismus auslöst. Dies ist für die Klei-nen eine lebensbedrohliche Erkrankung. Auch für Kleinkinder, die an Pollen-allergien leiden, stellt Honig eine erhöhte Gefahr dar. Die Symptome können sich hier noch verschlimmern.

Chips und Schokolade machen Pickel
Bisher gibt es keinen wissenschaftlichen Nachweis für einen solchen Zusammen-hang. Wie Schokolade oder Chips Talg-drüsen verstopfen sollen, ist völlig un-klar.

Spinat enthält viel Eisen
Leider ist dem nicht so, auch wenn manch ein Veganer oder Spinatfan das gerne hätte. Dieses Gerücht hatte sei-nen Ursprung in einem ganz simplen Rechenfehler, bei dem man sich um eine Kommastelle vertan hat. Nicht nur in der Schule, sondern auch in der Wissen-schaft unterlaufen solche Fehler. Den-noch gehört Spinat zu den eisenreiche-ren Gemüsesorten und ist und bleibt in jedem Fall gesund.

Rote Beete ist gut fürs Blut
Rote Beete hat keinen Effekt auf die Bildung des roten Blutfarbstoffs Hämoglo-bin. Hierfür ist eher das Eisen verant-wortlich, das besonders in Fleisch und be-stimmten Gemüsesorten enthalten ist.

Alkohol macht schlank
Darauf spekulieren wahrscheinlich nur diejenigen, die so viel Alkohol konsu-miert haben, dass sie ihren Mageninhalt oral entleeren müssen. Eine in jeglicher Hinsicht ungesunde Methode. Alkoholi-sche Getränke sind ganz im Gegenteil wahre Kalorienbomben. Entgegen gängi-ger Behauptungen bremst Alkohol sogar die Fettverdauung.

Vegetarier nehmen schneller ab
Das stimmt nicht, da es nicht darauf an-kommt, ob man Fleisch isst oder nicht, sondern wie viele Kalorien man auf-nimmt. Auch Vegetarier nehmen kalo-rienreiche Lebensmittel zu sich: Nüsse und pflanzliche Öle liefern z. B. jede Men-ge Energie, sind aber aus einem vegetari-schen Speiseplan kaum wegzudenken.

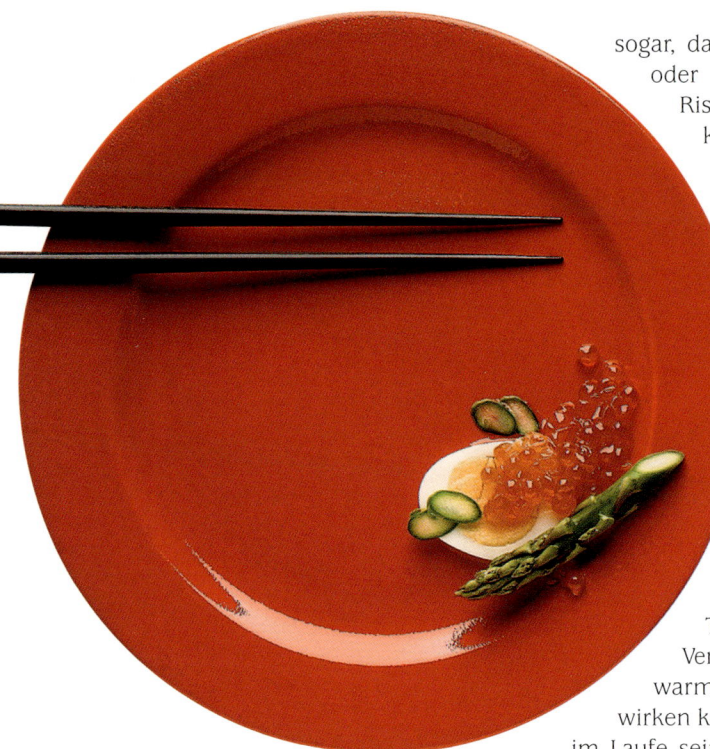

sogar, dass zu heiße Getränke oder zu heißes Essen das Risiko von Speiseröhrenkrebs fördern können. Tatsache ist, dass in verschiedenen Lebensmitteln wichtige Stoffe durch Erhitzen erst verfügbar gemacht werden können. Jedoch kann man die Nahrung dann trotzdem auch abgekühlt zu sich nehmen. Heißes Essen kühlt in unserem Magen-Darm-Trakt wieder ab, da die Verdauungsenzyme in zu warmer Umgebung nicht wirken können. Ein Mensch ist im Laufe seines Lebens nicht darauf angewiesen, auch nur eine warme Mahlzeit aufzunehmen, wenn er sich ausgewogen kalt ernährt. Die warme Suppe mag im Winter angenehm sein, aber sie ist keine Pflicht für unseren Organismus.

Wenn es heiß ist, muss man weniger essen

Unser Körper ist leider nicht in der Lage, sich seine Umgebungswärme als Energieform zunutze zu machen. Im Gegenteil, um die Körpertemperatur konstant zu halten, braucht er sogar Energie. Auch Schwitzen kostet uns Kraft. Neben einer ausreichenden Nährstoffzufuhr im Sommer, ist aber vor allem das Trinken von mineralstoffreichem Wasser oder Saftschorlen eine entscheidende Hilfe, fit durch den Sommer zu kommen.

Der Mensch braucht täglich eine warme Mahlzeit

Diese Behauptung entbehrt jeglichen wissenschaftlichen Beweises. Man weiß

Zucker verursacht Candida-Infektionen

Candida albicans ist ein Hefepilz, der sich ganz natürlich in unserem Darm ansiedelt. Und das geschieht völlig unabhängig davon, was wir essen. Der Pilz selbst ist außerdem für einen gesunden Menschen völlig ungefährlich.

Verarbeitete Nahrung ist ungesünder als unverarbeitete

Würde Milch nicht erhitzt und somit verarbeitet werden, würde sie ziemlich schnell sauer werden. Würden wir nur Vollkorn essen, würde unser Darm recht schnell angegriffen werden. Bohnen sollten wir überhaupt nie ungegart verzehren, da giftige Solanine den Körper belasten. Diese Aussage kann auf gar keinen Fall allgemeingültig angewendet werden.

Süßigkeiten enthalten keine Vitamine

Würde jemand behaupten, Nüsse seien vitaminfrei, so würde er mit verständnislosen Blicken betrachtet. Marzipan und Nugat sind prall von Mandeln und Nüssen und somit Vitaminlieferanten. Besonders die Vitamine E und B_6 sind in beachtlichen Mengen enthalten.

Frischmilch ist gesünder als H-Milch

Die Inhaltsstoffe von Frisch- und H-Milch unterscheiden sich kaum. Frischmilch ist jedoch nicht so lange haltbar.

Karies entsteht durch zu viel Zucker

Karies hat viele Ursachen. Bakterien in den Zahnbelägen können aus kohlenhydrathaltigen Lebensmitteln Säuren bilden, die den Zahn angreifen. Doch ein sauber geputzter Zahn wird nicht krank.

Man hat in Studien festgestellt, dass besonders stärkereiche Lebensmittel wie beispielsweise Haferflocken oder Chips, wenn sie zu lange am Zahn haften, eher zu einer Kariesbildung beitragen, als purer Zucker. Das liegt daran, dass die Stärke länger in der Mundhöhle verweilt, langsam abgebaut wird und noch lange Zeit, nachdem der Zucker längst mit dem Speichel weggespült wurde, als Energielieferant für

Kariesbakterien zur Verfügung steht. Zähneputzen und ausreichend Fluorid schützt vor Karies. (→ *Kapitel 2.7*)

Cola kann Fleisch auflösen

Weder Phosphor-, noch Zitronen-, noch Essigsäure können die Struktur von einem Stück Fleisch zerstören. Es quillt in einem Bad mit diesen Säuren lediglich auf. Auch Cola ist nicht dazu in der Lage!

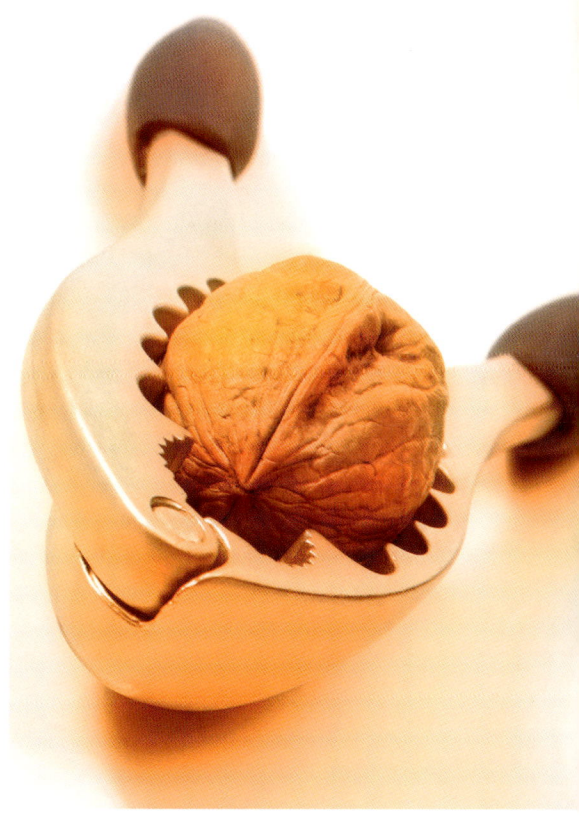

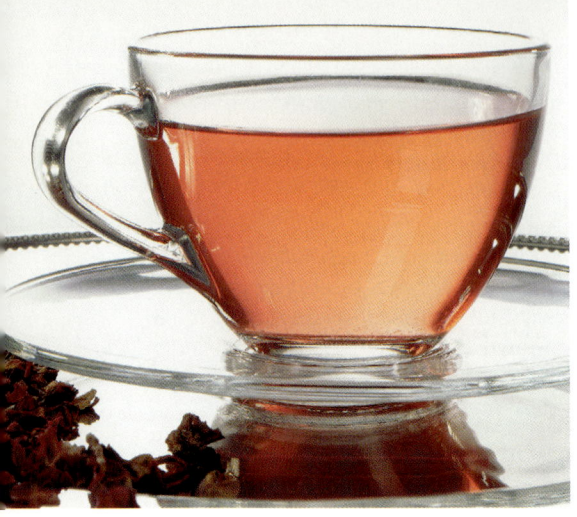

Kräutertees sind einfach nur gesund

Auch in der Naturheilkunde kann man überdosieren und somit erhebliche Schäden anrichten. Bei Kräutertees aus der Apotheke sollten die Anwendungsempfehlungen mindestens genauso ernst genommen werden, wie bei allen anderen Medikamenten.

Alles kann gentechnisch verändert sein und man merkt es nicht

In der Europäischen Union müssen sämtliche Lebensmittel genauestens gekennzeichnet sein. Das ist besonders streng bei gentechnisch veränderten Lebensmitteln der Fall, denn der Verweis, dass es sich um eben solches Essen handelt, ist europaweit immer auf dem Etikett vermerkt. Die Produkte von Tieren, die Gentech-Futter bekommen, fallen jedoch (noch) nicht unter die neue Kennzeichnungspflicht.

Gespritztes Obst ist gesundheitsschädlich

Es gibt Verordnungen, in denen Höchstmengen für den Einsatz von Pflanzenschutzmitteln festgelegt sind. Diese zielen darauf ab, den Verbraucher risikofrei Obst und Gemüse genießen zu lassen. Diese Werte werden immer wieder bei Produkten überprüft. Außerdem würde in der heutigen Zeit wahrscheinlich kaum jemand Obst und Gemüse völlig ungewaschen verzehren.

Es gibt eine Akne-Diät

Bisher konnte man nicht feststellen, dass über eine Nahrungsumstellung die Entstehung von Akne verringert oder gar verhindert werden kann. Man weiß jedoch, dass in Einzelfällen das Weglassen bestimmter Nahrungsmittel positive Effekte auf die Haut hatte. Leider können hierzu aber keine allgemeinen Empfehlungen gegeben werden, denn jeder Akne-Patient reagiert anders.

Spargel entschlackt den Körper

Nach dem Verzehr von Spargel riecht der Urin oft etwas streng. Das ist aber nicht auf die angeblich entschlackende Wirkung von Spargel zurückzuführen, sondern darauf, dass vielen Menschen ein Enzym – also ein körpereigener Katalysator – fehlt, der für den Abbau einiger „stinkender" Inhaltsstoffe des Spargels verantwortlich ist. Diese auffällig riechenden Substanzen schaden dem Körper aber nicht und werden außerdem recht schnell ausgeschieden, da Spargel nicht nur durch seinen Ballaststoff-, sondern auch durch Wasser- und Mineralstoffreichtum glänzt. Das wiederum sorgt dafür, dass wir nach dem Verzehr dieses gesunden Gemüses recht schnell den Drang verspüren, eine Toilette aufzusuchen. Schlacke wurde außerdem im menschlichen Körper von noch keinem Mediziner entdeckt. (→ Kapitel 9.2)

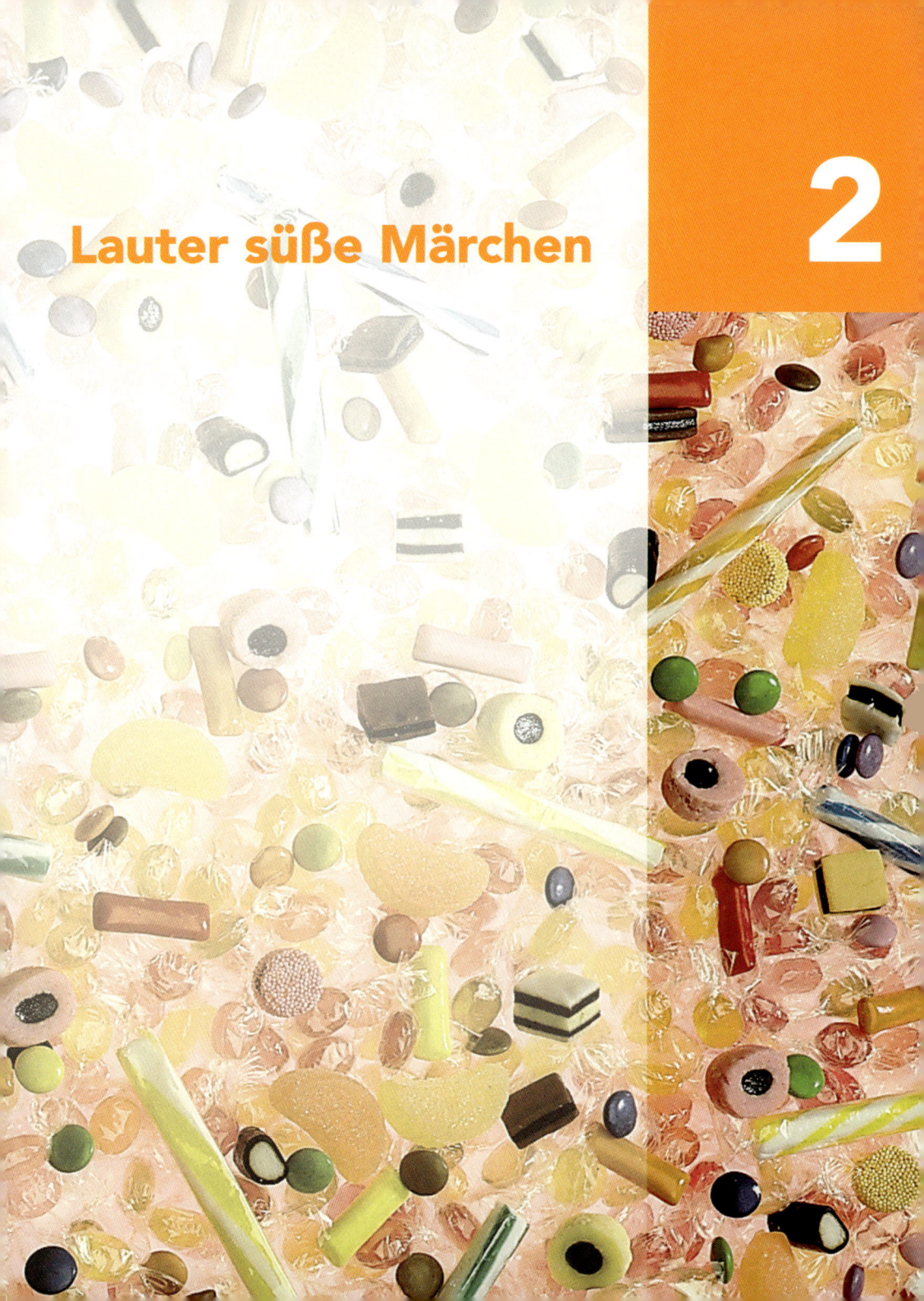

Lauter süße Märchen

2

In der Natur schmecken vor allem kohlenhydrathaltige Lebensmittel wie Milch und Obst und Gemüse wie beispielsweise Karotten süßlich. Der Mensch zeigt von Anfang an, schon bei der Aufnahme der zuckerreichen süßen Muttermilch, eine Vorliebe für die Geschmacksrichtung süß. Kohlenhydrate sind Nährstoffe, die dem Organismus rund 4 kcal/g liefern. Im chemischen Aufbau unterscheiden Ernährungswissenschaftler zwischen Einfach-, Zweifach- (Saccharose, Laktose und Maltose) und Mehrfachzuckern (Stärke und Ballaststoffe). Der prominenteste und am meisten umstrittene Zucker ist der von Biochemikern als Saccharose bezeichnete Haushaltszucker. Fast alle Kohlenhydrate werden früher oder später zu Traubenzucker (Glukose) im Dünndarm abgebaut. Die Verdauung bestimmter Kohlenhydrate beginnt bereits in der Mundhöhle. Nach der Verdauung nimmt der Körper die Einfachzucker Glukose, Galaktose (Schleimzucker) und Fruktose (Fruchtzucker) ins Blut auf. Lediglich Glukose erhöht den Blutzuckerspiegel und erfordert für die Verstoffwechselung das Hormon Insulin.

Neben Kohlenhydraten schmecken auch Süßstoffe und Zuckeraustauschstoffe süß. Auf unserer Zunge befinden sich tausende von Geschmackspapillen, von denen nur ein Teil ausschließlich für die Sinneswahrnehmung „süß" zuständig ist. Süßstoffe sind chemische Substanzen, die zwar süß schmecken, aber überhaupt nichts mit Kohlenhydraten zu tun haben. Einen Einfluss auf den Blutzucker- und Insulinspiegel haben sie daher nicht. Im Gegensatz zu Haushaltszucker, der ein Lebensmittel ist, sind Süßstoffe Zusatzstoffe, die definitionsgemäß keine pharmakologische Wirkung haben dürfen. Dementsprechend machen sie weder schlank noch dick noch verändern sie die Appetitwahrnehmung.

Alle zu Traubenzucker abbaubaren Kohlenhydrate können Karies verursachen. Da Haushaltszucker nur zu einer Hälfte aus Traubenzucker besteht und wir ihn in großen Mengen selten pur zu uns nehmen, ist bei guter Zahnhygiene und ausreichender Fluoridzufuhr keine Karies zu befürchten. Für die Entstehung von Übergewicht und Diabetes mellitus, der unberechtigterweise als Zuckerkrankheit bezeichnet wird, sind viele Faktoren verantwortlich, und ganz sicher nicht in erster Linie der Zuckerkonsum.

2.1 Zucker ist ein Industrieprodukt

Der Haushaltszucker mit der chemischen Bezeichnung Saccharose setzt sich aus nur zwei Molekülen zusammen: der Glukose und der Fruktose. Zucker ist chemisch gesehen also ein Zweifachzucker. Wenn alle Lebensmittel so einfach aufgebaut wären, hätten wir vermutlich weniger Probleme mit der adäquaten Bedarfssättigung unseres Körpers. Die feh-

Glucose, Monosaccharid   Succose, Disaccharid

Chemischer Aufbau von Mono- und Disacchariden

lenden Substanzen würden wir uns einfach chemisch nachbilden, so wie beim Zucker – könnte man denken. Stimmt aber nicht, denn der Zucker, den es als Haushaltszucker in allen Supermärkten zu kaufen gibt, ist kein künstlich hergestelltes Produkt aus der Fabrik, sondern ein richtiges Naturprodukt. Wenn das für Sie neu ist, gehören Sie zu den 40 Prozent der Deutschen, die meinen, Zucker sei ein Industrieprodukt. Vielen Menschen ist gar nicht bewusst, wie der Zucker entsteht und letztenendes in die Tüte kommt. Saccharose, also der Stoff, den wir umgangssprachlich als Zucker bezeichnen, ist eigentlich eine Art Energiespeicher der Pflanzen. Pflanzen bilden mit Hilfe der Sonnenenergie, dem Wasser aus dem Boden und dem Kohlendioxid aus der Luft in ihren Blattzellen Zucker (Saccharose). Diesen Vorgang bezeichnet man als Photosynthese. Die Wissenschaft ist noch nicht annähernd so weit, dass sie aus zwei Stoffen, wie Kohlendioxid und Wasser, die in der Natur in unglaublichen Mengen frei zur Verfügung stehen, einen so komplexen und energiereichen Nährstoff wie Zucker so einfach und günstig wie die Pflanzen herstellen könnte. Saccharose ist in den Pflanzen auch die Transportform für Energie. So gelangt sie von ihrem Bildungsort in nahezu alle Pflanzenregionen, wie zum Beispiel bei der Rübe in die Wurzel. Bis zu 24 Prozent ihres Gewichtes kann die Zuckerrübe an Saccharose speichern. In unseren Breiten gibt es keinen idealeren Zuckerproduzenten.

Die Ernte der süßen Rübe findet im Zeitraum von Ende September bis Mitte November eines jeden Jahres statt. In Zuckerfabriken wird das kostbare Süße dann aus den Rüben gewonnen. Dabei bleibt die Saccharose in ihrer natürlichen Form erhalten. Im abgepackten Haushaltszucker finden wir also chemisch gesehen denselben Stoff, wie er in der Rübe gebildet worden ist.

Was muss passieren, damit der Zucker aus der Rübe in die Tüte kommt? Zunächst werden die Rüben schon während der Ernte und vor der weiteren Verarbeitung gründlich gereinigt. Sie werden zerkleinert und der Zucker wird mit heißem Wasser herausgelöst. Der dabei entstandene Rohsaft wird zunächst von Nichtzuckerstoffen befreit und anschließend durch Eindampfen des Wassers eingedickt. Dem so gewonnenen Dicksaft wird weiter Wasser entzogen, bis sich Zuckerkristalle bilden. Die Kristalle sind das, was wir als Haushaltszucker kennen. In verschieden abgepackten Variationen können wir diesen Kristallzucker dann im Supermarkt kaufen. Die Saccharose ist stets naturbelassen, egal in welcher Form sie vorliegt, ob als Puderzucker, als Kandis oder als raffinierter Zucker. Bei vielen pflanzlichen Lebensmitteln wird darauf bestanden, auch wenn sie in irgendeiner Art und Weise verarbeitet sind, die wertvollen Inhaltstoffe möglichst ursprünglich zu erhalten. Warum sollten wir das nicht auch mit einem der wichtigsten Kohlenhydrate unserer Ernährung tun? In unserem Leben spielt Zucker eine Rolle als Geschmacksstoff, Energielieferant und Konservierungsmittel und kann nach dem Erhitzen zur Färbung von Nahrungsmitteln beitragen. Zucker macht unser Leben süßer – und das ganz „natürlich".

2.2 Zucker macht krank

Ungefähr die Hälfte aller Deutschen glaubt laut Umfragen, dass Zucker der Grund für eine Anzahl von Erkrankungen sei. Das bekommen wir ja auch ständig durch manche „alternativen" Ernährungsartikel und -bücher suggeriert.

So werden Krankheiten wie Diabetes mellitus, Karies, Übergewicht und Adipositas (Fettsucht), Candida-Infektionen (Candida albicans = Hefepilz) und Knochenschwund (Osteoporose) oft fälschlicherweise mit einem erhöhten Zuckerkonsum in Verbindung gebracht. Keine dieser Krankheiten wird aber nur durch einen Faktor verursacht. Dann könnte man präventiv ganz einfach dagegen vorgehen, indem man den Risikofaktor einfach ausschalten.

Doch grundsätzlich ist es nicht möglich einzelne Nahrungsfaktoren als gesund oder ungesund zu bezeichnen. Auch Sauerstoff oder Wasser sind Faktoren, ohne die wir gar nicht existieren könnten, aber in großen Mengen und in 100 %ig reiner Form schaden sie dem Körper mehr, als sie ihm nutzen. Schließlich muss stets der Zusammenhang mit der gesamten Ernährungs- und Lebensweise betrachtet werden. Alleinstehende Vorwürfe gegen Zucker können oft als Vorurteil oder Ideologie entlarvt werden. Im Rahmen einer ausgewogenen Ernährung empfehlen Ernährungsexperten die Fettzufuhr auf 30–35 Prozent der Gesamtenergieaufnahme zu begrenzen und eine Kohlenhydratzufuhr von 55 Prozent zu erreichen. In unserer Ernährung verhalten sich Fettzufuhr und Zuckeraufnahme gegenläufig. Zucker fördert keinesfalls die Entstehung von Übergewicht, sind sich Ernährungsexperten sicher. Viele Studien zeigen sogar, dass Menschen mit eingeschränktem Zuckerkonsum eher zu Übergewicht neigen. Zuckerkonsum wurde auch als Risikofaktor für Herz-Kreislauf-Erkrankungen angebracht. Dieses Märchen wurde aus einer längst überholten Untersuchung heraus geboren. In einer ländervergleichenden Studie wurde ein Zusammenhang zwischen einem recht hohen Zuckerkonsum und Herz-Kreis-

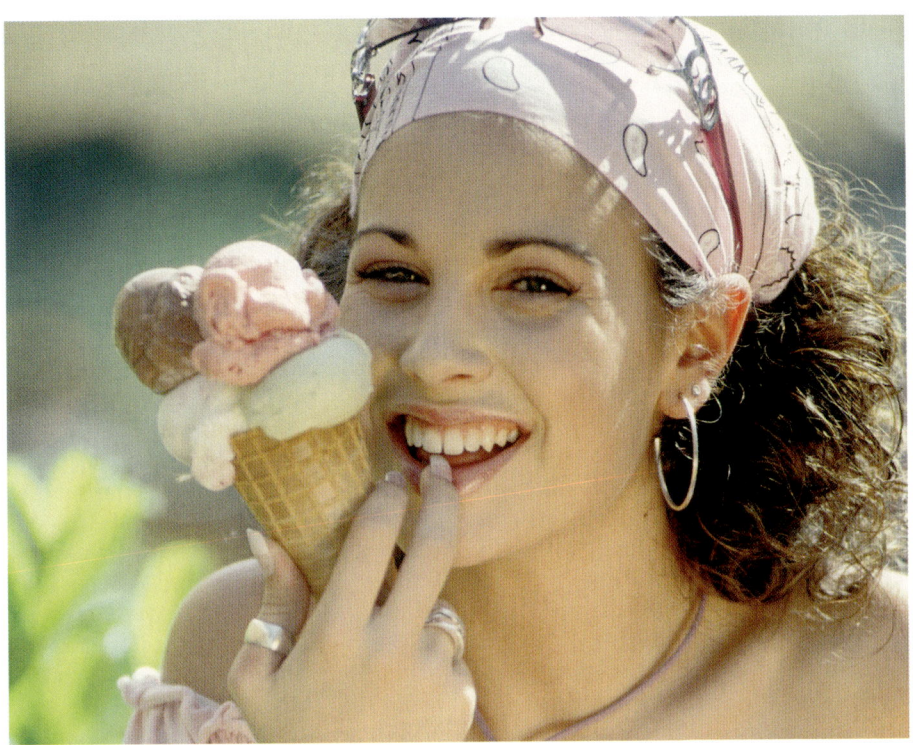

lauf-Erkrankungen untersucht und man glaubte hierbei einen Zusammenhang zu erkennen. Jedoch wurden dabei einige Staaten gar nicht berücksichtigt, die zwar einen recht hohen Zuckerkonsum, aber kaum Herz-Kreislauf-Erkrankungen aufwiesen. Im Jahr 1998 wurden von der Weltgesundheitsorganisation (WHO) und der UN-Lebensmittel- und Landwirtschaftsorganisation (FAO) Expertenbefragungen durchgeführt. Wissenschaftler aus 13 Ländern bestätigten, dass der Zuckerkonsum in den heute üblichen Mengen keinerlei gesundheitsschädliche Wirkungen hat.

Der Zuckerkonsum ist in Deutschland gar nicht so hoch, wie Sie vielleicht vermuten. Die tägliche Aufnahme an Saccharose, also dem handelsüblichen Zucker, liegt zwischen 43,2 und 82,3 Gramm pro Tag, abhängig von Altersstufe und Geschlecht. Dieser Wert ist seit vielen Jahren praktisch konstant. Frauen im mittleren Alter, die besonders häufig an Übergewicht leiden, nehmen besonders wenig Zucker auf. In jungen Jahren besteht 14 Prozent unserer täglich aufgenommenen Energielieferanten aus Zucker, im Alter zwischen 51 und 64 Jahren sind es nur noch 7–9 Prozent. Dies stellte eine Studie aus dem Jahr 1998 fest, bei der die 7-Tage-Ernährungsprotokolle von 15.838 Personen im Alter ab 4 Jahren ausgewertet wurden. 80–90 Prozent der Zweifachzucker wurden in Form von Saccharose aufgenommen. Aber Zucker wird nicht jedem Lebensmittel beigefügt; er kommt darin mitunter schon natürlich vor. Die Menge an aufgenommenem Zucker, die nicht Produkten künstlich zugesetzt wird, entspricht 15–25 Prozent. Auch in dieser Studie stellte sich erneut eindeutig heraus, dass sich eine erhöhte Aufnahme von Zucker negativ auf die Zufuhr energieliefernder Nährstoffe auswirkt. Das heißt, die Menschen, die mehr Zucker aßen, nahmen automatisch weniger Energie auf.

Schlagzeilen, wie „Zucker macht krank", verkaufen sich immer recht gut. Das ist in der gesamten Medienwelt so. Die Menschen wollen wahrscheinlich immer gern etwas von Gefahren und Bedrohungen lesen und hören. Nur dann werden sie wachgerüttelt. Aber manchmal sieht es hinter den Kulissen der Horrorszenarien in der Lebensmittelwelt gar nicht so düster aus, wie uns immer suggeriert wird. Also versuchen Sie sich generell ausgewogen und nicht einseitig zu ernähren. Einen so wichtigen Nährstoff wie Zucker sollte man keinesfalls grundsätzlich weglassen. Das wird noch nicht einmal Diabetikern empfohlen. Natürlich können Sie sich auch nicht nur von diesem schmackhaften weißen Süßungsmittel ernähren. Das würde sicher niemand lange durchhalten. Grundsätzlich gibt es keine gesunden oder ungesunden Lebensmittel. Die Menge macht's. Zu viel Broccoli ist auch nicht wirklich gesund oder schon gar nicht schmackhaft. Doch unser Körper ist schon so konzipiert, dass er sich einseitige Ernährung nicht lange gefallen lässt. Schokolade ist ja schließlich keine Sünde, sondern ein Genuss. Jeder Genuss ist aber nur dann eine Erfüllung, wenn man ihn nicht permanent erlebt.

2.3 Zucker verursacht Diabetes mellitus

Diabetes mellitus ist eine Krankheit, die im Volksmund auch unter dem Begriff „Zuckerkrankheit" oder kurz „Zucker" bekannt ist. Der Begriff „Zuckerkrankheit" legt nahe, dass der Konsum von Zucker oder zuckerhaltigen Lebensmitteln Diabetes auslöst. Das stimmt aber nach wissenschaftlichen Erkenntnissen nicht. Es ist eher so, dass bei Patienten, die „Zucker" haben, der Blutzuckerspiegel erhöht ist. Der Körper braucht den Botenstoff Insulin, um den Zucker über das Blut in die Zellen hinein zu transportieren. Bei einem „zuckerkranken" Menschen ist dieser Mechanismus gestört. Das kann je nach Typ des Diabetes zwei Ursachen haben. Beim so genannten Diabetes mellitus Typ 1 produziert der Körper gar kein oder nur sehr wenig Insulin. Diese Patienten müssen das Insulin dem Körper als Medikament zuführen, um einen möglichst konstanten Blutzuckerspiegel zu erreichen. Bei Typ 2-Diabetikern kann man zwar Insulin im Körper nachweisen, aber es reicht entweder nicht aus oder es wirkt nicht ausreichend, weil die Zielzellen dieses Hormons eine so genannte Insulinresistenz entwickelt haben. Weder der erste noch der zweite Typ der Krankheit hat etwas mit einem zu hohen Zuckerkonsum zu tun. Es wäre eher angebracht, von einer „Insulinmangelkrankheit" zu sprechen.

Im Falle der Insulinresistenz wird nun eher diskutiert, welchen Einfluss das Nahrungsfett auf die Entwicklung von Diabetes hat. Professor Dr. med. Hans Hauner, Ernährungsmediziner an der Technischen Universität München, meint hierzu, dass Übergewicht die Insulinwirkung beeinträchtigt und die Entstehung der Zuckerkrankheit fördert. Die Gründe für Übergewicht sind ja schließlich zu wenig Bewegung und eine zu hohe Energieaufnahme.

Studien beim Menschen, so Professor Hauner, zeigen einen positiven Zusammenhang zwischen Fett- beziehungsweise Gesamtcholesterinaufnahme und dem Risiko, einen Diabetes zu entwickeln. Auch eine Studie von der University of Yale von Professor Dr. K. F. Petersen zeigt einen Zusammenhang zwischen Übergewicht und Insulinresistenz.

Auch wenn in Ihrer Familie diese Krankheit schon aufgetreten ist, Sie also zu der Risikogruppe der erblich vorbelasteten Menschen gehören, die an dieser Krankheit erkranken können, so müssen Sie durchaus nicht auf Süßes verzichten. Vielmehr sollten Sie auf ein „gesundes" Körpergewicht achten.

Zucker kann weder die Krankheit Diabetes selbst hervorrufen, noch kann die Aussage, Zucker macht dick, unterstützt werden und somit ein indirekter Zusammenhang zwischen Zucker und Diabetes hergestellt werden.

In einem Artikel, der im Februar 2004 in der renommierten Zeitschrift Public Health Nutrition erschien, wurden aus den Ergebnissen bedeutender internationaler Studien folgende Risikofaktoren für die Entstehung von Diabetes mellitus Typ 2 herausgearbeitet:

- (krankhaftes) Übergewicht
- Abdominale Fettsucht (Fettansammlung am Bauch – männliche Fettverteilung)
- körperliche Trägheit
- familiäre Neigung

Zucker taucht auch hier nicht auf.

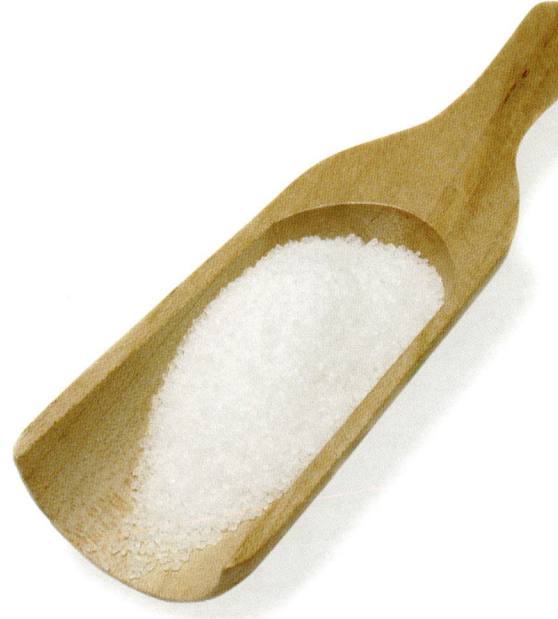

Eine ausgewogene Ernährung, die einem möglichen Übergewicht entgegenwirkt, und viel Bewegung sind der Schlüssel zu einem gesunden Lebensstil ohne eine Erkrankung wie die so genannte „Zuckerkrankheit".

2.4 Zucker macht dick

In der breiten Öffentlichkeit kursiert das Gerücht, dass der Stoff, der Schuld ist an all dem ernährungsmedizinischen Übel, wie Diabetes, Übergewicht, ja sogar Karies, Zucker heißt. Ein Diätslogan heißt: Zucker macht dick.

Eine Grundlage dafür schafft die Behauptung, Zucker mache *süchtig*. Doch eine Sucht beinhaltet das Verlangen nach einem immer wieder gesteigerten Konsum der entsprechenden Droge. Das bestätigt auch Professor Dr. Volker Pudel, Leiter der Ernährungspsychologischen Forschungsstelle der Universität Göttingen. Jeder, der schon einmal versucht hat, einen Löffel Zucker pur zu genießen, wird bemerkt haben, dass dies meist der erste und letzte Löffel bleibt. Vielleicht schafft der ein oder andere noch einen zweiten, aber spätestens nach dem dritten Löffel dürfte auch er keine Lust mehr haben.

Außerdem haben suchtauslösende Stoffe eine psychogene beziehungsweise euphorisierende Wirkung. Es ist jedoch nicht bekannt, dass Menschen schon einmal Rauschzustände aufgrund des Zuckerkonsums bekommen haben. Auch haben wir keine körperlichen Entzugserscheinungen bei Nicht-Konsum von Süßigkeiten. Nicht zu bestreiten ist jedoch, dass es kaum Menschen gibt, die den Geschmack von Zucker als nicht angenehm empfinden. Das ist jedoch genetisch bedingt und liegt vermutlich daran, dass es kaum süße Lebensmittel gibt, die giftig sind, meint Prof. Dr. Pudel. Außerdem schmeckt selbst Muttermilch im Vergleich zu Kuhmilch viel süßer, da sie mehr Milchzucker als andere Milchsorten enthält. Die meisten Senioren empfinden im Alter weniger intensiv die genussbildenden Inhaltsstoffe unserer Nahrung. Nur das Süßempfinden bleibt uns bis ins hohe Alter erhalten.

Zucker spielt bei der Bildung von Serotonin in unserem Gehirn eine Rolle. Serotonin ist ein wichtiges Hormon in unserem Körper, das unter anderem einen Einfluss auf den Gemütszustand, den Schlafrhythmus, die Körpertemperatur und nicht zuletzt auf den Sexualtrieb hat. Bei Migränepatienten wurde häufig ein zu geringer Serotoninwert ermittelt. Ähnliches konnte auch bei Menschen, die unter Schlafstörungen, Angstzuständen oder Depressionen leiden, festgestellt

werden. Zu wenig Zucker könnte also die Stimmung trüben und der ein oder andere überbrückt diesen Frust mit Fressattacken. Das nährt wiederum das Fettgewebe.

Macht Zucker dennoch dick? Die eindeutige Antwort hierauf ist: *Nein*. Auch wenn nach wie vor über 70 Prozent der Deutschen glauben, Zucker mache dick.

In der Abteilung des Göttinger Ernährungspsychologen Professor Dr. Volker Pudel (unter der Leitung von Dr. Thomas Ellrott, unter Mitarbeit von Dipl. oec.-troph. Anke Borchardt und Kira Wolf) wurde die Gute-Laune-Diät im Jahr 2003 an der Ernährungspsychologischen Forschungsstelle der Universität Göttingen entwickelt. In einer Studie wurde die Wirksamkeit wissenschaftlich nachgewiesen. Die Gute-Laune-Diät zeigt eindeutig, dass eine dauerhafte Gewichtsreduktion mit Zucker einfacher und wirksamer funktioniert als ohne.

Zucker kann gar nicht dick machen, da unser Körper unter normalen Umständen nicht in der Lage ist, Zucker in Fett umzuwandeln. Wenn dem Körper mehr Kalorien zugeführt werden, als er verbraucht, speichert er zunächst das Fett, da er vorzugsweise den Zucker zur Energiegewinnung abbaut. Wenn man dick wird, dann wird kein Zucker, sondern Fett angesetzt. Ein Teil der Kohlenhydrate wird zu der tierischen Stärke Glykogen umgewandelt und so in Muskulatur und Leber gespeichert. Das Glykogen fungiert lediglich als Kurzzeit-Energiereserve. Diese verbrauchen wir z. B. beim Sport, aber auch im Schlaf, denn über Nacht wird der größte Teil des in der Leber gespeicherten Glykogens meist vollständig verbraucht. Außerdem können maximal 400 Gramm Glykogen in der Muskulatur gespeichert

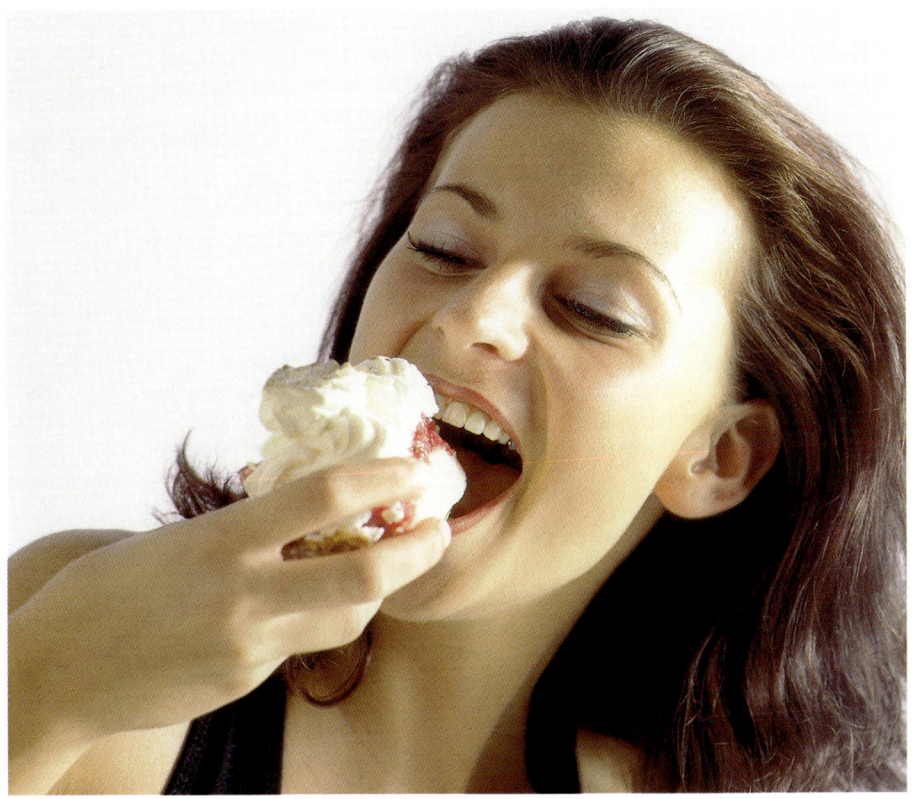

werden, was also keine hohe Gewichtszunahme zulässt.

Auch Experten, wie Professor Dr. Hans Hauner von der Klinik für Ernährungsmedizin der TU-München, bestätigen, dass Zucker *allein* gar nicht dick machen kann. Das kann nämlich kein Lebensmittel. Vielmehr liegt die Ursache für die allgemeine Gewichtszunahme in unserer Gesellschaft an zu wenig Bewegung, verbunden mit einer generell zu hohen Kalorienaufnahme. Viele Menschen bewegen sich kaum noch, da sie beispielsweise im Beruf nur sitzende Tätigkeiten ausführen und auch in der Freizeit oft der Sport hinter unbewegten Frei-

zeitaktivitäten ansteht. Doch nicht nur die Kalorienmenge selbst ist ausschlaggebend für die allgemeine Übergewichtigkeit vieler Deutscher, sondern besonders die Zusammensetzung unseres Speiseplans.

Viele Studien der letzten 20 Jahre zeigen, dass Menschen mit einer erhöhten Aufnahme an Stärke und Zucker ein eher niedriges Körpergewicht aufweisen. So können wir bei einem hohen Kohlenhydratanteil in der Nahrung auch bis zu 20 Prozent unserer Gesamtenergie in Form von Zucker aufnehmen, ohne dass wir Angst vor Übergewicht haben müssen, bestätigte Professor Hauner.

Leider kann unser Körper noch nicht so gut „mitdenken" und scheidet die überflüssigen Energielieferanten nicht einfach aus. Bis zur Mitte des vergangenen Jahrhunderts waren die Menschen eher mangelversorgt, als dass ihnen zu viel Energie zur Verfügung stand. Der Körper hat sich selbst darauf trainiert, für den Notfall zu sparen. Zucker wird, wenn er zusammen mit Fett aufgenommen wird, als erstes „verbrannt". Das verhältnismäßig energiereichere Fett kann der Körper besonders gut speichern. Doch wenn wir bezogen auf unseren Energieverbrauch angemessene Mengen an Nahrung aufnehmen, werden wir nicht dick.

2.5 Zucker enthält leere Kalorien

Nach Umfragen des Marktforschungsinstitutes Produkt + Markt, Wallenhorst, sehen 61 Prozent der Deutschen Zucker als einen Stoff mit leeren Kalorien an. Jedem Physiker würde diese Aussage, die der Grundaussage des Energieerhaltungssatzes (Energie kann nicht aus dem Nichts entstehen und auch nicht verloren gehen) vollständig widerspricht, Falten auf die Stirn zaubern. Der renommierte Ernährungswissenschaftler Professor Dr. Berthold Gassmann, Potsdam, prägte den Ausspruch: „Eine Kalorie ist eine Kalorie ist eine Kalorie ist eine Kalorie!" Seiner Meinung nach ist Übergewicht eine Folge der Imbalance zwischen Energieaufnahme und Energieverbrauch und dabei spiele die Energiequelle, also Kohlenhydrate, Eiweiße, Fette, keine Rolle.

Fakt ist, dass süße Lebensmittel reich an Kohlenhydraten, also an Kalorien beziehungsweise Energie, sind. Doch nie würden wir auf die Idee kommen, die Gemüsebeilage des Mittagessens mit Bonbons zu substituieren oder einfach mal Zucker pur zu essen. Mit Zucker süßen wir maximal andere Speisen, um sie schmackhaft zu machen und ihren Wohlgeschmack zu steigern. So können wir selbst ein gesundes Körnermüsli oder einen Haferschleim mit Genuss verzehren. Einige ernährungsphysiologisch günstige Produkte akzeptiert der Verbraucher erst, seitdem sie Zucker enthalten. Das bestätigen Ernährungsexperten, wie beispielsweise der Ernährungswissenschaftler Professor Dr. Helmut Heseker von der Universität Paderborn. Zu diesen gesunden süßen Produkten gehören Kalzium liefernde Milchprodukte wie Joghurt und Quark ebenso wie besonders saure und vitaminreiche Zitrusfrüchte.

Bei Schokoladen- und Süßwarenliebhabern wurde grundsätzlich sogar eine höhere Kalziumdichte in der Nahrung beobachtet, da diese Personengruppen oft mehr Milchprodukte konsumieren. Laut Angaben der Deutschen Gesellschaft für Ernährung e. V. leiden Kinder in Deutschland grundsätzlich nicht unter Vitaminmangel. Dazu gehören natürlich auch die jugendlichen „Naschkatzen".

Eine renommierte Verzehrsstudie des Forschungsinstitutes für Kinderernährung in Dortmund (DONALD-Studie) hat gezeigt, dass sich Kinder, die viel Zucker mit der Nahrung aufnehmen, verstärkt von

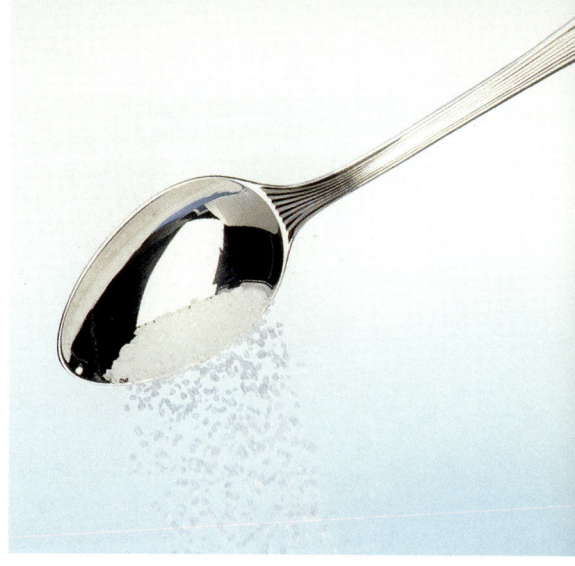

Lebensmitteln mit einer hohen Nährstoffdichte ernähren. Und das ist gerade bei Kindern von Bedeutung, da sie sich ja noch im Wachstum befinden und dafür viel Energie und Eiweiß benötigen, meist aber nicht so große Portionen essen können wie die Erwachsenen. Kalorienarme beziehungsweise -reduzierte Kost kann mitunter zu einem Nährstoffmangel führen. Daher ist eine ausgewogene und abwechslungsreiche Mischkost überaus empfehlenswert.

2.6 Zucker allein macht Karies

Schon im Kindesalter wird uns eingetrichtert, Zucker in Form von Süßigkeiten löse Karies aus. Ganz alleine und ohne fremde Hilfe? Nein, sagen Zahnmediziner, denn eine Reihe von Faktoren ist für die Entstehung dieser Infektionskrankheit zuständig. Wenn wir einen rauen Belag auf unseren Zähnen spüren, so handelt es sich dabei um Plaque, einer Schicht aus Bakterien, Bakterienprodukten und Speichelkomponenten. Diese Bakterien ernähren sich gern von leicht verdaulichen Kohlenhydraten, also auch Zucker, und wandeln diese in ihrem Stoffwechsel in Säure um. Der Zahnschmelz wird von der Säure attackiert und die harten Zahnbestandteile werden beschädigt. Diese Entkalkung breitet sich auch in die tiefer gelegenen Zahnschichten aus. So entsteht ein Loch im Zahn.

Auch wenn es 87 Prozent der Deutschen nicht wahr haben wollen: Zucker allein ist nicht verantwortlich für die Kariesentstehung. Eine Studie der New York University zum Thema „Milchsäureproduktion in der Mundhöhle beim Verzehr verschiedener Lebensmittel" stellte sogar heraus, dass Produkte, die gekochte Stärke enthalten, die Säureproduktion im Mund stärker anregen als sehr zuckerhaltige Lebensmittel. In dieser Studie wurden untersucht, wie lange die mit der Nahrung aufgenommenen Kohlenhydrate noch im Mund verbleiben und wie hoch die Säureproduktion zu bestimmten Zeiten noch ist. Dabei wurden zuckerhaltige Produkte, wie schokoladenhaltige Lebensmittel (Schokoriegel), Würfelzucker selbst und stärkehaltige Produkte, wie Kartoffelchips miteinander verglichen. Bei Chips stieg selbst nach zwei Stunden aufgrund der Stärke die Säurekonzentration weiter an. In dieser Zeit hatten die süßen Produkte schon längst ihre zahnbeeinflussende Wirkung verloren. Die Menge an Glucose im Mundraum war beim Verzehr von Würfelzucker erstaunlicherweise am geringsten. Stärke befindet sich übrigens auch in größeren Mengen in Bananen, Brot und Müsli, also eigentlich Produkte, die als gesund angesehen werden. Ausschlaggebend für die Kariesentstehung ist die Verweildauer der Kohlenhydrate am Zahn

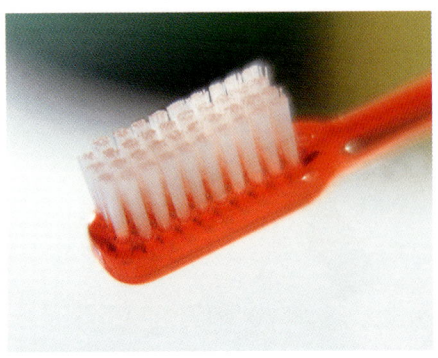

und insbesondere, ob der Zahn geputzt ist oder nicht, denn ein sauberer Zahn wird nicht krank. Renommierte Zahnmediziner, wie beispielsweise Professor Dr. Wolfgang Wiedemann von der Universität Würzburg, haben schon darauf hingewiesen, dass man offensichtlich keinen deutlichen Zusammenhang zwischen dem Zuckerverbrauch und dem Kariesbefall mehr sehen kann. Schließlich sei trotz unverändert hohem Zuckerkonsum seit zwei Jahrzehnten ein starker Rückgang der Karies bei Jugendlichen verzeichnet worden.

Trotzdem sollte auf keine Art der Kohlenhydrate in der Nahrung verzichtet werden. Denn sonst würde die Aufnahme von Fett überhand nehmen. Der wichtigste Punkt zur Vermeidung von Karies ist die Prophylaxe. Nach der Meinung von Professor Wiedemann ist die Kariesentstehung abhängig von den säurebildenden Mikroorganismen in den Zahnbelägen, der Zahnsubstanz selbst, der Nahrung und dem Faktor Zeit. Wenn wir Wert auf ausreichende Mundhygiene legen, so Wiedemann, vermindern wir die Gefahren für die Zähne durch Kohlenhydrate. Die regelmäßige Anwendung von Fluoriden bietet dabei einen besonderen Schutz, was jeder Zahnarzt und die Fach-

gesellschaften bestätigen. Wichtig bei der Auswahl der richtigen Zahncreme ist deren Gehalt an Fluorid. Rund 90 Prozent der auf dem Markt erhältlichen Zahnpasten enthalten bereits zahnschützende Fluoride. Außerdem ist der Verzehr von Seefisch und von mit Fluorid angereichertem Jodsalz zu empfehlen. Auch schwarzer Tee kann zur Bedarfsdeckung beitragen. Gesunde Zähne zu erhalten bedeutet nicht, auf Zucker zu verzichten. Wichtiger ist es, die Bakterien und ihren Lebensraum, die Zahnbeläge, zu bekämpfen und sich somit vor Säureattacken zu schützen. Zahnbürsten und Fluorid halten den Zahn nicht nur sauber, sondern auch gesund.

2.7 Zucker ist ein Kalziumräuber

Es war einmal im Jahre 1926, da hat ein Forscher namens Katase aus Japan eine sehr spannende Untersuchung mit Kaninchen durchgeführt. Er verabreichte diesen Tieren recht hohe Mengen an purem Zucker (2 bis 4 mg pro kg Körpergewicht). Nach 146 Tagen stellte er starke Veränderungen in der Knochenstruktur, so genannte Erweichungen, fest. Diese Untersuchungen wurden aber auch mit entsprechend hohen Mengen an Frucht- und Traubenzucker, Fetten oder Ölen durchgeführt, und siehe da, immer sahen die Wissenschaftler dieselben Knochenprobleme. Doch die Schlussfolgerung, dass hohe Gaben von bestimmten Grundnährstoffen eine Erweichung der Knochen mit sich führen, kann man nicht so ohne weiteres stehen lassen. Vielmehr geht man heute davon aus, dass die damalige Versuchsanordnung Lücken aufwies, deren Bedeutung Katase damals gar nicht ergründen konnte.

Wahrscheinlich fehlte den Tieren nämlich Vitamin D, das beim Kalziumstoffwechsel und somit für den Knochenbestand eine sehr wichtige Rolle spielt. Vitamin D wurde jedoch erst fünf Jahre später entdeckt.

Es konnte bislang nicht festgestellt werden, dass die Aufnahme hoher Mengen an zuckerhaltigen Lebensmitteln einen negativen Effekt auf die Dichte des Kalziums haben. In einer Studie wurde bei erwachsenen Männern sogar das Gegenteil festgestellt: je mehr Süßwaren und Schokolade diese aufnahmen, umso höher war der Gehalt an Kalzium in ihrer Nahrung. Dieser Zusammenhang konnte bei Frauen leider nicht festgestellt werden. Bei Männern erhöhte sich die Kalziumdichte in der Nahrung aber um bis zu 26 Prozent, wenn diese mehr „Süßes" aßen. Das lag daran, dass die „Schokoladenjunkies" signifikant mehr Milch und Milchprodukte verzehrten.

Wichtig ist an dieser Stelle, dass Sie nicht an Zucker sparen sollten, wenn Sie Angst um Ihre Knochen haben. Essen Sie einfach mehr kalziumhaltige Lebensmittel, wie Milchprodukte, also auch Joghurt und Käse oder Grünkohl und Broccoli.

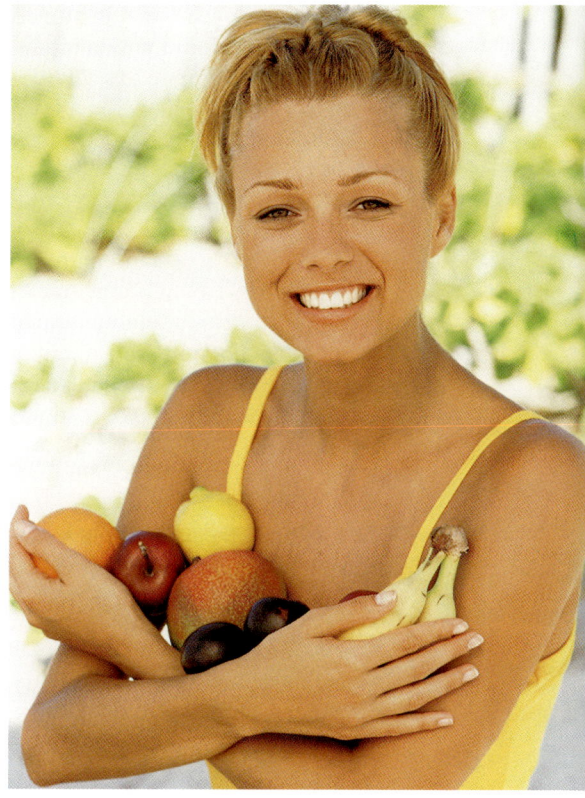

2.8 Zucker ist ein Vitaminräuber

Zucker ist der Hauptenergielieferant unseres Körpers. Doch in uns lodert kein kleines Lagerfeuer, das ständig unsere Energiequellen verbrennt und uns somit die nötige Power zum Leben gibt. Vielmehr hat sich ein komplexes Abbausystem entwickelt, das auch dazu in der Lage ist, den schmackhaften süßen Stoff zum wichtigsten Lebenselixier zu machen. Dazu brauchen wir körpereigene Katalysatoren, so genannte Enzyme, die über viele kleine Einzelschritte aus Zucker Energie gewinnen. Ein wichtiger Enzymkomplex beinhaltet eine bestimmte Form des Vitamins B_1 (Thiamin). Irgendwann einmal haben Wissenschaftler ausgerechnet, dass der Mensch zur Verstoffwechselung von 1000 Kohlenhydratkalorien 0,3 mg Thiamin bräuchte. Doch tatsächlich ist es so, dass das Vitamin B_1 gar nicht verbraucht wird. Der Vorteil von Katalysatoren ist nämlich, dass sie sich zwar an die Stoffe, an deren Umsetzung sie beteiligt sind, binden, jedoch am Ende der chemischen Reaktion meist in der ursprünglichen Form wieder freigegeben oder aber in späteren Prozessen zurückgeformt werden. Der Abbauschritt, bei dem im Körper das Vitamin B_1 zum Einsatz kommt, ist aber nicht nur typisch für Kohlenhydrate, sondern auch für Fette und Eiweiße.

Wir nehmen täglich etwa 2 mg Vitamin B_1 auf. Selbst wenn die oben aufgeführte Rechnung noch Bestand hätte, so müssten wir täglich 1,5 kg puren Zucker aufnehmen, um diese Thiaminmenge vollständig ausschöpfen zu können. Wenn wir andere kohlenhydrathaltige Lebensmittel, zum Beispiel Vollkornbrot oder Hülsenfrüchte aufnehmen, konsumieren wir automatisch Thiamin mit. Außerdem ist es noch in größeren Mengen in Muskelfleisch und Innereien enthalten. In Deutschland ist Vitamin-B_1-Mangel eher selten. Nur ca. 4,3 Prozent der Bevölkerung weisen einen solchen Mangel auf. Dieser ist darin begründet, dass diese Menschen meist sehr viel Alkohol trinken. Thiamin spielt beim Alkoholabbau eine entscheidende Rolle.

Das Märchen vom Zucker als Vitaminräuber können Sie also schnellstens vergessen. Sie müssen keine Vitamin B_1-Tabletten zu einem Bonbon oder zu einem Stück Schokolade einnehmen, denn unser Körper ist schlauer, als wir manchmal denken, und übt sich hier in Sparsamkeit.

2.9 Zucker macht Kinder zappelig

Kleine Kinder scheinen manchmal vor Energie nur so zu strotzen. Sie toben, reden unentwegt oder zappeln einfach nur rum. Für den Außenstehenden ist das meist ein unglaublich interessantes und tolles Phänomen. Würden wir uns nicht auch oft gern so ausgelassen bewegen können wie so ein kleines Kind? Doch für die Eltern ist dieser Zustand mitunter auch eine Plage. Schnell ist der Übeltäter gefunden: Zucker. Sofort werden alle Süßigkeiten außer Reichweite der kleinen Quälgeister gestellt. 44 Prozent der Deutschen glauben nämlich an das Märchen, dass Zucker Kinder zappelig macht. Bisher gibt es zwar noch keine wissenschaftliche Grundlage für dieses Phänomen, aber trotzdem findet man diese Aussage nicht nur in den Köpfen der Menschen, sondern auch in verschiedenen Zeitschriften.

Einer, der es besser weiß, ist der renommierte Ernährungs- und Gesundheitspsychologe Professor Dr. rer. nat. Joachim Westenhöfer von der Hochschule für angewandte Wissenschaften Hamburg. Er ist der Überzeugung, dass die Grundlagen für den Irrglauben, dass es einen Zusammenhang zwischen Zuckerkonsum und Hyperaktivität (u. a. Unruhe, übermäßige Ablenkbarkeit, starkes Störverhalten) von Kindern gibt, aus Ergebnissen von Studien aus den siebziger und achtziger Jahren stammen. Jedoch weiß man heute, dass diese Untersuchungen methodische Fehler hatten.

Daher führt man heute so genannte Blindstudien durch. Sie sind wissenschaftlich aussagekräftiger, da die Testpersonen über die jeweiligen Manipulationen nicht unterrichtet werden. Noch besser eignen sich nach der Aussage von Professor Westenhöfer Doppelblindstudien. Hierbei weiß auch der Versuchsleiter nicht, welches Kind unter welchen Bedingungen beobachtet wird. Bisher wurden schon viele dieser Blindstudien durchgeführt, in denen das Verhalten der Kinder nach dem Verzehr von zuckergesüßten oder aber von ebenfalls süßen, aber zuckerfreien Lebensmitteln verglichen wurde. Es stellte sich bei der Mehrzahl dieser Studien aber heraus, dass keine Unterschiede im Verhalten der Kinder festgestellt werden konnten. Und das sowohl bei ihrer Aktivität und ihrem Bewegungsverhalten als auch hinsichtlich ihrer Impulsivität. Ein Zusammenhang zwischen übernormal hohem Zuckerverzehr und Hyperaktivität konnte ebenfalls nicht gefunden werden.

Außerdem verweisen renommierte Ernährungsexperten, wie beispielsweise Professor Westenhöfer, auf Studien mit jüngeren und älteren Erwachsenen, bei denen sich herausstellte, dass Zucker ei-

nen positiven Einfluss auf die Gedächtnisleistung, die Reaktionszeit und die Informationsverarbeitung hat.

Für die Hyperaktivität von Kindern sind wahrscheinlich eher psychische und soziale Faktoren verantwortlich. Es wird angenommen, dass die Stellung der Kinder in der Familie, Vererbung, Erziehung und die Umwelt einen entscheidenden Einfluss auf das Verhalten der kleinen Energiebündel haben. Und wenn ein Kind ab und an einmal etwas aufgedreht und nervös erscheint, sollte uns das weniger verunsichern, denn eigentlich machen sich Eltern ja eher Sorgen um den Nachwuchs, wenn er zu ruhig ist, als wenn er einfach ausgelassen rumtobt.

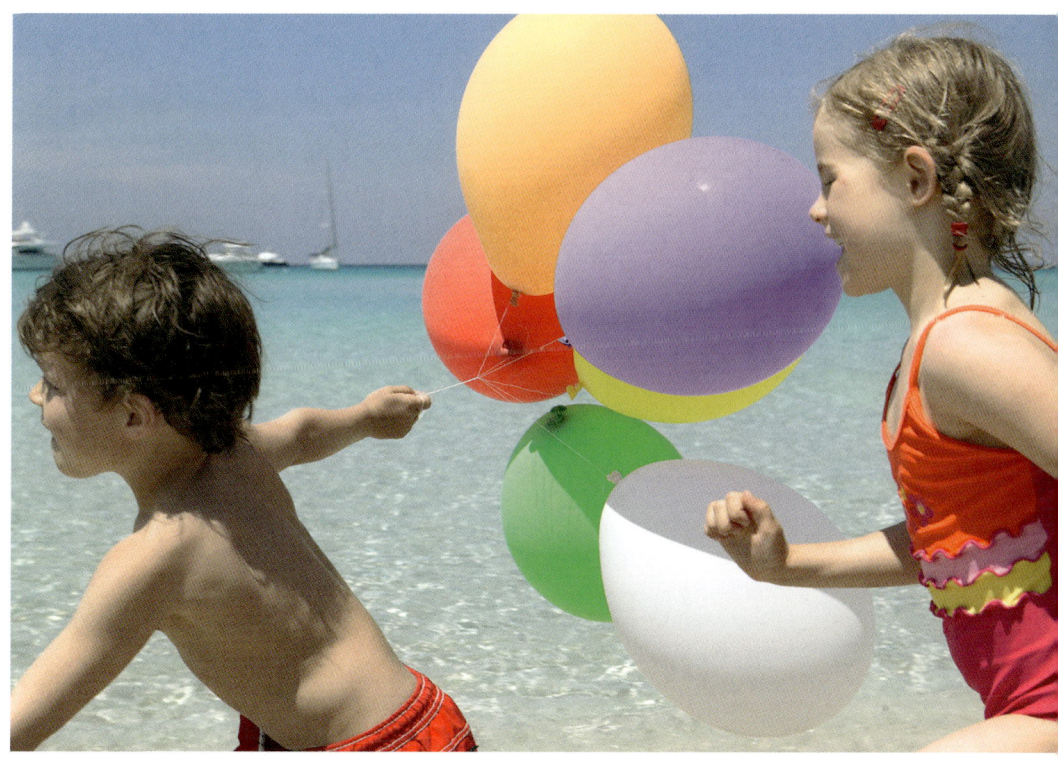

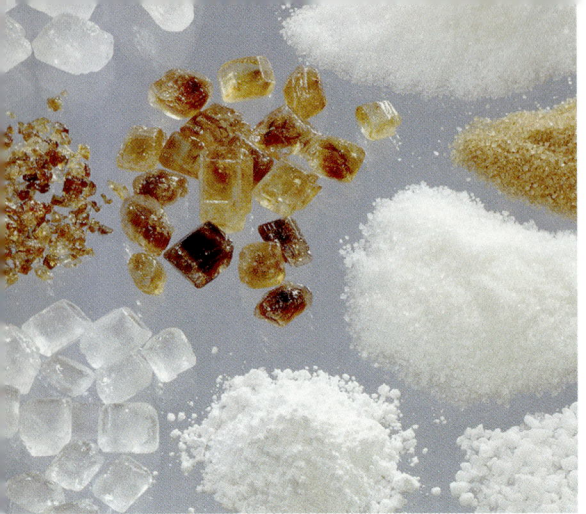

Wenn Sie Ihren Kindern Süßes verbieten, so streben sie, wie die meisten Menschen, eher danach, dieses Verbot zu überwinden. Irgendwoher bekommen sie schon die süßen Leckereien. Meist sind es dann die Großeltern, die Kinder gern einmal naschen lassen. Natürlich sollen Sie Ihre Kinder nicht mit Süßem mästen. Aber wenn Sie sich selbst und Ihren Kleinen ab und an einmal ein Stück Schokolade gönnen, so schadet das bestimmt nicht. Es macht Sie sogar glücklicher. Verbote rufen, wenn man sie umgeht, nur Schuldgefühle hervor. Dieses schlechte Gewissen kann mitunter genau das Gegenteil von dem bewirken, was das Verbot geplant hat. Aus Frust isst man noch mehr vom verbotenen Gut. Besonders Kinder können mit solchen Verboten schlecht umgehen. So ohne weiteres verstehen sie nicht, warum etwas verboten sein soll, was die anderen Kinder aber essen dürfen. Wenn Sie die Ernährung Ihrer Sprösslinge zu stark reglementieren, dann können Sie mitunter mehr Schaden als Nutzen anrichten. Sicher müssen sich aufgrund von Essverboten nicht gleich Essstörungen entwickeln. Gehen Sie einfach mit gutem Beispiel voran und ernähren Sie sich so gesund, wie Sie es sich für die Ernährung Ihres Kindes auch wünschen.

Bei der Zusammenstellung einer gesunden Ernährung hilft Ihnen auch die Ernährungspyramide der Gesellschaft für Ernährungsmedizin und Diätetik (→ *Seite 139).* In modernen studienbasierten Modellen zur gesunden Ernährung steht Zucker längst nicht mehr an der Spitze. Grundsätzlich gilt, dass es weder gesunde noch ungesunde Lebensmittel gibt. Vielmehr gibt es eine gesunde Ernährungs- und Lebensweise, bei der Wohlbefinden eine wichtige Rolle spielen muss. Süße Lebensmittel erhöhen dieses Wohlbefinden und können einen wichtigen Beitrag zur gesunden Ernährungsweise liefern. Hierzu zählen süße Joghurts, Rote Grütze, Früchtemüsli und vieles mehr.

2.10 Brauner Zucker ist gesünder als weißer

Brauner Zucker unterscheidet sich in seiner chemischen Zusammensetzung kaum von weißem. Um den Zucker aus den Zuckerrüben oder aus dem Zuckerrohr herauszulösen, bedarf es komplizierter Raffinationsmethoden. Die weiße Farbe des Rübenzuckers ist ein Hinweis auf seine Reinheit. Wie so oft im Leben, ist die braune Farbe also eher ein Indiz für Unreinheit. Doch bei dieser Färbung handelt es sich natürlich nicht um Dreck, sondern um eingedickten Rübensaft oder Zuckersirup.

Der Hauptbestandteil des Kristallzuckers ist Saccharose (99,8 Prozent). Im Rohzucker sind außerdem geringfügige Mengen (1 Prozent) anderer Substanzen aus der Zuckerpflanze enthalten. Sogar Mineralstoffe und Vitamine lassen sich in braunem Zucker nachweisen – aber nicht mehr als im weißen. Manche Menschen mögen den karamellartigen Geschmack des braunen Zuckers lieber und sind dafür sogar bereit, fast den doppelten Preis zu zahlen. Der süße Braune bietet aber aufgrund seines erhöhten Wassergehaltes einen idealen Nährboden für Bakterien. Deshalb sollte bei braunem Zucker besonders auf das Haltbarkeitsdatum geachtet werden.

Allgemein gilt aber: Es ist völlig egal, auf welche Art und Weise Sie Ihr Leben versüßen.

2.11 Süßstoffe sind gesundheitsschädlich und Krebs erregend

Der Chemiker Konstantin Fahlberg entdeckte im Jahr 1889 zufällig den ersten Süßstoff – das Saccharin. Weltweit verwenden täglich mehr als 800 Millionen Menschen Süßstoffe. Seit einiger Zeit stehen Süßstoffe im Verdacht, einen negativen Effekt auf die Gesundheit zu haben. Dabei richtet sich das Hauptaugenmerk auf die angebliche Krebs auslösende Wirkung der Zuckerersatzstoffe. In keinem Fall konnte diese Wirkung jedoch für die üblicherweise verzehrte Menge an Süßstoffen bestätigt werden. Außerdem ist es undenkbar, dass in der Europäischen Union Stoffe zugelassen werden, die die Gesundheit der Europäer gefährden könnten. Auch die Weltgesundheitsorganisation hält Süßstoffe nicht für schädlich, einige Süßstoffe haben sogar den GRAS-Status (generally recognized as safe) – sie sind also völlig unbedenklich.

Was sind eigentlich Süßstoffe? Das sind synthetische oder natürliche Verbindungen, die sich durch einen intensiv süßen Geschmack auszeichnen. Sie werden der Gruppe der Lebensmittelzusatzstoffe zugeordnet. Um als Lebensmittelzusatzstoff von der EU zugelassen zu werden, müssen sich die Substanzen einem strengen Prüfverfahren unterziehen. Es muss zunächst festgestellt werden, dass ein Stoff gesundheitlich unbedenklich ist, bevor er in unsere Lebensmittel gelangen darf.

Energetisch gesehen handelt es sich bei Süßstoffen um kalorienarme Substanzen. Einige von ihnen haben gar keinen Nährwert. Die meisten Süßstoffe werden vom Körper unverändert ausgeschieden und haben nur die Aufgabe, einen süßen Geschmack hervorzurufen. Süßstoffe sollten nicht mit Zuckeraustauschstoffen verwechselt werden, denn diese sind Kohlenhydrate, die im Körper einen Einfluss auf die Insulinproduktion haben und von Diabetikern, im Gegensatz zu den „echten" Süßstoffen, in die Brennwertberechnung mit einbezogen werden müssen.

Die vier prominentesten Süßstoff-Vertreter sind Aspartam, Cyclamat, Saccharin und Acesulfam-Kalium. Oftmals wird behauptet, dass Süßstoffe künstlich seien. Dabei wird der Süßstoff Thaumatin aus einer tropischen Frucht, Neohesperidin Dihydrochalkon aus den Schalen von Bitterorangen und Aspartam aus Eiweißbausteinen gewonnen.

Aspartam
Aspartam ist ein Süßstoff, der sich neben seiner Armut an Kalorien durch eine unglaubliche Süßkraft (200-mal süßer als Zucker) auszeichnet. Er setzt sich aus zwei Aminosäuren und dem Alkohol Methanol zusammen. Diese drei Stoffe findet man überall in der Natur, und auch in

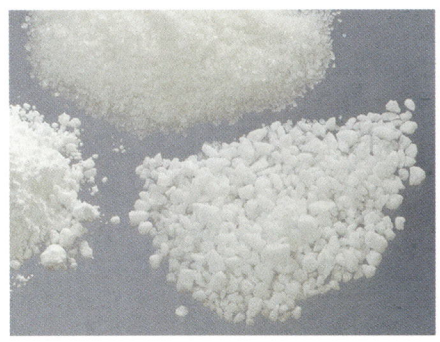

unserer Nahrung sind sie in mehr oder weniger hohen Konzentrationen vorhanden. Aspartam zerfällt allerdings bei höheren Temperaturen und ist somit zum Backen und Kochen wenig geeignet.

Aspartam stand im Verdacht, Krebs erregend zu sein. Denn ein Abbauprodukt dieses Dipeptidesters ist Methanol, das an der Entstehung von Gehirntumoren beteiligt sein kann. Der Körper verstoffwechselt Methanol zu Formaldehyd, das wiederum unter dem Verdacht steht, ein Krebsauslöser zu sein. Methanol wird aber in geringen Mengen auch über Obst oder Gemüsesäfte aufgenommen. Die Menge an Methanol, die beim Abbau von Aspartam freigesetzt wird, ist sehr gering. Zahlreiche Untersuchungen führten zu dem Resultat, dass Aspartam nicht Tumor auslösend ist. Auch die Senatskommission zur Beurteilung der gesundheitlichen Unbedenklichkeit von Lebensmitteln der Deutschen Forschungsgemeinschaft hat Aspartam untersucht und schon im Jahr 1997 für unbedenklich befunden. Allerdings gibt es Menschen mit einer besonderen und extrem seltenen Erbkrankheit, der Phenylketonurie. Diese Personen sollten Apartam meiden, denn sie haben einen genetischen Defekt, der dazu führt, dass die Aminosäure Phenylalanin, die einen Bestandteil des Aspartams darstellt, für sie zu einer Gesundheitsgefährdung werden kann. Die Krankheit wird direkt nach der Geburt festgestellt und tritt sehr selten auf.

Ein Zusammenhang zwischen Multipler Sklerose und Aspartam wurde ebenfalls diskutiert. Aus wissenschaftlicher Sicht konnte diese Hypothese jedoch bislang nicht bestätigt werden. Somit können Sie getrost weiterhin auf Aspartam als Süßungsmittel zurückgreifen.

Cyclamat

Cyclamat ist eigentlich keine einzelne Substanz, sondern der Sammelbegriff für die Natrium- und Kaliumsalze einer bestimmten Säure, der so genannten Cyclohexansulfamidsäure. Auch Cyclamate werden chemisch hergestellt. Sie haben eine nicht ganz so starke Süßkraft wie Aspartam, sind aber immer noch 35- bis 70-mal süßer als Zucker.

Gegen Ende der sechziger Jahre wurde ein Zusammenhang zwischen Cyclamat und Blasenkrebs vermutet. Es wurde mit Ratten eine Studie durchgeführt, bei der die Versuchstiere lebenslang extrem hohe Mengen der Natriumsalze von Cyclamat und Saccharin verabreicht bekamen. Ein Mensch müsste im Vergleich ca. 5000 Süßstofftabletten zu sich nehmen. Das so ermittelte Ergebnis, Cyclamat verursache Blasenkrebs, kann also aufgrund der extrem hohe Dosierung und aufgrund von Mängeln in der Methodik der Untersuchung selbst als wissenschaftlich nicht akzeptabel angesehen werden. Ursache für die Veränderungen war die Auskristallisation von Cyclamat und nicht die Wirkung des Süßstoffes selbst.

Durch Langzeitstudien wurde inzwischen die toxische Unbedenklichkeit sowie eine nicht Krebs erregende Wirkung bestätigt.

Cyclamat kann sogar zum Backen und Kochen eingesetzt werden, da es hitzestabil ist. In der Praxis wird Cyclamat zur Verbesserung des Geschmacks meist mit Saccharin im Verhältnis 10 : 1 gemischt.

Saccharin

Saccharin ist nicht nur der berühmteste, sondern auch der älteste industriell hergestellte Süßstoff. Auch hier wird nicht nur das Saccharin selbst, sondern auch seine Salze mittels chemischer Synthese produziert. Der menschliche Körper ist gar nicht in der Lage, Saccharin abzubauen. Es wird unverändert über den Harn ausgeschieden. Saccharin gehört also zu der Gruppe von Süßstoffen, die sich praktisch gar nicht auf die Energiebilanz des Körpers auswirken. Zu hoch konzentriert schmeckt Saccharin jedoch leicht bitter-metallisch. Oft findet man diesen Süßstoff in Light- oder Diabetikerprodukten.

Bis Anfang 2000 war Saccharin in den USA auf der Liste der Krebs erregenden Substanzen vermerkt. Eine kanadische Tierstudie aus dem Jahre 1977 hatte einen Zusammenhang zwischen Blasenkrebs bei Ratten und der Saccharinaufnahme ermittelt. Doch auch in der Saccharin-Studie wurden unglaublich hohe Dosen (entsprechend 10 000 Süßstofftabletten beim Menschen) eingesetzt. Beim Menschen zeigten verschiedene epidemiologische Studien diesen Zusammenhang nicht und ließen somit auf eine gesundheitliche Unbedenklichkeit des Süßstoffes schließen. Auch die

Amerikaner dürfen Saccharin jetzt wieder bedenkenlos konsumieren, denn es ist nach einem Kongressbeschluss wieder zum Verzehr freigegeben.

Acesulfam-Kalium

Acesulfam-Kalium (Acesulfam-K) gehört zu den kalorienfreien Süßstoffen und ist 130 bis 200-mal süßer als Zucker. Es geht eigentlich gar nicht in den Stoffwechsel ein und wird unverändert wieder ausgeschieden.

Hierbei handelt es sich um einen hitzestabilen Süßstoff, der gut zum Kochen und Backen geeignet ist. Er ist außerdem recht gut lagerfähig.

Wie andere Süßstoffe, kann auch Acesulfam-K überdosiert werden; dies betrifft vor allem Kinder, die im Durchschnitt weniger wiegen. Dazu müsste ein Kind mit einem Körpergewicht von 30 kg 2,5 l Light-Fruchtsaft in einer Konzentration von 109 mg/l an Acesulfam-K trinken. Zum einen ist es eher unwahrscheinlich, dass ein Kind in diesem Alter es schafft, so viel zu trinken, und zum anderen ist es bei der Getränkeauswahl ohnehin wichtig, eine gewisse Abwechslung zu gewährleisten. Abgesehen davon beziehen sich all diese Sicherheitswerte auf einen lebenslangen, täglich konstanten Verzehr solch hoher Mengen. Selbst beim täglichen Erreichen dieses ADI-Grenzwertes ist der Stoff noch gesundheitlich unbedenklich.

Die derzeit vorliegenden, sehr umfangreichen Untersuchungsergebnisse lassen also nicht auf eine Gesundheitsgefährdung von Süßstoffen schließen. Damit Sie sich ganz sicher sein können, dass für Ihre Gesundheit kein Risiko besteht, hat die Weltgesundheitsorganisation (WHO) eine obere Sicherheitsgrenze

Sicherheitsbegrenzungen für die Aufnahme einiger Süßstoffe

Süßstoff	Obere Sicherheitsgrenze (ADI der Weltgesundheitsorgansation)
Aspartam E 951	0 bis 40 mg pro kg Körpergewicht Das heißt: Ein 70 kg schwerer Mensch sollte maximal etwa 155 Tabletten bzw. 140 Teelöffel Streusüße pro Tag verzehren, wenn eine Tablette 18 mg Aspartam bzw. ein Teelöffel 0,02 g Aspartam enthält.
Cyclamat E 952	0 bis 11 mg pro kg Körpergewicht Das heißt: Bei einem 70 kg schweren Menschen sollte nicht mehr als etwa 21 handelsübliche Mischsüßtabletten aufnehmen, wenn eine Tablette 40 mg Cyclamat und 4 mg Saccharin enthält.
Saccharin E 954	0 bis 2,5 mg pro kg Körpergewicht Das heißt: Ein 70 kg schwerer Mensch sollte maximal etwa 11 Tabletten verzehren, wenn eine Tablette 16 mg Saccharin enthält.
Acesulfam-K E 950	0–9 mg/kg Körpergewicht Das heißt: Ein 70 kg schwerer Mensch sollte maximal 31,5 Tabletten pro Tag zu sich nehmen, wenn eine Tablette 20 mg Acesulfam-K-Gehalt enthält.

(ADI) für den täglichen Süßstoffverbrauch Erwachsener festgesetzt (siehe Tabelle oben).

Diese Mengen nehmen sicherlich nur wenige Menschen auf! Auch für andere Süßstoffe wie Thaumatin (E 957) und Neohesperidin (E 959) gibt es diese Sicherheitsbegrenzungen in der Aufnahme. Aber auch hier werden diese Mengen in der Praxis wohl kaum erreicht. Die von der WHO festgesetzte Sicherheitsgrenze für Cyclamat kann von Kindern aufgrund des geringen Körpergewichts jedoch recht schnell erreicht werden. Da man aber Kindern eher selten Süßstoffe verabreicht, schränkt sich das Risiko einer „Süßstoff-Überdosierung" selbst ein. Außerdem steigt mit zunehmendem Körpergewicht die ungefährliche Aufnahmemenge an.

2.12 Der glykämische Index als das Maß aller Dinge

Die Reaktion des Körpers auf kohlenhydrathaltige Nahrung kann man mit einem Anstieg des Blutzuckerspiegels messen. Kohlenhydrate werden nämlich in Form von Einfachzuckern aus dem Darm in die Blutbahn resorbiert und von dort aus zu den Zellen transportiert. Besonders wichtig ist die Glukose: Ihr Wert im Blut ist ausschlaggebend für die Produktion von Insulin. Dieses sorgt wiederum dafür, dass die Glukose von den Körperzellen aufgenommen wird und dort zur Energiebereitstellung dienen kann, hat aber auch noch weitere Stoffwechsel beeinflussende Funktionen: In den Muskeln und in der Leber wird, ausgelöst durch das Insulin, Glukose in seine Speicherform – das Glykogen – umgewandelt. In Fett-, Leber- und Muskelzellen regt Insulin den Fettaufbau an. Auch die

Proteinbiosynthese wird in diesen Zellen mit Hilfe von Insulin verstärkt.

Besonders für Diabetiker, die nicht in der Lage sind, körpereigenes Insulin herzustellen, ist es wichtig zu wissen, welches Lebensmittel sich wie auf den Anstieg des Blutzuckerspiegels auswirkt, da sie so die benötigte Insulinmenge berechnen können. Zu diesem Zweck wurde in der Geschichte des Öfteren versucht, einen Index zu schaffen, der die Berechnung erleichtert. Beispiele dafür sind die Broteinheit oder die Kohlenhydrateinheit. Besonders die Broteinheit hat sich als Schätzeinheit über die blutzuckerwirksamen Eigenschaften von Lebensmitteln etabliert. Ein neuer Bewertungsfaktor ist der glykämische Index (GI). Sein Vorteil gegenüber der Broteinheit ist, dass er den Zeitfaktor mit einberechnet. So wurden Lebensmittel, aus denen Glukose erst langsam aufgenommen werden kann, gezielt auf ihre Blutzucker steigernde Wirkung innerhalb einer Zeitperiode untersucht. Der GI wurde bereits Anfang 1980 im Rahmen der Ernährungsberatung für Diabetiker eingeführt. In der Berechnung des GI dient normalerweise Glukose als Referenzwert und wird mit 100 festgelegt. Es wird die Entwicklung des Blutzuckerwertes nach Aufnahme eines Lebensmittels innerhalb von zwei Stunden beobachtet. Die daraus resultierende Kurve wird mit der, die sich bei der Aufnahme von Glukose abzeichnet, verglichen. Die Berechnung des GI erfolgt durch die Differenz der beiden Flächen unter den Kurven (AUC) multipliziert mit 100.

$$GI = \frac{AUC\ (Testlebensmittel)}{AUC\ (Glukose)} \times 100$$

Ausgewählte Lebensmittel und ihr glykämischer Index

Lebensmittel	GI
weißer Reis	125
gebackene Kartoffeln	121
Cornflakes	119
Honig	104
helles Brot	98
Haushaltszucker	92
Orangensaft	81
Vollkornreis	78
Bananen	75
gebackene Bohnen	68
Orangen	61
Spaghetti	58
Äpfel	51
Linsen	40
Vollmilch	38
Bohnen	38
Fruchtzucker	33
Erdnüsse	20

Üblicherweise wird bei diesen Untersuchungen eine Menge von 50 g Kohlenhydrat eingesetzt. Bei einigen Lebensmitteln ist das schon schwierig, da sie nie in so großen Mengen aufgenommen werden würden. In der Literatur trifft man zunehmend auf zwei Referenzsubstanzen. Einmal, wie ursprünglich auch von dem kanadischen Ernährungswissenschaftler Professor Dr. David Jenkins, Departments of Medicine and Nutritional Sciences, University of Toronto, Kanada, empfohlen, setzt man Glukose ein, zum anderen wird Weißbrot zum Abgleich genutzt. Auf diese Art und Weise wurden schon die glykämischen Indizes von vielen verschiedenen Lebensmitteln ermittelt und in Tabellen zusammengefasst.

Der GI soll aber nicht nur Diabetikern, sondern auch allen anderen Menschen dienen. Da der Blutglukosewert einen indirekten Einfluss auf die Fetteinlagerung hat, wurden sogar schon Diäten erstellt, die sich auf den GI berufen. Generell werden daher Lebensmittel mit einem möglichst niedrigen GI empfohlen. Ein Wert unter 50 ist wünschenswert, denn je flacher die Kurve des Blutzuckeranstiegs, umso geringer ist die Insulinausschüttung. Interessant ist dabei, dass der GI von Haushaltszucker mit 60 relativ gut ist. Das liegt daran, dass das Saccharose-Molekül, das den Haushaltszucker ausmacht, zu 50 Prozent aus Glukose und zu 50 Prozent aus Fruktose besteht und Fruktose mit 23 einen sehr niedrigen GI hat.

Doch nicht nur die Kohlenhydrate in den Lebensmitteln, sondern auch verschiedene andere Faktoren beeinflussen den GI. Dazu gehören zum Beispiel die Partikelgröße der Lebensmittel, also ihr Verarbeitungsgrad und die Verarbeitungsart, der Anteil an resistenter Stärke, der Anteil an Nahrungsfasern sowie der Fett- und Proteingehalt der Nahrung. Unterschiedliche Messmethoden lassen jedoch verschiedene Werte des Blutzuckerspiegels zu. Erschwerend kommt hinzu, dass zur Festlegung des GI nicht nur unterschiedliche Referenzstoffe gewählt (Weißbrot oder Glukose), sondern in verschiedenen Tabellen unterschiedliche Mengen der Testsubstanz eingesetzt werden. Dies macht einen Vergleich der Werte sehr schwierig. Auch bei ein und derselben Testperson wurden mit derselben Testsubstanz unterschiedliche Werte für den GI ermittelt. Die Messungen wurden sogar zur gleichen Tageszeit an verschiedenen Tagen durchgeführt. Doch trotzdem waren die Werte nicht einheitlich.

Dies spricht leider dafür, dass der GI keinen wirklich exakten Aussagewert treffen kann. Wenn außerdem die Zusammenstellung eines vollständigen Essens den GI ausschlaggebend bestimmen kann, so müsste man ja einen GI für eine komplette Mahlzeit ermitteln. Da es sicher kaum jemand schafft, ein und dasselbe Gericht zweimal genau gleich zuzubereiten, dürften diese Messungen ausschließlich für Fertigprodukte in Frage kommen. Auch die Art der Nahrungsaufnahme, z. B. mit oder ohne Getränk, die Anzahl der Kaubewegungen usw. müssten jedes Mal identisch sein. Das ist völlig unmöglich.

Übergewichtige, die vom GI Gebrauch machen um abzunehmen, laufen Gefahr, auf wichtige Lebensmittel, die viele essenzielle Nährstoffe enthalten, zu verzichten. Das Risiko der zu geringen Aufnahme von Vitaminen und Mineralstoffen steigt bei dieser Diätform mitunter noch an.

Bei der Berechnung des GI wird nur der Blutzucker betrachtet, nicht aber die Insulinausschüttung. Nicht immer sind GI und die Reaktion des Körpers mit Insulin gleich verlaufend. Die GI-Methode ist somit für Diabetiker nicht empfehlenswert.

Weder bei der Gewichtsreduktion noch als Diabetiker sollten Sie sich vollständig auf den glykämischen Index verlassen. Jedoch bietet er oft einen Anhaltspunkt für die Entwicklung des Blutzuckerspiegels. Eine ausgewogene Ernährung ist und bleibt das Maß aller Dinge.

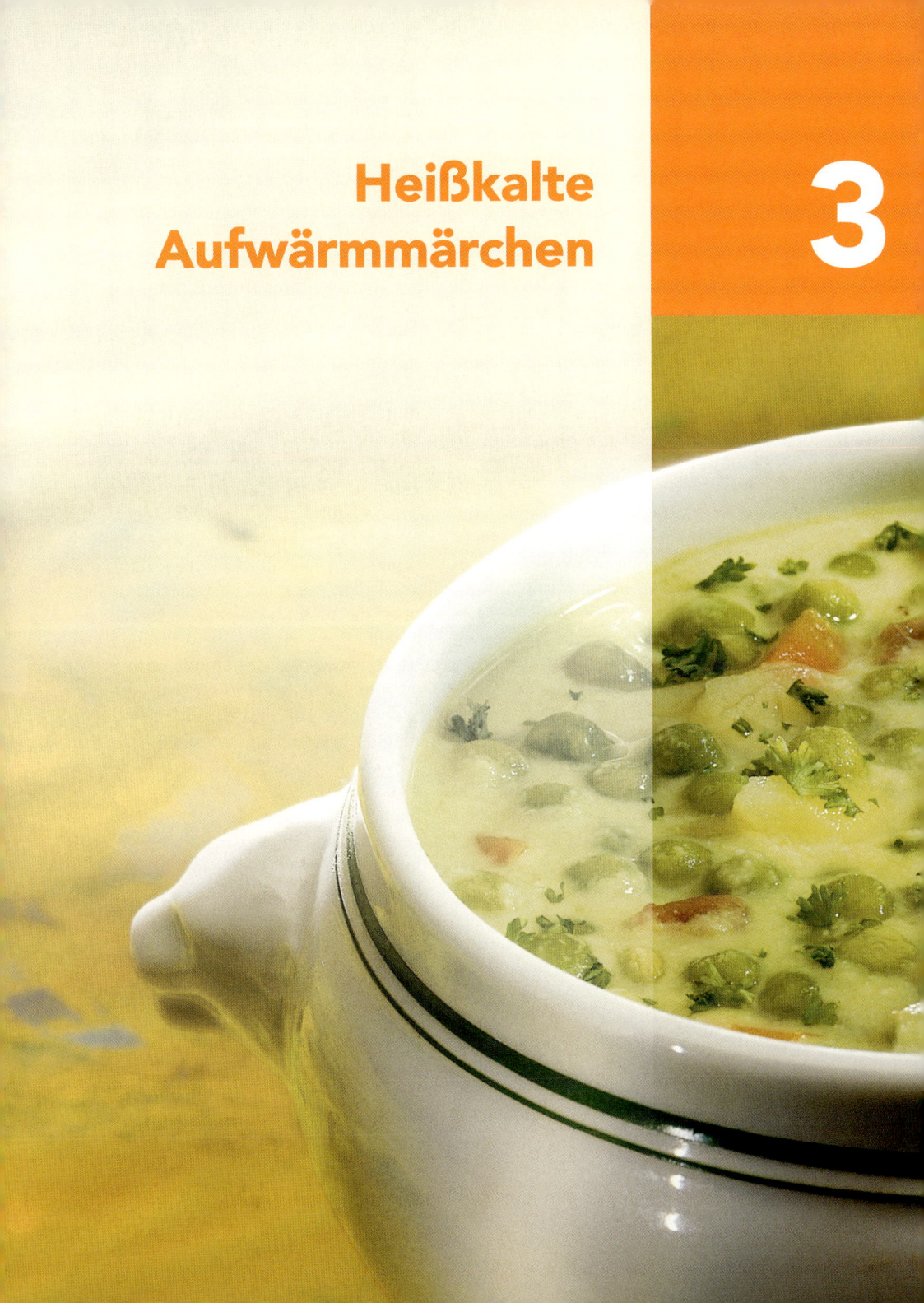

Heißkalte Aufwärmmärchen

3

3.1 Tiefkühlware enthält keine Vitamine

Dieses Märchen erscheint dem Betrachter als völlig einleuchtend. Sowie ein Lebensmittel steinhart gefroren ist, hören seine wertvollen Inhaltsstoffe, also seine Vitamine und Mineralstoffe, sofort auf zu existieren. Der gefährliche Gefrierbrand zerstört die Zellen und sorgt dafür, dass ... ja wofür eigentlich? Tötet die konservierende Kälte die Vitamine einfach ab? Sind etwa alle Vitamine komplex aufgebaute Eiweiße, die den geringsten Temperaturschwankungen einfach erliegen? Wohl eher nicht.

Schon vor Tausenden von Jahren haben Menschen Lebensmittel einfach eingefroren, um sie vor dem Verderb zu schützen. Zwar gab es zu dieser Zeit natürlich noch keine Gefrierschränke, aber die Eskimos konnten sich diese Methode auch ohne moderne Technik und dank ihrer extrem harten Lebensbedingungen zu Nutze machen. Ihre Beute bewahrten sie einfach im ewigen Eis oder in Iglus auf.

Im Jahre 1876 entwickelte Karl von Linde ein Gerät, mit dem er künstlich Kälte erzeugen konnte. Schon vier Jahre später konnte die Haltbarkeit von Lebensmitteln in Kühlhäusern an Land und in Tiefkühlladeräumen auf See verlängert werden. Die wohl am schnellsten verderblichen Lebensmittel, Fische, wurden als erstes im Jahre 1925 in Europa in ihrer Tiefkühlvariante produziert. 1937 folgte die Produktion von Tiefkühlobst und -gemüse. Mit dem Wirtschaftwunder der 50er Jahre des vergangenen Jahrhunderts hielten Tiefkühlgeräte in vielen privaten Haushalten Einzug. Heute sind mindestens zwei Drittel der deutschen Haushalte mit einem Gefriergerät ausgestattet, die meisten Kühlschränke verfügen über ein integriertes Gefrierfach.

An der Zusammensetzung der Tiefkühlkost hat sich im Laufe der Zeit sicher so einiges verändert. Die Rohprodukte für die Tiefkühlindustrie werden immer hochwertiger und entsprechen meist der Qualität ihrer frischen Kontrahenten. Viele Landwirte, Obstbauern und Gärtner haben direkte Abnahmeverträge mit Gefrierwaren produzierenden Unternehmen, so dass die Waren frisch an die entsprechenden Werke abgeliefert werden können. Denn auch bei Tiefkühlkost zählt: Je frischer sie verarbeitet und eingefroren wird, umso hochwertiger ist das Endprodukt. Und wenn dabei auch noch erntereifes Obst und Gemüse dank kurzer Anfahrtswege eingefrostet wird, liegt doch die Vermutung nahe, dass das aufgetaute Essen dann dem Verbraucher einen noch wertvolleren Inhalt präsentiert, als das manchmal mehrere Tage alte „Frischobst" und „-gemüse" der Supermärkte. Obst und Gemüse brauchen nämlich von der Ernte bis zur Gefrieranlage nur eineinhalb bis fünf Stunden. Danach wird die geerntete Ware selektiert, gereinigt und unter Umständen geschält und in einigen Fällen noch zerkleinert. Damit Farbe und Vitamine erhalten bleiben, bzw. in bestimmten Fällen sich erst entfalten, blanchiert man bestimmte Sorten vor dem Einfrieren. Die Lebensmitteltechnologie hat für die unterschiedlichen Produkte auch unterschiedliche Tiefkühlverfahren entwickelt. Diese Methoden sind z. B. abhängig von der Weiterverwendung des Verbrauchers, aber auch von der Beschaffenheit der Rohstoffe. Spinat beispielsweise wird im verpackten Zustand tiefgefroren. Andersherum verfährt man mit Erbsen. Damit keine riesengroßen Eiskristalle entstehen, die die Zellen aufsprengen und den Tiefkühlprodukten nach dem Auftauen eine unangenehme Konsistenz geben können, wird die Ware schockgefroren. Im Maximalfall dauert das Einfrieren zwei Stunden, bis das Lebensmittel eine Kerntemperatur von –18 °C erreicht hat.

Doch verlieren die Tiefkühlwaren nicht doch irgendwann ihre wertvollen Inhaltsstoffe? Ja, aber das geschieht meist schon vor dem Einfrieren. Zum Beispiel, wenn Obst oder Gemüse längere Zeit vorher gelagert werden. Der abfallende Vitamin-C-Gehalt vieler Lebensmittel ist ja eine Art „Lagerzeitindikator". Besonders feinstückiges Gemüse erleidet größere Vitamin-C-Verluste, wenn es über längere Zeit gelagert wird. Beim Obst macht die längere Lagerzeit nicht viel aus: Fruchtsäuren schützen die Vitamine vor dem Abbau. Doch Vitamin reduzierende Effekte sind auch bei „frischen" Produkten zu beobachten, da sie meist ebenfalls gewissen Lagerzeiten ausgesetzt werden.

Bestimmte Nährstoffe werden durch das Blanchieren und Tiefkühlen von Lebensmitteln sogar besser verfügbar. Schwer verdauliche Kohlenhydrate, wie zum Beispiel Kohl, kann der Körper viel besser verdauen, wenn sie tiefgekühlt waren. Der Kohl verliert dadurch seine unangenehme, blähende Wirkung. Die Verdauung von Proteinen, verfügbarem Eisen und Vitamin B_2 wird auf ähnliche Weise erleichtert. Mineralstoffe – also Spuren- und Mengenelemente – sind durch Gefrieren überhaupt nicht zerstörbar.

Im Rahmen einer Studie, die an der Università di Urbino in Italien durchgeführt wurde, sollte die antioxidative Ka-

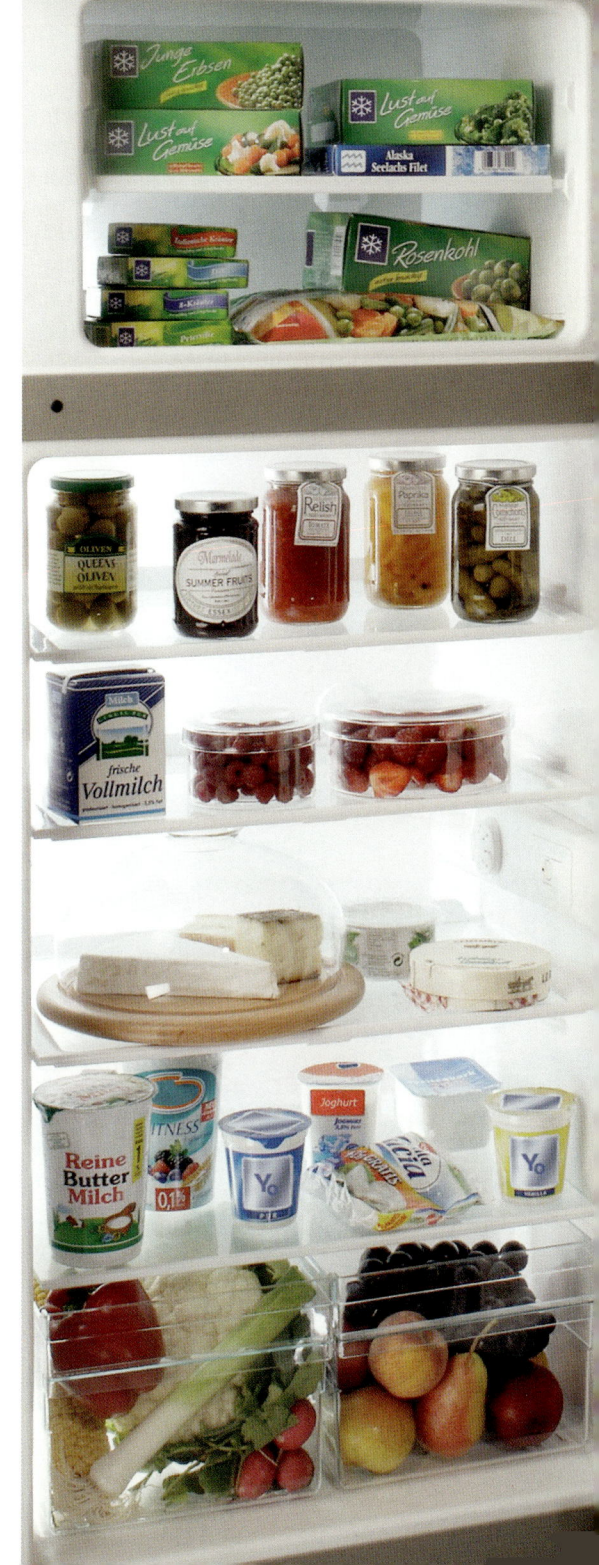

pazität von verschiedenen Gemüsesorten in Abhängigkeit dazu untersucht werden, ob die Lebensmittel frisch oder tiefgefroren waren. Obwohl in vier von sechs Fällen sowohl der Phenolgehalt als auch die antioxidative Aktivität der Tiefkühlprodukte unter denen der frischen Gemüse lagen, konnten bei zwei Gemüsesorten jeweils höhere Werte festgestellt werden. Bei dieser italienischen Studie ist jedoch zu bemerken, dass Anfahrtswege und Zwischenlagerzeiten von diesem frischem Gemüse in Italien sicher kürzer als in Deutschland sind.

Das Blanchieren vor dem Einfrieren, aber auch das Einfrieren der Lebensmittel selbst, hat für den Verbraucher außerdem den ökonomischen Vorteil, dass sich die Garzeiten verkürzen. Kürzere Garzeiten halten auch mehr Vitamine am Leben. Weiterhin fallen lästige Verarbeitungsschritte, wie Waschen, Schneiden und Schälen, bei der Verwendung der kalten Ware einfach weg.

Sollte tiefgekühlte Ware der frischen also immer vorgezogen werden? Natürlich nicht, denn nichts ist besser und leckerer, als wahrhaft frisches, erntereifes Obst und Gemüse zu verzehren. Doch leider leben wir unter klimatischen Bedingungen, die es nicht ermöglichen, diese Kriterien ganzjährig zu erfüllen. Außerdem neigen die Deutschen dazu, ihre hauseigenen Produkte etwas zu vernachlässigen und bevorzugen oft exotische Lebensmittel, die nach langen Transportwegen und aufgrund ihrer Ernte in unreifem Zustand nur noch einen Bruchteil der theoretisch möglichen Vitaminmengen enthalten. Lagert man frischen Spinat vier Monate lang, so wird am Ende nicht mehr viel davon übrig bleiben. Tiefkühlspinat verliert in derselben Zeit gerade einmal 15 Prozent seines Vitamin-C-Gehalts.

Beim Kauf und bei der Aufbewahrung von Tiefkühlkost sollte man sich jedoch an einige Regeln halten, die zur optimalen Verwertung der Lebensmittel

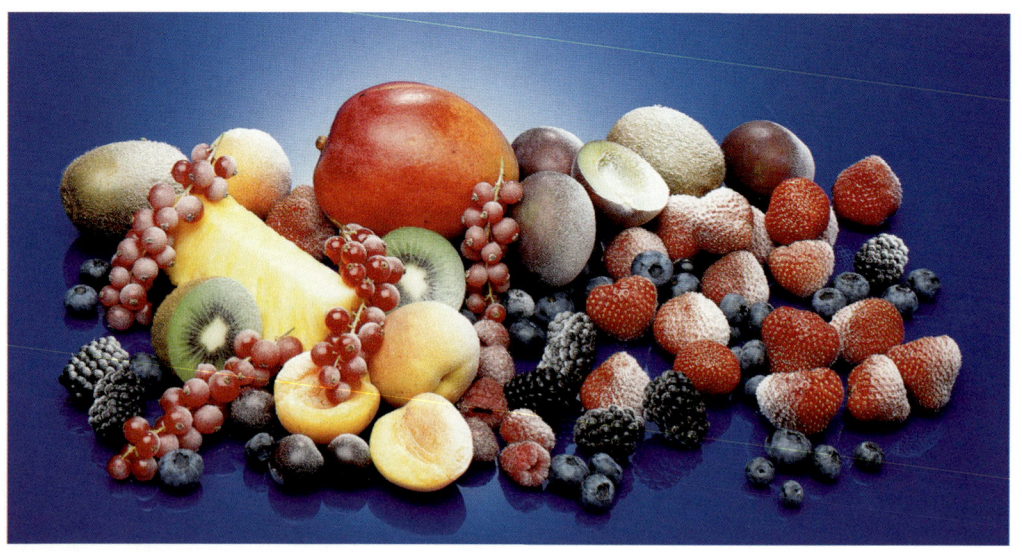

beitragen. Zum einen muss darauf geachtet werden, dass die so genannte Kühlkette nicht für längere Zeit unterbrochen wird. Der Weg vom Supermarkt bis nach Hause sollte nach Möglichkeit in weniger als einer Stunde zurückgelegt werden. An heißen Sommertagen sind Kühlbox oder Kühltasche beim Einkauf unverzichtbare Begleiter. Versehentlich aufgetaute Lebensmittel oder angebrochene Packungen können meist wieder eingefroren werden, verlieren aber dabei an Qualität. Bei diesem Vorgang sollten Sie unbedingt darauf achten, dass die Produkte vor den Einfrieren fest verschlossen sind. Tiefkühlfertigprodukte sind nicht unbedingt empfehlenswert, da ihnen mitunter Geschmacksverstärker und Emulgatoren untergemischt werden, die nicht für jeden gut bekömmlich sind. Doch der Markt für diese Produkte wächst stark, da wir uns immer weniger Zeit für die Zubereitung unseres Essens nehmen. Meist ist diese Fertigkost dann aber doch wieder gesünder, als das Fast Food „von unterwegs".

Generell sind die „eisigen" Lebensmittel also schon zu empfehlen, besonders im Winter, wenn die frischen Vitaminlieferanten nicht aus der näheren Umgebung stammen können.

3.2 Dosengerichte und -gemüse enthalten keine Vitamine und sind ungesund

Geschmacklos, zerkocht, versalzen, voller Konservierungsstoffe, einfach ungesund – so lauten die gängigen Vorurteile gegenüber Lebensmitteln aus Dosen. Märchen aus uralten Zeiten, die sich noch immer hartnäckig behaupten. Dabei sieht die Realität anders aus.

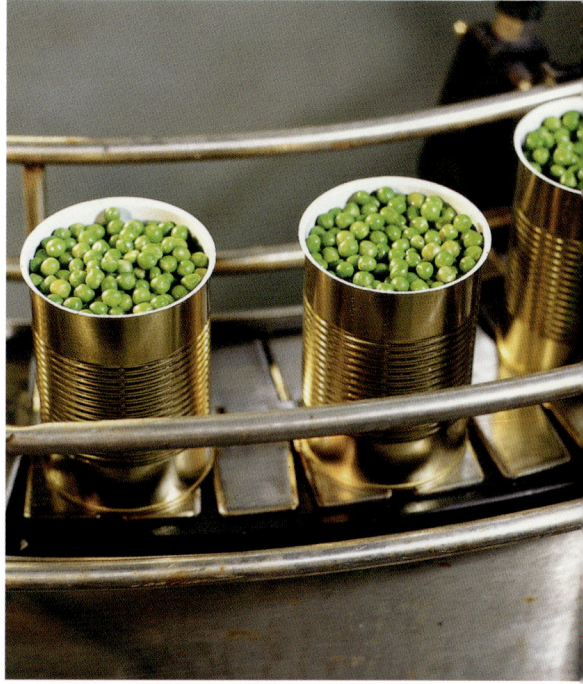

Die Konserve – alleine dieses Wort weckt unangenehme Assoziationen. Was in Zeiten ohne Kühlschrank schlicht nach guter Lagerung klang, lässt heute an Konservierungsstoffe denken. Völlig falsch, denn in Lebensmitteldosen kommen gerade diese Chemikalien nicht vor. Die Lebensmittel werden vielmehr durch Hitze konserviert. Sterilisation und Pasteurisation sind die maßgeblichen Verfahren.

Hitze erinnert wiederum an Verkochtes, Schales, Geschmackloses, doch auch hier irrt der Verbraucher. Als die Konservendose vor beinahe 200 Jahren erfunden wurde, erfolgte die Haltbarmachung des Inhalts tatsächlich über langes Abkochen. Heutzutage sieht die Prozedur anders aus: Kurzes Überbrühen oder Garen in heißem Dampf sorgen für eine

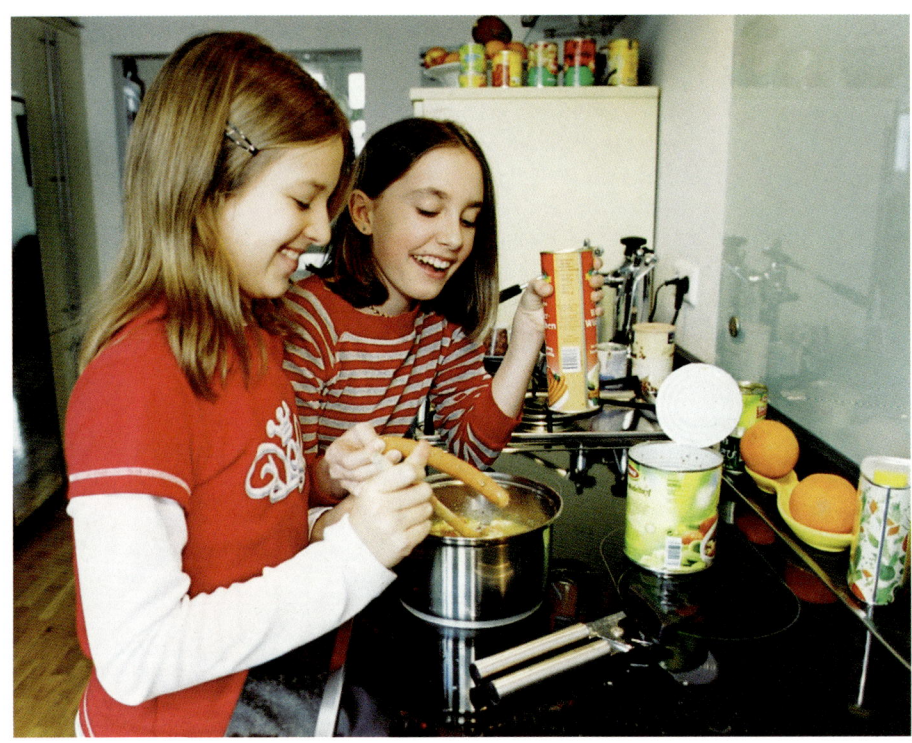

schonende Verarbeitung und „Konservie-rung" des Inhalts. In Druckbehältern werden die Dosen – dicht verschlossen – auf die Sekunde genau erhitzt. Um die Lebensmittel gleichmäßig und innerhalb kürzester Zeit haltbar zu machen, wird die Dose ständig maschinell gedreht. Durch diese Technik bleibt ein Großteil der Vitamine erhalten.

Bei Sterilisation und Pasteurisation führt allein die kurzzeitige Erwärmung dazu, dass für den Verderb verantwortli-che Mikroorganismen in den Lebensmit-teln zuverlässig absterben. Dies ver-schafft den Dosen-Lebensmitteln eine Mindesthaltbarkeit von mehreren Jah-ren. Bei über 100 °C werden Produkte sterilisiert, die für gesundheitsschädliche

Bakterien anfällig sind: Erbsen und an-deres Gemüse, Fleisch und Wurst. Für die dicht verschlossenen Dosen spielt sich der Vorgang im Druckbehälter, dem so genannten Autoklaven, innerhalb weni-ger Minuten ab. Der Zusatznutzen: Ge-müse wird schonend vorgegart und muss daher später im Haushalt nur noch kurz erwärmt werden. Das schont die wert-vollen Inhaltsstoffe.

Produkte, die von Natur aus eigene Abwehrstoffe gegen unerwünschte Mikroorganismen besitzen, werden bei vergleichsweise milden Temperaturen pasteurisiert. Konfitüren, Obst- und Sau-erkonserven beispielsweise profitieren von ihrem Säuregehalt, der das Wachs-tum vieler Mikroorganismen ohnehin einschränkt. Bei einem pH-Wert von 4,5 und niedriger können Sporenbildner (Schimmelpilze) nicht mehr aktiv werden. Deshalb genügt es, die verschlossenen Dosen im Wasserbad bei 70 bis 100 °C zu erwärmen. Anschließendes rasches Abkühlen verhindert ein unkontrolliertes Nachgaren der Lebensmittel.

Handelt es sich bei den Lebensmitteln um Gemüse, kommt dieses frisch geerntet direkt vom Feld in die Dose. Das hat einen großen Vorteil: Ohne lange Transportwege und entsprechend lange Liefer- und Lagerzeiten bleiben Vitamine und andere Vitalstoffe besser erhalten. So kommt es, dass manch ein Dosenprodukt einen höheren Vitamingehalt aufweisen kann als Frischware, die bereits seit Tagen unterwegs war und nun wiederum Tage im Laden und der Speisekammer zugebracht hat.

Um dem Verbraucher eine gleichmäßig gute Qualität bieten zu können, unterliegen Lebensmittel in Dosen permanenten strengen Kontrollen. Dies fängt schon beim Anbau an, weswegen die verarbeitenden Betriebe bei Obst und Gemüse sehr viel Wert auf kontrollierten Vertragsanbau in unmittelbarer Nähe der Abfüllung legen. Diese Anbauflächen müssen über gesunden Boden verfügen, es kommt nur ausgewähltes Saatgut zum Einsatz. Sofort nach der Ernte kommt das Gemüse in den Abfüllbetrieb. Dort unterliegt es strengen Eingangskontrollen, zum Beispiel nach Gehalt an Pestiziden und Umweltgiften. Diese kommen zwar beim Anbau nicht zum Einsatz, könnten aber über Regen oder Grundwasser in Berührung mit der Ernte gekommen sein. Nach der Kontrolle und der Sortierung wird das Gemüse gründlich gewaschen und dann blanchiert:

Dazu wird es kurz mit kochendem Wasser überbrüht oder mit heißem Dampf vorgegart. Bereits drei Stunden nach der Ernte ist das Gemüse in Dosen abgefüllt und luftdicht verschlossen. Salz, früher ein gängiges Konservierungsmittel, kommt heute nur noch dezent für den besseren Geschmack hinzu.

Ab dann sind die beiden großen Vitamin-Killer ausgesperrt: Licht und Luft. Oxidation und Lichteinwirkungen schädigen Aromastoffe, Vitamine und ungesättigte Fettsäuren. Beispiel Vitamin C: Dosenbohnen enthalten gegenüber frischen Bohnen schon nach nur einem Tag Lagerung mehr Vitamin C. Nach der Zubereitung haben die frischen Bohnen bereits rund zwei Drittel ihres Vitamin-C-Gehalts verloren, bei längerer Transport- oder Lagerzeit ist der Verlust noch höher. Dosenbohnen dagegen halten ihren Vitamingehalt auch noch nach mehreren Jahren – immer vorausgesetzt, sie werden schonend erhitzt und nicht bei der Zubereitung verkocht. In diesem Fall verliert sowohl Frischware als auch Dosenkost ihre wertvollen Inhaltsstoffe. Eine Studie des Instituts für Lebensmittelqualität in Willich und der Fachhochschule Mönchengladbach, Fachbereich Ökotrophologie, sowie zwei Studien aus Illinois und Massachussets, USA bestätigen dies. Im Vergleich zwischen Lebensmitteln aus der Dose mit frischen Produkten schneidet die Dosenkost gut ab. Ein Ergebnis der Studie: „Lebensmittel aus der Dose enthalten nahezu identische Werte für Eiweiß, Kohlenhydrate, Fett und Brennwert wie Gerichte aus frisch zubereiteten Produkten. Bei Erbsen und Möhren übertrafen die Vitaminwerte der Dosenware sogar teilweise die Werte frisch zubereiteter Gerichte."

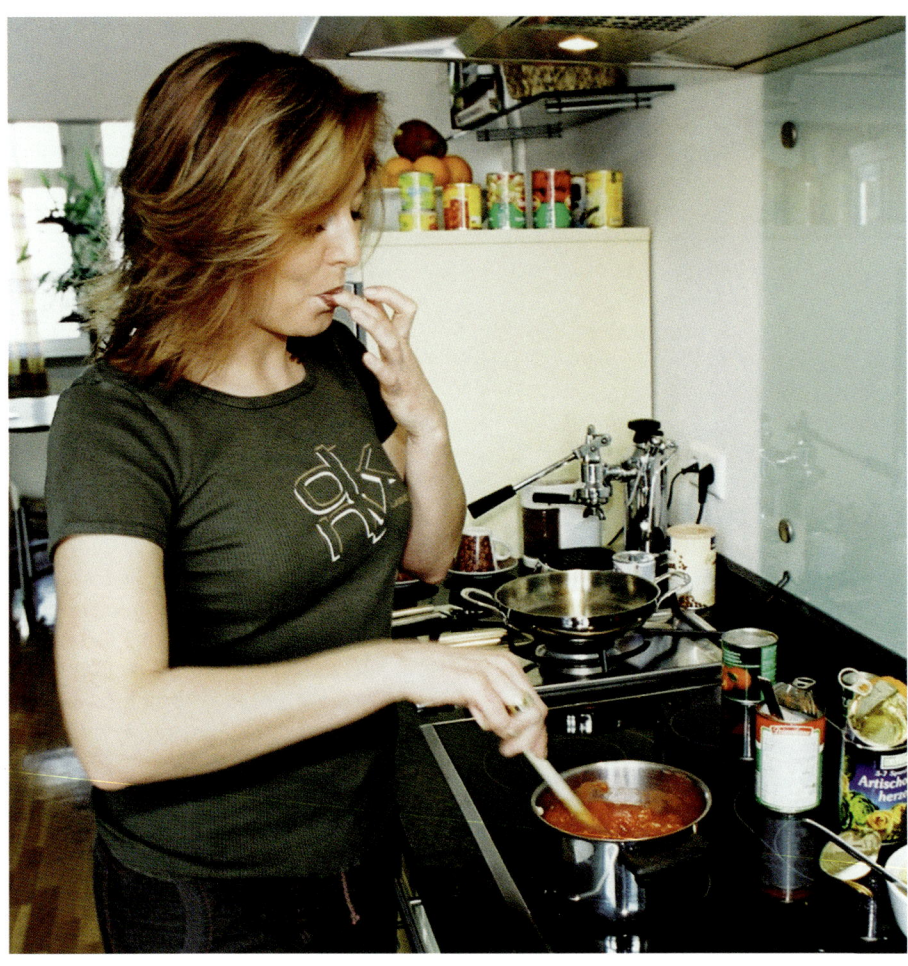

Einige Lebensmittel aus der Dose sind ihren frischen Verwandten sogar überlegen und unterstützen die körpereigenen Abwehrkräfte. Der kurzzeitige Erhitzungsprozess zur Haltbarmachung von Tomaten aus der Dose steigert deren Gesundheitswert, da die hohen Temperaturen sekundäre Pflanzenstoffe, so genannte Lycopene, freisetzen. Diese wirken als Antioxidanten gegen Krebs erregende freie Radikale (Cancerogene).

Positiver Nebeneffekt: Lycopene schützen vor Sonnenbrand, denn die sekundären Pflanzenstoffe lagern sich in der Haut ein und führen zu einer leichten, schützenden Hauttönung.

Nicht verkocht, Vitamine erhalten – aber der Blechgeschmack? Reine Einbildung, was auch Blindverkostungen bestätigen. Weißblech und Lebensmittel berühren sich an keiner Stelle. Ein Ammenmärchen daher auch, dass der Doseninhalt nach dem Öffnen in ein anderes Gefäß umgeschüttet werden müsse. Lebensmitteldosen haben eine Innenbeschichtung. Sie bildet eine Barriere zwischen Weißblech und Füllgut und verhindert zuverlässig, dass die Lebensmittel Metallgeschmack annehmen. Auch Knicke und Beulen in der Dosenwand haben keinen Einfluss auf die Qualität des Inhalts. Die Innenbeschichtung der Dose ist flexibel und bleibt unbeschädigt.

Fazit: Moderne technische Produktionsverfahren machen es möglich: Die geschätzten gesundheitsfördernden Inhaltsstoffe von Obst, Gemüse, Fleisch u. Ä. bleiben weitgehend erhalten.

Vitamine, Spurenelemente und Mineralstoffe werden durch sanftes Blanchieren geschont. Das macht den Inhalt der Lebensmitteldosen ernährungsphysiologisch wertvoll, also gesund. Die Vitaminkiller bleiben draußen – einmal in der Dose drin, wirkt die Weißblechverpackung wie ein Tresor für den Inhalt. Alles bleibt haltbar – ohne nennenswerten Verlust der wertvollen Inhaltsstoffe durch die Lagerung.

So kurz wie möglich, so lange wie nötig – frisch vom Feld geerntet geht's ab in die Dose, nur kurz unterbrochen durch ein heißes Dampfbad für die Reinigung. Dabei bedienen sich die Lebensmittelhersteller exakt ausgeklügelter Techniken, die jedes Füllgut optimal schützen: Für jeden Inhalt gibt es ein passendes Verfahren. Sterilisation und Pasteurisierung sind zwei gängige Möglichkeiten, aber auch eine aseptische (keimfreie) Abfüllung bei extrem hohen Temperaturen oder eine Schutzbegasung sind mögliche schonende Verarbeitungsmöglichkeiten.

3.3 Pilze und Spinat darf man nicht wieder aufwärmen

Solche Märchen entstehen natürlich nicht völlig grundlos. Bei Pilzen war das Argument in früheren Zeiten auch durchaus angebracht, denn Speisepilze waren häufig von Schimmelpilzen überwuchert. Einige Schimmelpilze tun der Gesundheit des Pilzessers nicht unbedingt Gutes: Sie können Giftstoffe ausschütten, die in unserer Leber Schäden anrichten. Doch die heute erhältlichen Pilze werden unter nahezu sterilen Bedingungen gezüchtet. Manche Pilzsorten haben noch nicht einmal Kontakt mit Erde, das heißt, potenzielle Krankheitserreger kommen nicht in ihre Nähe. Bei sachgerechter Aufbewahrung im Kühlschrank stellen Pilze also kein Risiko dar, auch wenn man sie zweimal erhitzt. Wenn man Pilze nicht mehrfach erwärmen dürfte, müssten Fertiggerichte wie Tütensuppen oder aber Tiefkühlgerichte mit Pilzen aus lebensmittelrechtlicher Sicht verboten sein, weil diese stets vorerwärmt wurden. Oder denken Sie an die fertige Pilzrahmsuppe.

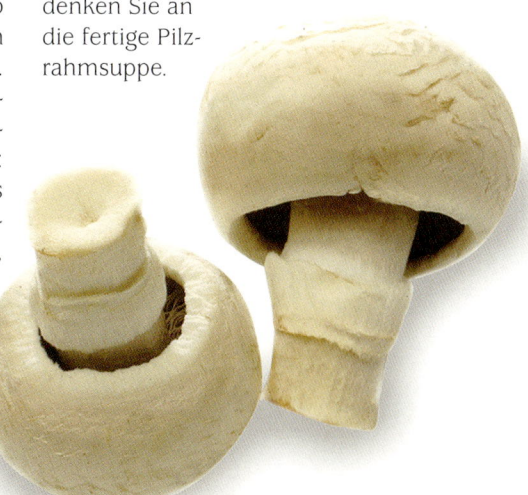

Was das Aufwärmen von Spinat betrifft, richten sich die Vorurteile nicht nur gegen die möglicherweise darin enthaltenen Mikroorganismen, sondern auch gegen deren Wirkung. Denn Bakterien, die sich in dem Gemüse befinden, wandeln Nitrat zu Nitrit um, aus dem im sauren Milieu des Magens unter bestimmten Voraussetzungen Nitrosamin entstehen kann. Nitrosamin wiederum ist eine Verbindung, der eine Krebs erregende Wirkung zugesprochen wird. So weit, so gut, aber damit es überhaupt dazu kommt, muss der Spinat längere Zeit bei verhältnismäßig warmen Temperaturen aufbewahrt werden, da sich nur so die entsprechenden Bakterien vermehren können. Trotzdem geht von erwärmtem Spinat keine Gefahr aus, wie es sich auch bei tiefgefrorener Spinatlasagne zeigt.

Leider kann im Spinat tatsächlich relativ viel Nitrat nachgewiesen werden. Von diesem Vorwurf sind dann auch andere Blatt- und Wurzelgemüse betroffen. Nitrat an und für sich ist aber schlichtweg ungefährlich. Doch diese Gemüse wirken mit ihren gemüseeigenen Antioxidantien und Vitaminen, wie zum Beispiel dem Vitamin C, automatisch der Krebsentstehung entgegen.

Ein anderes Problem, was aber nur die ganz Kleinen unter uns betrifft, ist die Bindung des Nitrits an die Sauerstoff transportierenden Blutbestandteile (die roten Blutkörperchen). Bei den Erwachsenen ist diese Bindung reversibel, das heißt, das Nitrit wird recht schnell wieder abgespalten. Säuglinge besitzen jedoch das entsprechende Enzym für diesen Abspaltungsprozess noch nicht. Daher wird vor allem davor gewarnt, in den ersten Monaten Spinat zuzufüttern. Die gesündeste Nahrung für Babys ist in dieser Zeit generell die Muttermilch.

Wenn empfohlen wird, Spinat nicht wieder aufzuwärmen, so geschieht das weniger, weil dadurch eine ernsthafte Gefahr für Ihre Gesundheit entsteht, sondern eher als eine Art Präventivmaßnahme. Stellen Sie also Spinat nach dem Essen sofort kühl, damit sich keine Bakterien vermehren können.

Manchmal ist es vielleicht besser, sich nicht zu viele Sorgen wegen möglicher Gesundheitsrisiken zu machen. Denn Extremismus fördert auch im Ernährungssektor den Erhalt der Gesundheit keineswegs. Sie werden aus diesem Grund keinen Ernährungswissenschaftler finden, der meint, dass der Verzehr von aufgewärmtem Spinat Ihrer Gesundheit Schaden zufügt. Wenn wir auf diese Art und Weise anfangen, einzelne Gemüse aus unseren Lebensmitteln zu selektieren, würde sich die Ernährungssituation in Deutschland stetig verschlechtern. Im Moment erfüllen nur zwei Prozent der Deutschen die internationalen wissenschaftlich begründeten Empfehlungen zur Aufnahme von fünf Portionen Obst und Gemüse pro Tag. Also bitte verzichten Sie, wenn es Ihnen schmeckt, nicht auf Spinat. Wenn Sie trotz dieser Entwarnung noch Bedenken gegenüber aufgewärmtem Spinat haben, dann portionieren Sie den Spinat angemessen.

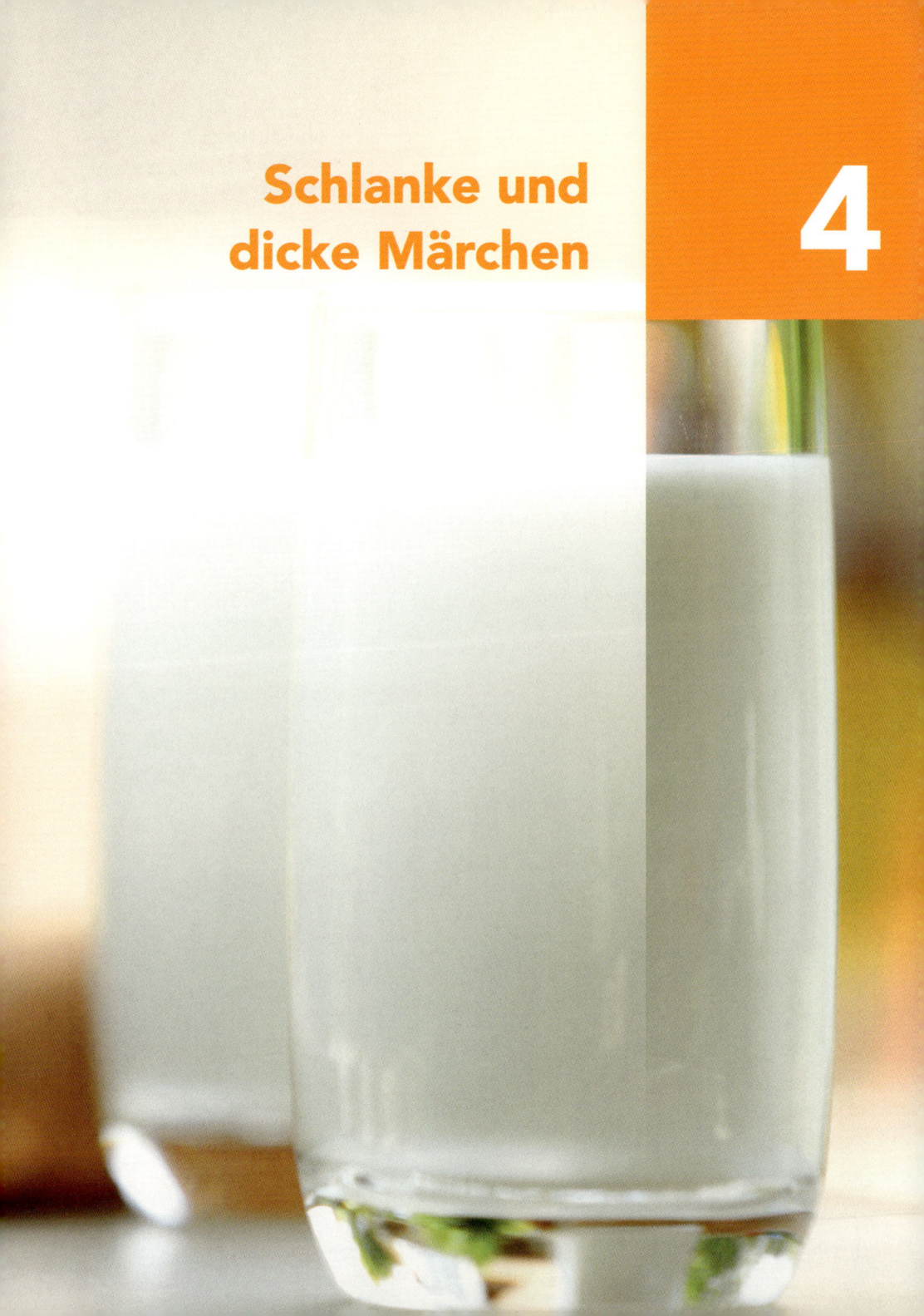

Schlanke und dicke Märchen

4

Fett ist der energiereichste Nährstoff und liefert 9 kcal/g. Fette sind in unserem Körper die wichtigsten Speicherstoffe und haben den Menschen über so manch nahrungsarme Zeit hinweg geholfen. Ohne Fette und deren Bestandteile wäre unser Leben völlig undenkbar, denn jede einzelne unserer Zellen ist von einer so genannten Phospholipidschicht, also einer fetthaltigen Membran, umgeben. Es gibt sogar Vitamine, die sich nur in fettigen Gefilden wohl fühlen und die wir bei völligem Verzicht auf fetthaltige Lebensmittel gar nicht aufnehmen könnten.

Fette bestehen aus vier Teilen: in der Regel aus einem Glycerid, das drei Fettsäuren an sich bindet. In einigen Fetten werden ein oder zwei der Fettsäuren durch andere chemische Verbindungen ersetzt. Zu den Lipiden werden aber auch Cholesterin, Steroide und Carotinoide gezählt. Am so genannten Fettsäurespektrum kann man erkennen, ob ein Nahrungsfett wertvoll ist oder nicht. Denn Fettsäure ist nicht gleich Fettsäure; es gibt ungesättigte bzw. einfach- oder mehrfach gesättigte. Diese Bezeichnungen lassen aber keinen Rückschluss auf den satt machenden Effekt der Säuren zu, sondern weisen auf ein bestimmtes chemisches Merkmal hin. Ungesättigte Fettsäuren haben nämlich etwas weniger Wasserstoffatome in ihrer Struktur und weisen an diesen Stellen Doppelbindungen auf. Die stets angepriesenen Omega-3-Fettsäuren (Eicosane) heißen eben deshalb so, weil sie an der dritten Stelle von „hinten" eine Doppelbindung aufweisen. Diese kom-

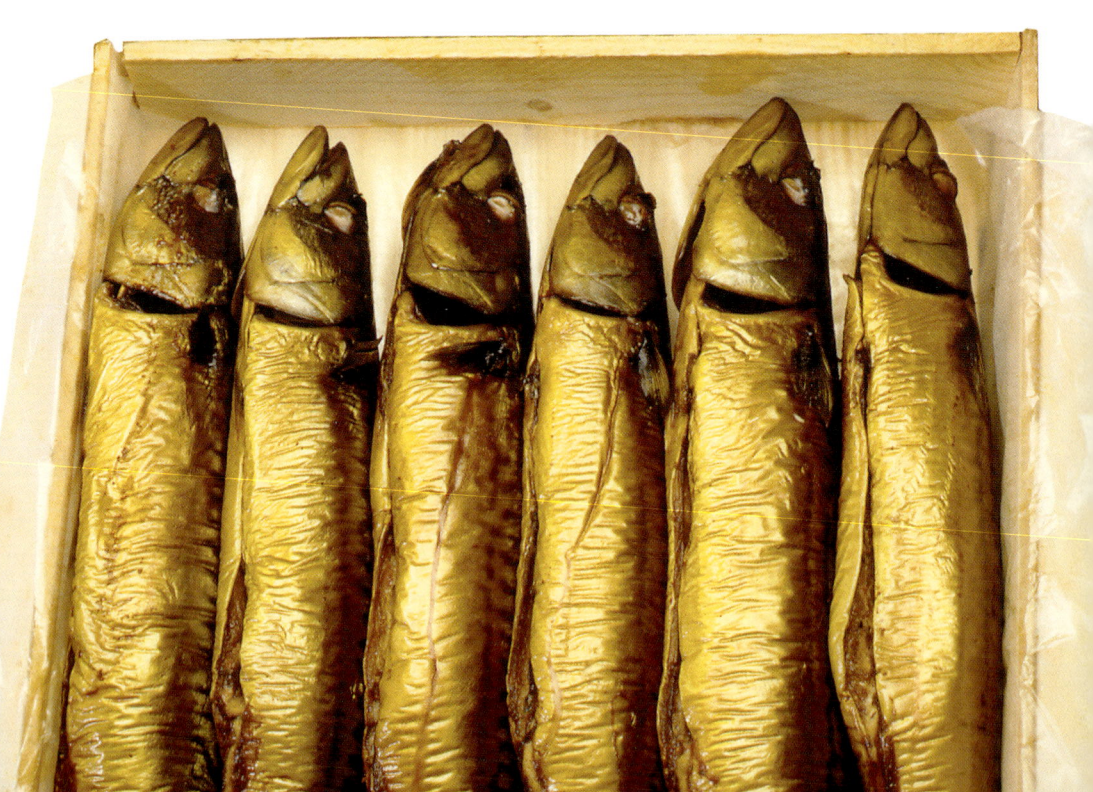

men übrigens vorwiegend im Fett von Fischen vor. Durch die Omega-3- und die Omega-6-Doppelbindungen sind bestimmte Fettsäuren für den Menschen essenziell. Der Körper kann sie nämlich nicht selbst herstellen, braucht die entsprechenden Substanzen aber für den Aufbau wichtiger körpereigener Stoffe. Außerdem hat man festgestellt, dass eine bestimmte Fettsäurezusammensetzung der Nahrung mit ausreichend ungesättigten Vertretern das Risiko von bestimmten Erkrankungen wie Arteriosklerose senkt. Für das Fett selbst bedeuten diese Doppelbindungen, die hauptsächlich bei pflanzlichen Lebensmitteln nachweisbar sind, dass ein erhöhter Anteil ungesättigter Fettsäuren eine weichere bzw. flüssigere Konsistenz der Fette mit sich bringt. Die prominentesten Vertreter aus der Gruppe der essenziellen Fettsäuren sind die Linol- und die Linolensäure.

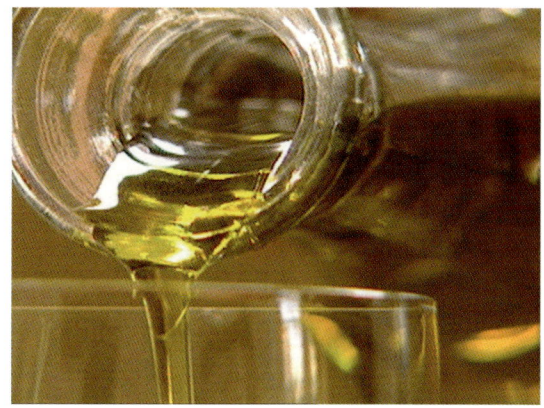

So wichtig wie die tägliche Portion Fett in unserer Nahrung, sind auch Kochsalz und Cholesterin. Beide Stoffe sind lebensnotwendig und Bestandteile jeder Zelle. Chemiker bezeichnen Kochsalz als Natriumchlorid. Entgegen der vielfachen Behauptung, dass in Deutschland zu viel Kochsalz aufgenommen wird, steht die Tatsache, dass es im Rahmen der entsprechenden Empfehlungen zugeführt wird. Wie alle anderen nicht-toxischen Nahrungsinhaltsstoffe sind auch Cholesterin und Kochsalz per se gesundheitlich unbedenklich. Ohne Cholesterin und Kochsalz ist kein Leben möglich! Grundsätzlich gilt hier der Ausspruch des Arztes Paracelsus: „All Ding sind Gift. Die Dosis macht, dass ein Ding ein Gift sei."

Neben Kohlenhydraten und Fetten stellen Eiweiße die dritte große Gruppe der Nährstoffe dar. Eiweiße, in Fachkreisen auch Proteine genannt, sind aus einer Vielzahl von Aminosäuren aufgebaut. Von den 20 Aminosäuren, die in natürlichen Proteinen vorkommen, sind acht essenziell. Irgendwann im Laufe der Evolution hat der Körper erkannt, dass er von bestimmten Substanzen durch die Nahrung schon genug aufnimmt, und hat damit aufgehört, sie selbst zu produzieren. Diese Stoffe sind dann die so genannten essenziellen Nahrungsbestandteile. Lebensmittel, die diese essenziellen Stoffe enthalten, sind für den Ernährungsstatus eines Menschen also besonders wichtig. Proteine können zwar zur Energiegewinnung im Körper beitragen, sind aber eher für ihr vielfältiges Wirkungsspektrum bekannt. Zunächst werden sie in ihre Bestandteile, die Aminosäuren zerlegt. Der Körper verfügt über einen ausgeklügelten Proteinbildungsmechanismus und stellt seine eiweißhaltigen Enzyme, Hormone, Blutbestandteile, Abwehrstoffe etc. selbst her. Ohne Proteine hätten wir gar keine Muskeln, und auch unser Bindegewebe hätte Probleme zu existieren.

4.1 Fett macht fett

Nein, Fett allein hat ebenso wie Zucker allein keine dick machende Wirkung. Auch hier gilt schlichtweg: Die Mischung und die Energiebilanz macht's. Essen wir Lebensmittel, die neben Fett auch noch ein anständiges Maß an Kohlenhydraten enthalten, so steigt nach der Nahrungsaufnahme der Blutzuckerspiegel. Dem wirkt das Hormon Insulin entgegen. Es sorgt dafür, dass die Zellen den Zucker aufnehmen und in den körpereigenen Kohlenhydratspeicherstoff Glykogen umwandeln. Das an und für sich würde jetzt auch noch nicht dick machen, da wir nicht in der Lage sind, unendlich viel Glykogen zu speichern. Dieser Stoff wird außerdem nur in der Muskulatur und in der Leber gespeichert und von dort aus regelmäßig wieder frei gegeben – wenn wir schlafen, Sport treiben oder einfach mal längere Zeit nichts essen. Glykogen macht aber nicht F(f)ett. Der Körper hat nahezu keine Möglichkeiten, aus Kohlenhydraten Fett zu produzieren. Er kann nur dieses Fett speichern, das wir ihm mit der Nahrung zuführen. Auch dabei hilft wieder das bereits erwähnte Insulin. Das Fettgewebe hat aber viel größere Speicherkapazitäten für Fett als die Muskeln für Glykogen. Uns fehlt ein Kontrollmechanismus für den Fettspeicher. Das ist der Grund, warum wir immer dicker und dicker werden können. Die Natur hätte eben nie gedacht, dass wir uns einmal so viel Energie zuführen könnten, dass wir unsere Fettspeicher überfüllen. Ursprünglich hatte der Mensch eher zu wenig als zu viel zu essen, so dass er auf dieses geniale Energiespeichersystem angewiesen war. Das sind bestimmte Bevölkerungsgruppen übrigens auch heute

noch. Schwangere legen nämlich deshalb oft sehr stark an Gewicht zu, weil sie für die Milchproduktion während der Stillzeit Fettreserven benötigen.

Seit den 1970er Jahren wird eine Diätform angepriesen, die fast ausschließlich auf Fett und Eiweiß basiert – die nach ihrem Erfinder benannte Atkins-Diät. Dr. Robert Atkins war kein unwissenschaftlicher Diäterfinder, sondern Mediziner, und seine Kostform basiert auf einer wissenschaftlichen Grundlage. Wie bereits erwähnt, wird das Hormon Insulin nur dann ausgeschüttet, wenn der Blutzuckerspiegel steigt, also wenn wir zucker- oder stärkehaltige Lebensmittel verzehren. Außerdem sorgt das Insulin für die Fetteinlagerung im Körper. Wenn wir also während des Essens vollständig auf Kohlenhydrate verzichten beziehungsweise nur ganz geringe Mengen davon aufnehmen, kann dieser Speichermechanismus gar nicht in Gang gebracht werden. Essen wir also nur Fett beziehungsweise nur Eiweiße und Fett, nehmen wir laut Dr. Atkins überhaupt nicht zu. Wenn wir uns nach der Atkins-Formel ernähren, nehmen wir sogar noch ab, weil diese Kost hypokalorisch ist, also verhältnismäßig wenige Kalorien enthält. Ist ja logisch, denn wer morgens, mittags und abends Fleisch und Eier isst, der kann gar nicht so viel aufnehmen, weil er dieser Nahrung bald überdrüssig ist. Außerdem haben die Eiweiße einen beachtlichen Sättigungseffekt und steigern den Energiebedarf. Eine Vielzahl von Studien konnte beweisen, dass eine Diätdauer von bis zu sechs Monaten nach der Atkins-Formel einen gewichtsreduzierenden Erfolg erzielt. Nach dieser Phase gibt es jedoch bei den meisten Patienten eine Gewichtsstagnation. Doch

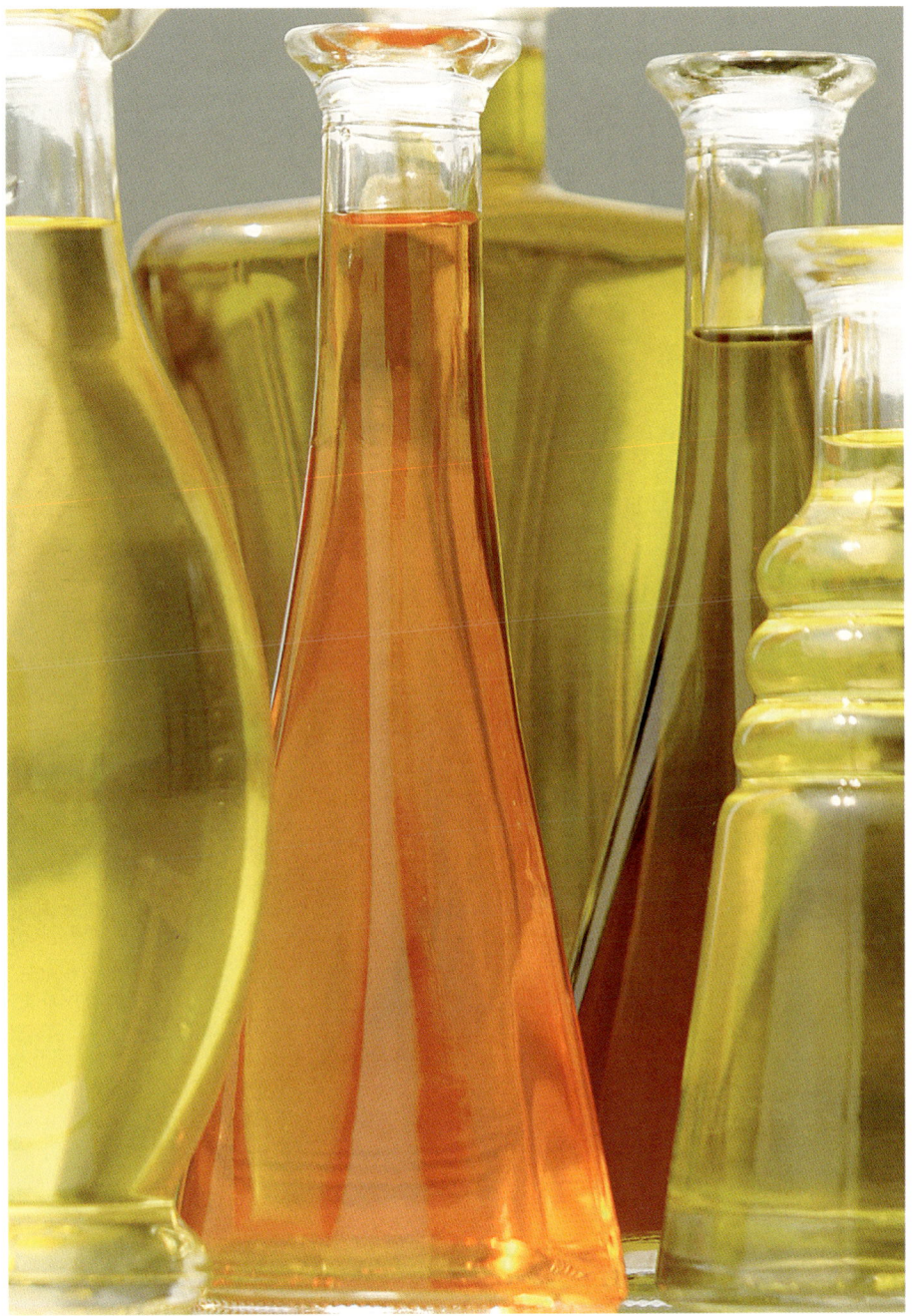

Speiseöle und ihr Gehalt an gesättigten, einfach und mehrfach gesättigten Fettsäuren

Speiseöle	Gesättigte Fettsäuren in %	Einfach ungesättigte Fettsäuren in %	Mehrfach ungesättigte Fettsäuren in %
Distelöl	9	12	75
Maiskeimöl	13	29	53
Olivenöl	13	74	9
Rapsöl	6	65	29
Sojaöl	14	21	62
Sonnenblumenöl	10	21	63
Palmöl	48	38	11
Weizenkeimöl	18	15	64

grundsätzlich beweist die Atkins-Diät, dass Fett allein, beziehungsweise in Kombination mit Eiweiß, nicht dick macht.

Es gibt noch eine andere Möglichkeit, die Fett-macht-fett-These zu widerlegen – nämlich mit Hilfe der MCT-Fette. Dabei handelt es sich um eine bestimmte Sorte von Fetten, die so genannte mittelkettige Fettsäuren enthalten. Acht bis zwölf Kohlenstoffatome dürfen diese Säuren maximal enthalten, um als mittelkettig bezeichnet werden zu dürfen. Sie kommen bei verschiedenen Erkrankungen des Magen-Darm-Systems zum Einsatz, weil keine Bauchspeicheldrüsenenzyme und Gallenflüssigkeit zur Aufnahme benötigt werden. Patienten, die an Colitis ulcerosa oder Morbus Crohn erkranken, kennen MCT sicher bestens, doch nach einer Studie der Prager Karls-Universität weiß man jetzt auch, dass MCT's bei der Gewichtsreduktion helfen können. Das liegt daran, dass sie die so genannte Thermogenese, also die körpereigene Wärmeproduktion, ankurbeln. Dafür braucht der Körper viel Energie. Wenn unsere Thermogenese also erhöht

ist, dann brauchen wir mehr Energie, was den Umkehrschluss zulässt, dass wir Energie reduzieren können, wenn wir normales Nahrungsfett mit MCT-Fett substituieren. Die Energiereserven unseres Körpers liegen im Fettgewebe, so dass MCT-Fette zur Gewichtsreduktion beitragen können. Ernährungsexperte Professor Dr. Walter Feldheim meint, dass wir mit Hilfe von 70 g MCT-Fett statt normalem Fett täglich 110 Kalorien sparen.

Fette selbst können auf gar keinen Fall fett machen. Nur wenn wir generell mehr Kalorien aufnehmen, als wir verbrennen können, geben wir unserem Körper die Chance zuzunehmen. Das gilt übrigens auch umgekehrt, denn abnehmen kann man bei ausreichender sportlicher Betätigung auch, wenn man so viel isst, wie „immer".

Wer seinen Körper mit einer dauerhaften fettreduzierten Kost straft, enthält ihm wertvolle Omega-3- bzw. essenzielle Fettsäuren und fettlösliche Vitamine, aber auch andere positive Fettbegleitstoffe (Phospholipide, bestimmte sekundäre Pflanzenstoffe) vor.

Sicher essen wir oft Fette, die man mitunter als „sinnarm" bezeichnen könnte. Aber grundsätzlich kann man Fett nicht als ungesund und „fett machend" bezeichnen. Man muss da schon genau differenzieren. Eine ausgewogene Ernährung ist und bleibt gesund. Ernährt man sich nach dem Vorbild der Ernährungspyramide (→ *Seite 142)*, so tut man sich und seinen Körper auf jeden Fall etwas Gutes. Doch die Pyramide verzichtet auf gar keinen Fall auf Fette, denn ohne diese wäre es äußerst schwierig, ein schmackhaftes und vollwertiges Essen zuzubereiten.

4.2 Olivenöl ist das gesündeste Öl der Welt

Vor 20 Jahren hat in Deutschland kaum jemand Olivenöl als Essensverfeinerer wahrgenommen. Die Italienurlauber haben Oliven meist aus den Salaten gepickt, weil sie für den deutschen Gaumen ungewohnt waren und keinen besonderen Genuss darstellten. Auch das Öl hätte kaum jemand freiwillig mit in die nördliche Heimat nehmen wollen. Doch dann begann der Siegeszug des Olivenöls. Mit der so genannten mediterranen Ernährung, hieß es, könne ein hohes Alter ganz leicht erreicht werden: Rotwein und viel Olivenöl sorgten für ewige Jugend. Die Nachfrage und der Anbau von Olivenöl stiegen extrem an. Proportional zur Nachfrage gewann das Öl auch an Ansehen in der Ernährungswissenschaft, und der Absatz des Produktes steigerte sich. Es dauerte nicht lange, und Olivenöl wurde als das Wundermittel schlechthin gegen nahezu alle Zivilisationskrankheiten eingesetzt. Man wusste zwar nie so recht, ob man es nun erhitzen durfte oder nicht, der Ruf als Jungbrunnen blieb aber stets erhalten.

Doch was macht denn eigentlich das „gute" Öl aus? Man untersuchte Men-

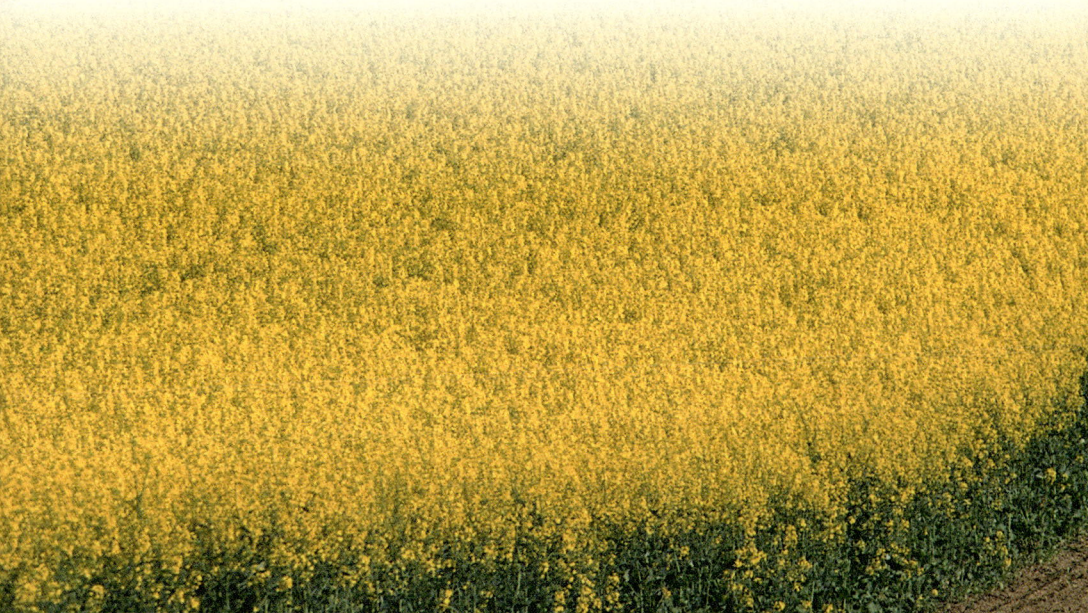

schen, bei denen die Blutfettwerte bzw. der Cholesterinspiegel krankheitsbedingt erhöht waren, und stellte fest, dass eine bestimmte Ernährungsweise sich positiv auf deren Blutwerte auswirkte. Ernährungstherapeutische Schwerpunkte sind hier, die Aufnahme von Cholesterin und langkettigen gesättigten Fettsäuren zu senken, die von einfach und mehrfach ungesättigten sowie von Omega-3-Fettsäuren zu erhöhen. Olivenöl ist sehr reich an einfach und mehrfach ungesättigten Fettsäuren und enthält mit rund 13 Prozent nur relativ wenige gesättigte Fettsäuren. Das ist ganz gut, doch sind andere Öle oft genauso gut, oder sogar noch besser!

Ölige Alternativen

Nach der Tabelle auf Seite 60 ist Olivenöl eben nicht der Spitzenreiter hinsichtlich des Gehalts an ungesättigten Fettsäuren. Rapsöl, Distelöl und Sonnenblumenöl laufen ihm den Rang ab. Rapsöl enthält zudem deutlich mehr Alpha-Linoleinsäure, eine wertvolle Omega-3-Fettsäure, als Olivenöl.

Doch vor Rapsöl scheut(e) sich der Verbraucher, weil es nicht wirklich gut schmecken soll. Die enthaltenen Senföle haben ungünstige sensorische Eigenschaften, und die Erucasäure ist nicht gesund. Außerdem wird Rapsöl ja hauptsächlich als Biodiesel-Lieferant gehandelt – und so etwas kann man doch nicht essen, oder? Die Pflanzenforschung hat jedoch neue Produktionsmethoden entwickelt: Das heutige Rapsöl stammt aus Sorten, die garantiert nicht unangenehm schmecken. Wasserdampfverfahren lösen die unangenehmen Begleitstoffe heraus, so dass das Öl nicht nur gut schmeckt, sondern auch gesund

ist. Ein weiterer positiver Aspekt des Rapsöls: Es kommt aus den heimischen Gefilden. Man muss keinen langen Transport mitbezahlen, und das Öl ist wirklich preiswert. Außerdem tut der Verbraucher der einheimischen Landwirtschaft und der verarbeitenden Industrie nebenbei einen Gefallen, indem er sie durch den Kauf von Rapsöl aktiv unterstützt.

Gegen das Konzept der mediterranen Ernährung ist an sich nichts einzuwenden. Jedoch bezieht es sich auf eine bestimmte Lebensweise in den 1950er Jahren in Teilen Süditaliens und auf Kreta. Dort wurden Unmengen an Öl, insbesondere Olivenöl, verzehrt. Doch zu dieser Zeit bewegte sich die dortige ländliche Bevölkerung auch ganz anders, als wir es heute tun. Die mediterrane Ernährung kann sicher nicht unabhängig von den allgemeinen Lebensumständen betrachtet werden, man kann sie nicht eins zu eins in unsere heutige Lebenssituation übertragen.

Dass Rapsöl einen positiven Effekt auf die Gesundheit haben kann, hat beispielsweise eine Studie mit Kindern und Jugendlichen, die an familiärer Hypercholesterinämie leiden, gezeigt. Dort wurde bestätigt, dass der Einsatz von Rapsöl als einziges Speisefett und die Reduktion tierischer Fette das Gesamtcholesterin und das „schlechte" LDL-Cholesterin senken können.

Die positiven Effekte einzelner Fettsäuregruppen auf die Blutfett- und Cholesterinwerte sind unumstritten. Olivenöl ist ein relativ gutes Öl, doch warum sollten wir uns mit einem „guten" Öl zufrieden geben, wenn wir ein „sehr gutes", z. B. Rapsöl oder Leinöl, verwenden können?

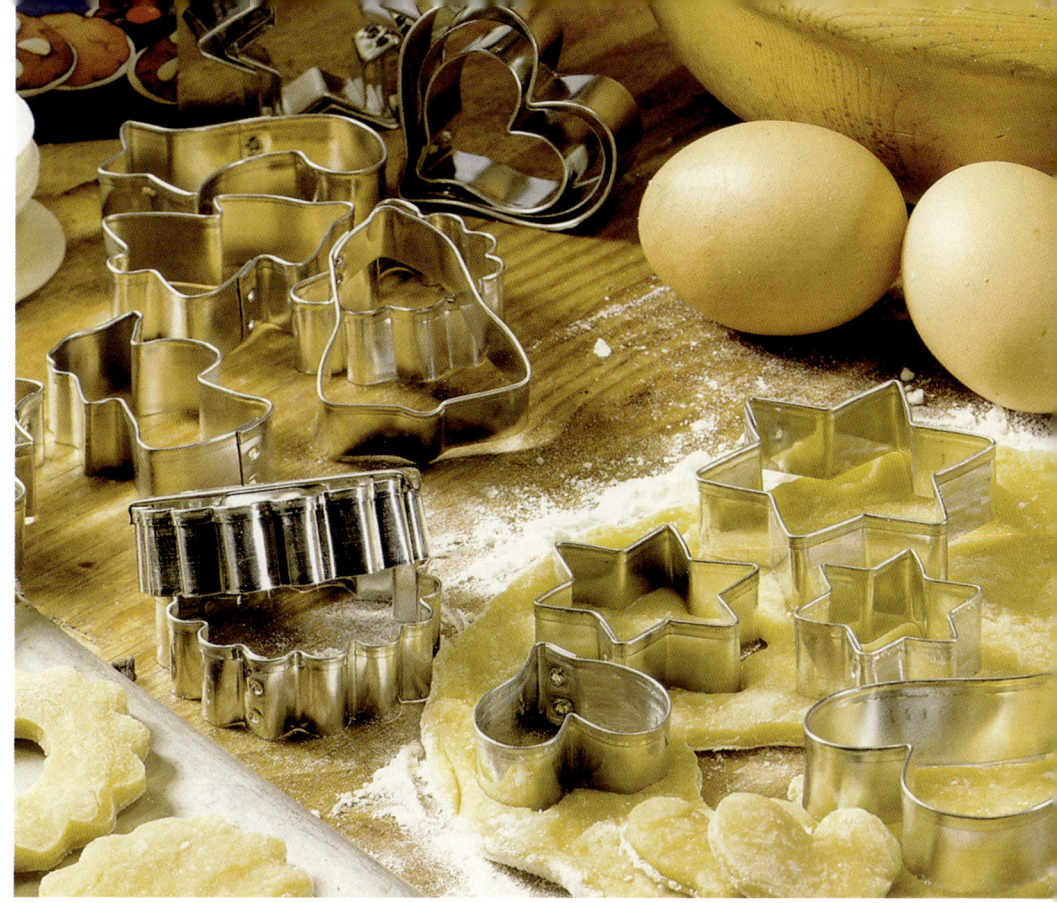

4.3 Weihnachten macht dick

Dick wird man nicht zwischen Weihnachten und Silvester, sondern zwischen Silvester und Weihnachten, selbst wenn die Festtage nicht gerade figurfreundlich sind. Von Weihnachten bis Silvester verstreicht gerade einmal eine Woche. Entscheidend ist, dass man nach den Festtagen zu einer ausgewogenen Ernährung mit einem normalen Fettgehalt zurückkehrt, damit uns die Gewichtszunahme während der Vorweihnachtszeit und der Feiertage nicht das ganze Jahr verfolgt. Diese liegt nach einer im „The New England Journal of Medicine" veröffentlichten Studie von Professor Dr. J. A. Yanovski, National Institute of Child Health and Development in Maryland, USA, mit durchschnittlich 0,37 kg niedriger, als allgemein befürchtet. In der Studie wurden 195 Personen im Alter zwischen 19 und 82 Jahren in einem Zeitraum von Ende September bis Anfang März im Abstand von sechs bis acht Wochen viermal gewogen. Zwischen Anfang Januar und Ende Februar bzw. Anfang März konnten die Probanden nur durchschnittlich 0,07 kg des Festtagsspecks wieder loswerden.

4.4 Weintrauben und Bananen machen dick und sind für Diabetiker tabu

Die Deutsche Gesellschaft für Ernährung e. V. empfiehlt, fünfmal am Tag Obst und Gemüse zu essen. Dabei schließt die DGE grundsätzlich keine Sorten aus.

Alle Obst- und Gemüsesorten enthalten als Hauptbestandteil Wasser. Das relativiert die Nährstoff- und Energiedichte des entsprechenden Lebensmittels deutlich.

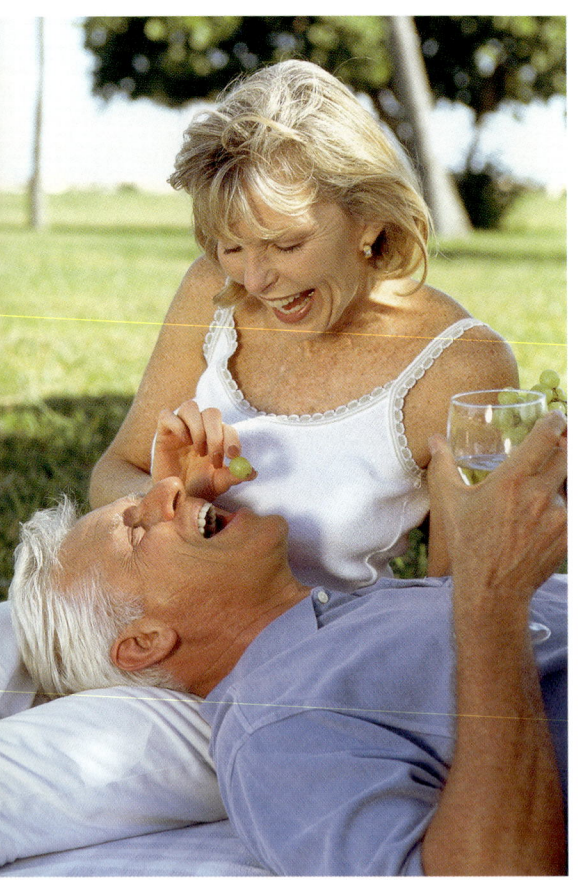

Schon vor 7000 Jahren wussten die Menschen die wertvollen Inhaltsstoffe der Traube zu schätzen und kultivierten diese. 100 g der süßen Früchte enthalten gerade einmal 73 Kalorien. Das entspricht übrigens dem Nährwert von 100 g Magerquark. Dem Traubenliebhaber wird nicht nur ein gewisses Spektrum an Vitaminen und Mineralstoffen, wie zum Beispiel Kalium, geboten, sondern er profitiert von den Wirkungen der sekundären Pflanzenstoffe, die langfristig einer Entstehung von Krebs und Arteriosklerose entgegenwirken. Einer dieser Weintrauben eigenen Pflanzenstoffe ist das Resveratrol, ein Polyphenol, das 1963 entdeckt wurde. Zudem beinhalten die Trauben auch 1,5 Prozent Ballaststoffe.

Diabetiker können Trauben unbeschwert genießen, denn die Hälfte der in den Weintrauben enthaltenen Kohlenhydrate liegen als Fruchtzucker vor. Dieser wiederum wird Insulin unabhängig im Körper transportiert und verwertet. Egal also, ob die Trauben weiß oder blau sind, sie sind auf jeden Fall gesund und auf gar keinen Fall Dickmacher. Auch das aus Traubenkernen gewonnene Öl gilt als gesund.

Vor allem Sportler verzehren Bananen gerne als Zwischenmahlzeit während der Wettkämpfe, da der Körper aus Bananen besonders schnell Energie freisetzen kann und sie zahlreiche wertvolle Vitamine und Mineralstoffe enthalten. Durch das Schwitzen verliert der Körper beispielsweise beachtliche Mengen an Kalium, das in relativ hohen Mengen in Bananen enthalten ist. Auch andere Mineralstoffe wie Magnesium sowie die Vitamine C und A werten die Bilanz dieses Obstes auf.

Pro 100 g liefert die Banane aber gerade 81 Kalorien Energie. Nur ein Fünftel ihres Gewichts stellen verwertbare Kohlenhydrate dar. Der tatsächliche Gehalt an Glukose ist mit ca. 8,5 Prozent so gering, dass er dem Diabetiker nicht zu schaffen macht.

Auf Obst und Gemüse zu verzichten, ist auf jeden Fall der falsche Weg zum Abnehmen. Im Gegenteil! Ihre Ballaststoffe helfen uns sogar noch dabei, und die Vitamine und Mineralstoffe unterstützen die Versorgung mit essenziellen Nährstoffen. Die sekundären Pflanzenstoffe sind zudem wichtig für den Erhalt unserer Gesundheit.

4.5 Diäten machen dick

Allein beim Gedanken an die Waage bricht bei manchen Menschen schon der Angstschweiß aus. Ein beunruhigendes Gefühl, besonders wenn man schon so oft versucht hat, die überflüssigen Pfunde loszuwerden. Viele Diäten schlagen zunächst sogar mit großem Erfolg an, aber meist lässt danach der so genannte Jo-Jo-Effekt nicht lange auf sich warten. Am besten wäre es natürlich, nie dick zu werden. Eine dauerhaft gesunde Ernährung ist nach Meinung jedes Ernährungswissenschaftlers immer noch die beste Voraussetzung zum Abnehmen. Doch der Übergewichtige schafft dieser Berufsgruppe ein optimales Betätigungsfeld: So haben sich Wissenschaftler im Laufe der Zeit eine Vielzahl von Methoden ausgedacht, die die Körperfettmasse schwinden lassen sollen. Diäten gibt es wahrscheinlich schon fast so viele wie Übergewichtige. Und wer will da noch den Durchblick haben? Ein kurzer Check von einigen Diäten soll Ihnen Klarheit verschaffen.

Die Blutgruppen-Diät

Ihr Erfinder Peter J. D'Adamo vertritt die Meinung, dass die Blutgruppe entscheidend für die Ernährung des Einzelnen ist. Selbst vor Erkrankungen wie Krebs soll diese Diätform schützen. Bei der angeblich ältesten Blutgruppe, nämlich der Blutgruppe 0, soll die Kost eiweißreich und kohlenhydratarm sein, da die Höhlenmenschen sich vorwiegend von Fleisch ernährt haben. Als der Mensch anfing, Ackerbau zu betreiben, veränderte sich auch sein Verdauungssystem. Menschen mit Blutgruppe A sollten sich daher vorwiegend vegetarisch ernähren. Bei den Blutgruppen B und AB sind weniger Besonderheiten zu nennen, da das Verdauungssystem am weitesten entwickelt ist.

Werden die verschiedenen Ernährungsweisen nicht beachtet, verklumpen angeblich die Blutkörperchen, und durch giftige Eiweißbestandteile, die so genannten Lektine, entstehen z. B. Darmentzündungen.

Als Dauerkost geeignet:
nein

Ernährungsmedizinisch nachvollziehbar:
Die Ernährung nach Blutgruppen ist wissenschaftlich nicht belegt.

Ernährungsmedizinisch sinnvoll:
nein

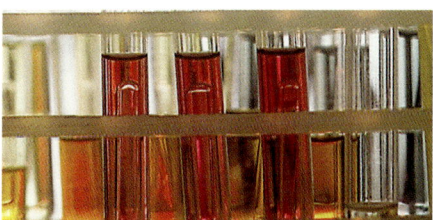

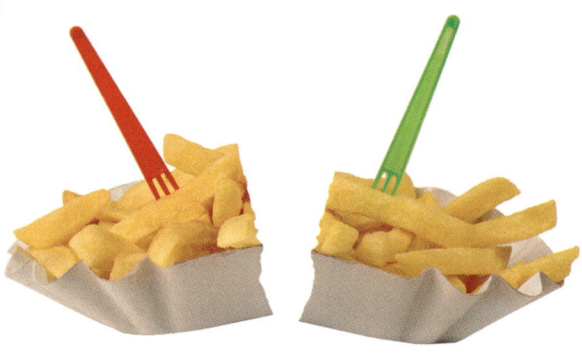

Das FdH-Prinzip

Bei dem „Friss die Hälfte"-Prinzip sind bei jeder Mahlzeit die Portionen zu halbieren. Bei der einfachen Durchführung sind keine Diätpläne einzuhalten, und die Mahlzeiten sind individuell gestaltbar.

Als Dauerkost geeignet:
Mit der richtigen Lebensmittelauswahl ist das FdH-Prinzip auf Dauer anwendbar.

Risikonährstoffe/-wirkstoffe:
Sind auch schon in normalen Portionen wenig Mineralien und Vitamine enthalten, könnte die zugeführte Menge bei der Reduzierung auf die Hälfte zu gering sein.

Ernährungsmedizinisch nachvollziehbar:
Die Halbierung der meist schon vorher unausgewogen zusammengestellten Ernährung ist nicht zu empfehlen. Gerade bei einer Diät muss die Zufuhr aller wichtigen Nährstoffe gewährleistet sein.

Ernährungsmedizinisch sinnvoll:
Wird die Portion bei schlechten Ernährungsgewohnheiten halbiert, ist die FdH-Diät nicht empfehlenswert. Es sollten gezielt Lebensmittel mit hoher Nährstoffdichte bevorzugt werden. Es können sich Defizite in der Nährstoffzufuhr ergeben. Besser ist „IDR" – iss das Richtige!

Die Fit-for-fun-Diät

Ziel der Fit-for-fun-Diät ist eine Änderung des Ernährungs- und Bewegungsverhaltens. Alle Lebensmittel sind erlaubt. Alkohol, Süßigkeiten und Fett sollten eingeschränkt zugeführt werden. Fünf Mahlzeiten (davon eine warme) werden empfohlen, die insgesamt eine Energiezufuhr von 1500 bis 1800 Kalorien beinhalten. Bewegung und Sport spielen eine zentrale Rolle.

Als Dauerkost geeignet:
ja

Risikonährstoffe/-wirkstoffe:
keine

Ernährungsmedizinisch nachvollziehbar:
Optimal ist die Kombination von ausgewogener Ernährung mit Bewegung, um das Körpergewicht langfristig zu senken.

Ernährungsmedizinisch sinnvoll:
Die Diät ist ernährungsphysiologisch empfehlenswert, da sie eine ausgewogene Ernährung beinhaltet. Besonders hervorzuheben sind der hohe Kohlenhydrat-, Obst- und Gemüsegehalt und der geringe Fettverzehr.

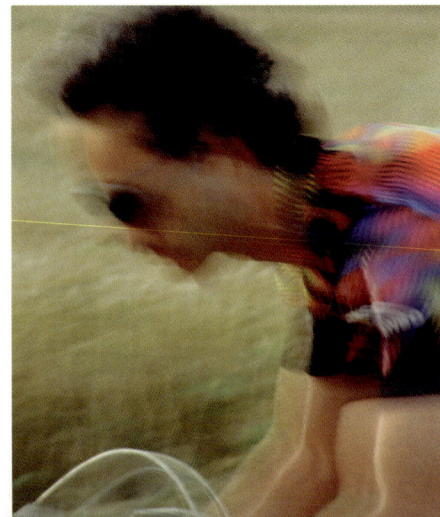

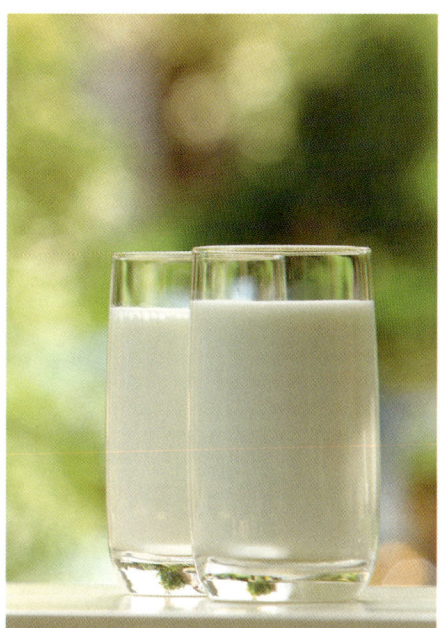

Formula-Diäten

Formula-Diäten, z. B. Slim Fast, Bionorm, Multaben, Multan, Vital 14a etc., sind industriell hergestellt und als Fertigdrink oder in Pulverform zu erwerben. Das Pulver wird zu einem Getränk oder einer Suppe mit fettarmer Milch oder Wasser angerührt. Verschiedene Geschmacksrichtungen sorgen für Abwechslung. Der Energie- und Nährstoffgehalt der Formula-Produkte ist gesetzlich in der Diätverordnung festgelegt.

Als Dauerkost geeignet:

Nein, da kein künstliches Produkt eine ausgewogene, natürliche Ernährung langfristig ersetzten kann.

Risikonährstoffe/-wirkstoffe:

Eine definierte Zusammensetzung mit allen lebensnotwendigen Nährstoffen ist gegeben. Der geringe Ballaststoffgehalt kann zu Verdauungsproblemen bei vollständigem Ersatz der Mahlzeiten führen.

Ernährungsmedizinisch nachvollziehbar:

Mit einem Ernährungs- und Bewegungsprogramm unter ärztlicher Aufsicht ist proteinmodifiziertes Fasten sinnvoll.

Ernährungsmedizinisch sinnvoll:

Als Einstieg zu einer kompletten Ernährungsumstellung und Gewichtsreduktion sind Formula-Diäten geeignet.

Die Hay'sche Trennkost

Der Begründer dieser Diät war der amerikanische Arzt Dr. Howard Hay. Nach der Hay'schen Trennkost müssen eiweiß- und kohlenhydratreiche Lebensmittel getrennt verzehrt werden, da der Magen sie nicht gleichzeitig verdauen kann. Die Trennung ist jedoch nicht immer so einfach einzuhalten, da in einigen Lebensmitteln sowohl Kohlenhydrate als auch Eiweiß enthalten sind. Morgens und abends sollte konzentriert kohlenhydratreich und mittags eiweißreich gegessen werden. Grundsätzlich gilt beim Verzehr der beiden Nährstoffe ein zeitlicher Abstand von vier Stunden.

Weiterhin wird einem ausgeglichenen Säure-Base-Haushalt eine besondere Bedeutung zugeschrieben. Die Ernährung sollte aus 80 Prozent Basenbildnern (Obst und Gemüse) und maximal 20 Prozent Säurebildnern (Fleisch, Käse, Kartoffeln) bestehen. Neutrale Lebensmittel (Joghurt, Milch, Quark, Nüsse) dürfen mit beiden kombiniert werden. Durch den geringen Verzehr von Säurebildnern soll eine Übersäuerung verhindert werden, die als Ursache für diverse Erkrankungen gesehen wird.

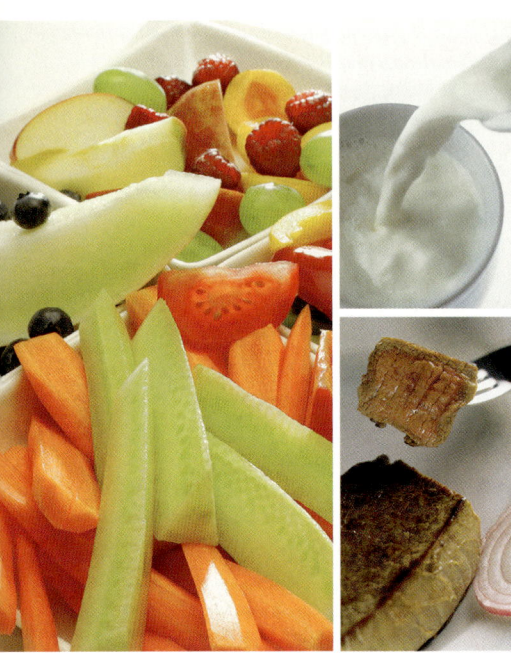

Als Dauerkost geeignet:
ja

Risikonährstoffe/-wirkstoffe:
keine

Ernährungsmedizinisch nachvollziehbar:
Nach wissenschaftlichen Erkenntnissen ist das Enzymsystem des menschlichen Magen-Darm-Traktes durchaus in der Lage, Eiweiß und Kohlenhydrate gleichzeitig zu verdauen. Weiterhin gibt es keinen wissenschaftlichen Beleg für den Nutzen der Trennung, im Gegenteil, durch die Kombination beider Nährstoffe erhöht sich die biologische Wertigkeit von Eiweiß.

Ernährungsmedizinisch sinnvoll:
Positiv ist der hohe Obst- und Gemüsekonsum.

Die Null-Diät

Bei der Null-Diät wird völlig auf die Zufuhr fester Nahrung verzichtet. Die Trinkmenge wird auf drei bis vier Liter pro Tag gesteigert, um eine Ausscheidung der Stoffwechselprodukte zu gewährleisten und Vitamine und Mineralien über die Flüssigkeit in ausreichender Menge zuzuführen.

Als Dauerkost geeignet:
nein

Risikonährstoffe/-wirkstoffe:
alle Nährstoffe, besonders Eiweiß, Mineralien und Vitamine

Ernährungsmedizinisch nachvollziehbar:
Die Null-Diät ist eine extreme Methode, die sehr belastend für Herz und Kreislauf ist. Eine hohe Menge an Muskeleiweiß wird abgebaut. Störungen des Mineral- und Flüssigkeitshaushalts und der Harnsäureausscheidung sind vorprogrammiert. Es kann zur Bildung von Gallen- und Nierensteinen kommen. Außerdem führt Fasten zum Jojo-Effekt.

Ernährungsmedizinisch sinnvoll:
nein

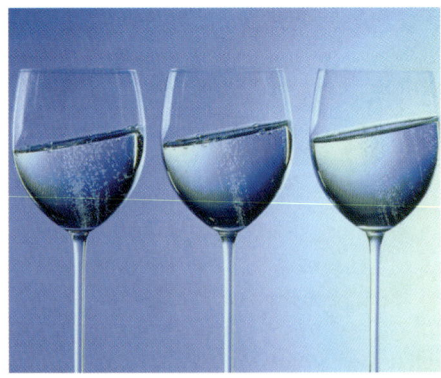

Die Wundersuppen-Diät & Kohlsuppendiät

Bei der Wundersuppen-Diät wird täglich eine Suppe aus verschiedenen Gemüsesorten und ca. zwei Litern Wasser gekocht, die während des Tages verzehrt wird.

Als Dauerkost geeignet:
nein

Risikonährstoffe/-wirkstoffe:
Vitamine, Mineralien, Fett, Eiweiß und Kohlenhydrate

Ernährungsmedizinisch nachvollziehbar:
nein, nicht sinnvoll, und kann aufgrund des Eiweißmangels gefährlich sein

Ernährungsmedizinisch sinnvoll:
Die Suppe enthält nur Ballaststoffe und wenige Kohlenhydrate und ist daher sehr kalorienarm. Bei der Wunder- oder Kohlsuppendiät fehlt dem Organismus so ziemlich alles, was er überlebensnotwendig braucht – von lebensnotwendigen Eiweißbausteinen über lebenswichtige Fettsäuren bis hin zu bestimmten Vitaminen und Mineralstoffen. Wer mit der Kohlsuppendiät abnehmen möchte, riskiert massive gesundheitliche Schäden und bringt sich selbst in den Jo-Jo-Effekt. Einfach und deutlich beschrieben, macht Kohlsuppendiät dick und krank.

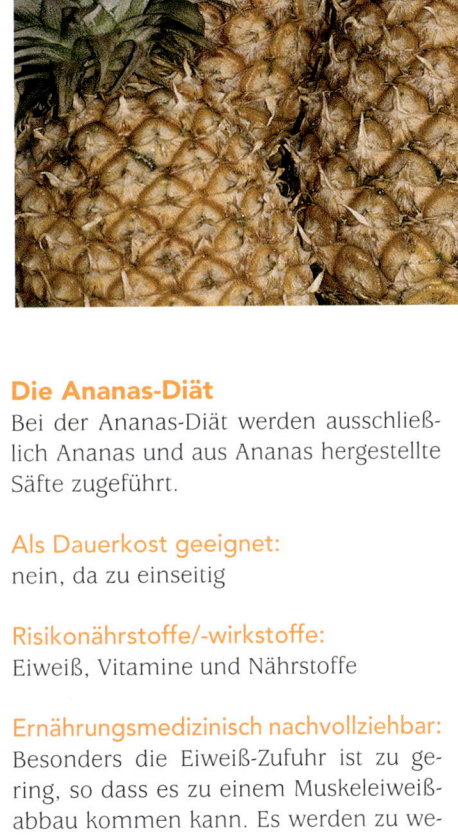

Die Ananas-Diät

Bei der Ananas-Diät werden ausschließlich Ananas und aus Ananas hergestellte Säfte zugeführt.

Als Dauerkost geeignet:
nein, da zu einseitig

Risikonährstoffe/-wirkstoffe:
Eiweiß, Vitamine und Nährstoffe

Ernährungsmedizinisch nachvollziehbar:
Besonders die Eiweiß-Zufuhr ist zu gering, so dass es zu einem Muskeleiweißabbau kommen kann. Es werden zu wenige Kalorien zugeführt, der Vitamin- und Nährstoffbedarf ist nur für wenige Tage abgedeckt. Die Diät ist ernährungsmedizinisch nicht nachvollziehbar.

Ernährungsmedizinisch sinnvoll:
nein

Die Atkins-Diät

Erfinder der Diät war der US-amerikanische Arzt Dr. Robert C. Atkins. Seiner Meinung nach sind Kohlenhydrate Ursache für Übergewicht, denn nur die aufgenommene Energie von Kohlenhydraten wird im Fett gespeichert. In den ersten Wochen werden nur sehr geringe Mengen an Kohlenhydraten aufgenommen, die den Organismus in die Fettverbrennung zwingen sollen. Mit fortschreitender Zeit wird die Kohlenhydrataufnahme gesteigert. Eiweiß und Fett werden in kalorienreduzierter Menge aufgenommen, wodurch vermehrt Stoffwechselabbauprodukte (Ketonkörper) produziert werden. Der Urin muss regelmäßig auf Ketonkörper untersucht werden, die Durchführung der Atkins-Diät wird dadurch kompliziert. Allgemein muss auf eine reichliche Flüssigkeitszufuhr geachtet werden.

Als Dauerkost geeignet:

Aktuelle Erkenntnisse ergaben, dass eine *modifizierte* Atkins-Diät (mindestens 30 bis besser 50 g Kohlenhydrate, Vitamin- und Mineralstoffsubstitution) eventuell längerfristig geeignet ist. Dauerhaft sollte eine Atkins-Diät nicht durchgeführt werden, kurzfristig ist sie aber ungefährlich.

Risikonährstoffe/-wirkstoffe:

Cholesterin und Purine werden übermäßig aufgenommen. Vitamine und Mineralien werden bei eingeschränkter Auswahl oft zu gering aufgenommen. Daher immer Multivitamin- und Mineralstoffpräparate einnehmen.

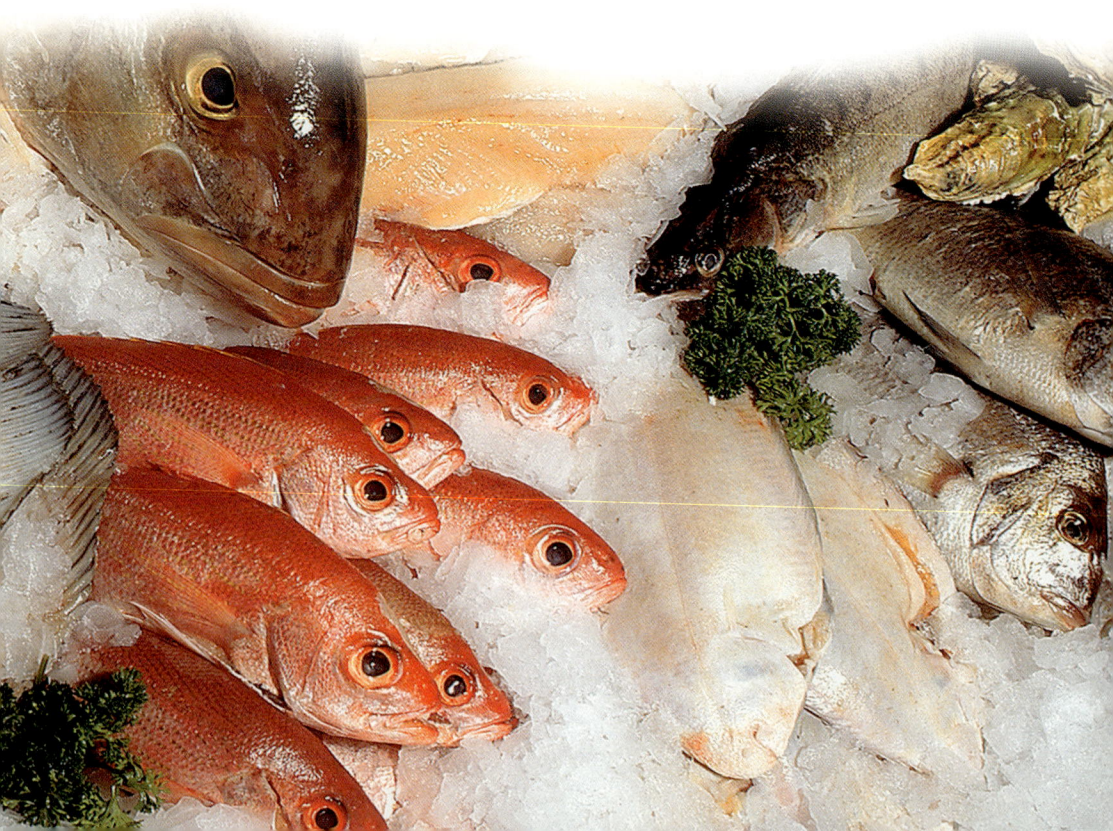

Ernährungsmedizinisch nachvollziehbar:
Die Atkins-Diät ist extrem kohlenhydratarm, wodurch Mangelerscheinungen auftreten können. Die aufgenommenen Purine werden zu Harnsäure im Körper abgebaut. Es kommt zur Hemmung der Harnsäureausscheidung durch die Niere und einem Anstieg des Harnsäurespiegels bis zu Gichtanfällen. Nach der Beendigung der Diät besteht die Gefahr der Bildung von Harnsäuresteinen in den ableitenden Harnwegen. Kontraindikationen der Atkins-Diät sind Fettstoffwechselstörungen, Gefäßverkalkung (Arteriosklerose), hohe Harnsäurespiegel im Blut und Diabetes mellitus.

Ernährungsmedizinisch sinnvoll:
fraglich

Nicht alle Diäten – und seien sie auch noch so wissenschaftlich angesehen – stellen die optimale Kostform für die Gewichtsreduktion dar. Besonders kritisch sind jene Diäten zu bewerten, die auf die Aufnahme großer Mengen von einem einzelnen Lebensmittel abzielen. Einige Diäten erleichtern zwar das Abnehmen, sind aber nur bis zum Zeitpunkt des Wunschgewichts als Kostform zu empfehlen. Nur wenige Diäten stellen auch gleichzeitig eine gesunde und dauerhafte Methode zur Gewichtsreduktion und späterer Konstanz dar. Diese sind meist in aufwändigen Verfahren erstellt worden. Zu empfehlen ist jede Diät, die eine ausgewogene Ernährung bietet und ohne Verzicht auf bestimmte Nahrungsmittel bzw. Nährstoffe auskommt. Wenn sie dann auch noch sinnvoll und schmackhaft zusammengestellt wird, kommt der Lerneffekt von ganz alleine.

4.6 Wer abnehmen will, muss hungern

Das ist glücklicherweise Schnee von gestern. Heute müssen weder Körper noch Geist Qualen erleiden, um überflüssige Pfunde loszuwerden. Im Gegenteil, nur wer kein Hungergefühl erleidet und satt ist, hat gute Aussichten auf einen dauerhaften Erfolg.

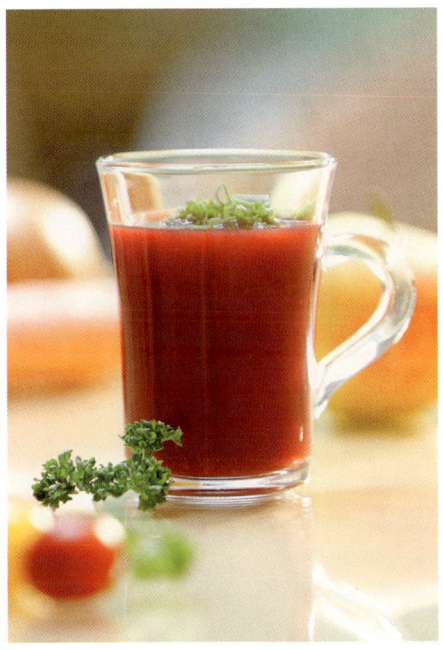

Der Hungerstoffwechsel ist für den Körper nur in den ersten 24 Stunden einfach, denn danach sind alle Kohlenhydratvorräte aufgebraucht, und er sieht sich nach anderen Energiequellen um. Rasch beginnt der Abbau des Eiweißes, das sich hauptsächlich in den Muskeln befindet. Das kann letztlich auch den Herzmuskel schädigen. Im Rahmen einer Diät sollte man also auf eine ausreichende Zufuhr von Proteinen achten, aber eine ausreichende Bewegung ist mindestens genauso wichtig, um eine Gewichtsreduktion zu erzielen.

Wer sich während einer Diät die Pfunde im wahrsten Sinne des Wortes abhungert, wird danach größere Probleme bekommen. Denn nach einer solchen Diät wird jeder gern wieder normal essen wollen. Dabei nimmt der Fastende meist nicht nur die gerade verlorenen Kilos wieder zu, sondern übersteigt sogar sein Ausgangsgewicht. Man spricht vom so genannten Jo-Jo-Effekt.

Doch wann und warum hungert man eigentlich bei einer Diät? Ziemlich schnell stellt sich das Hungergefühl ein, wenn der Körper dazu animiert wird, permanent Insulin auszuschütten. Das ist z. B. dann der Fall, wenn Diäten auf die Aufnahme vieler kleiner Zwischenmahlzeiten zurückgreifen. Auf diese Art und Weise wird der Blutzuckerspiegel ständig erhöht, und der Hunger hört nicht auf.

Auch Verbote machen einen regelrechten Heißhunger auf bestimmte Nahrungsmittel. Oft wird empfohlen, Schokolade und andere Süßigkeiten im Rahmen des Diätplanes vollständig zu streichen. Schon bei dem Gedanken an die cremige Konsistenz zerfließender Schokolade läuft dem Abnehmwilligen das Wasser im Mund zusammen. Also gönnen Sie sich auch bei einer Diät ab und zu einen kleinen Genuss in Form von Süßigkeiten. Außerdem ist der Zucker notwendig für die Produktion von Serotonin. Dieses wiederum hebt die Stimmung, und die Diätphase verliert ihren unangenehm quälenden Charakter.

Flüssige Märchen

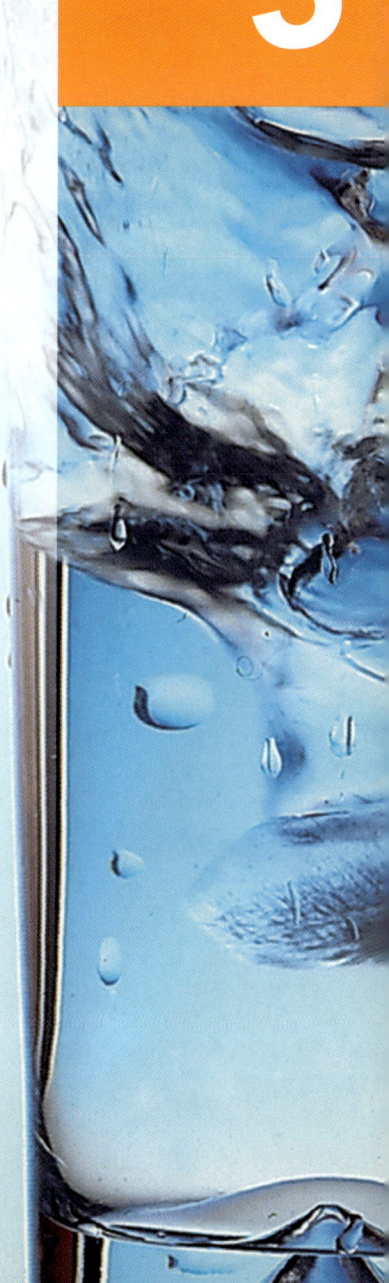

5.1 Leitungswasser ist besser als Mineralwasser

Wasser ist eines jener Lebensmittel, die wir regelmäßig und in vergleichsweise großen Mengen konsumieren. Deshalb ist es besonders wichtig, dass es in bester Qualität auf den Tisch kommt, also auch ausreichend kontrolliert wird. Gelegentlich erwecken Medienberichte den Eindruck, die Qualität des Wassers aus der Leitung werde besser überprüft als die des in Flaschen abgefüllten Mineralwassers. Das stimmt jedoch nicht.

Was ist Trinkwasser und woher kommt es? In Deutschland verwenden wir Wasser aus der Leitung sehr selbstverständlich zum Kochen und Trinken. Obwohl immer von Trinkwasser die Rede ist, wird nur ein geringer Anteil (weniger als 10 Prozent) des Wassers aus der Leitung tatsächlich zum Trinken verwendet. Den größten Teil nutzen wir zum Waschen und Baden, für die WC-Spülung oder um den Garten zu sprengen. In der Trinkwasserverordnung wird deshalb auch von „Wasser für den menschlichen Gebrauch" gesprochen, das deshalb besondere Qualitätsanforderungen erfüllen muss.

So darf es keine Krankheitserreger enthalten, die eine Schädigung der menschlichen Gesundheit befürchten lassen. Auch chemische Stoffe dürfen

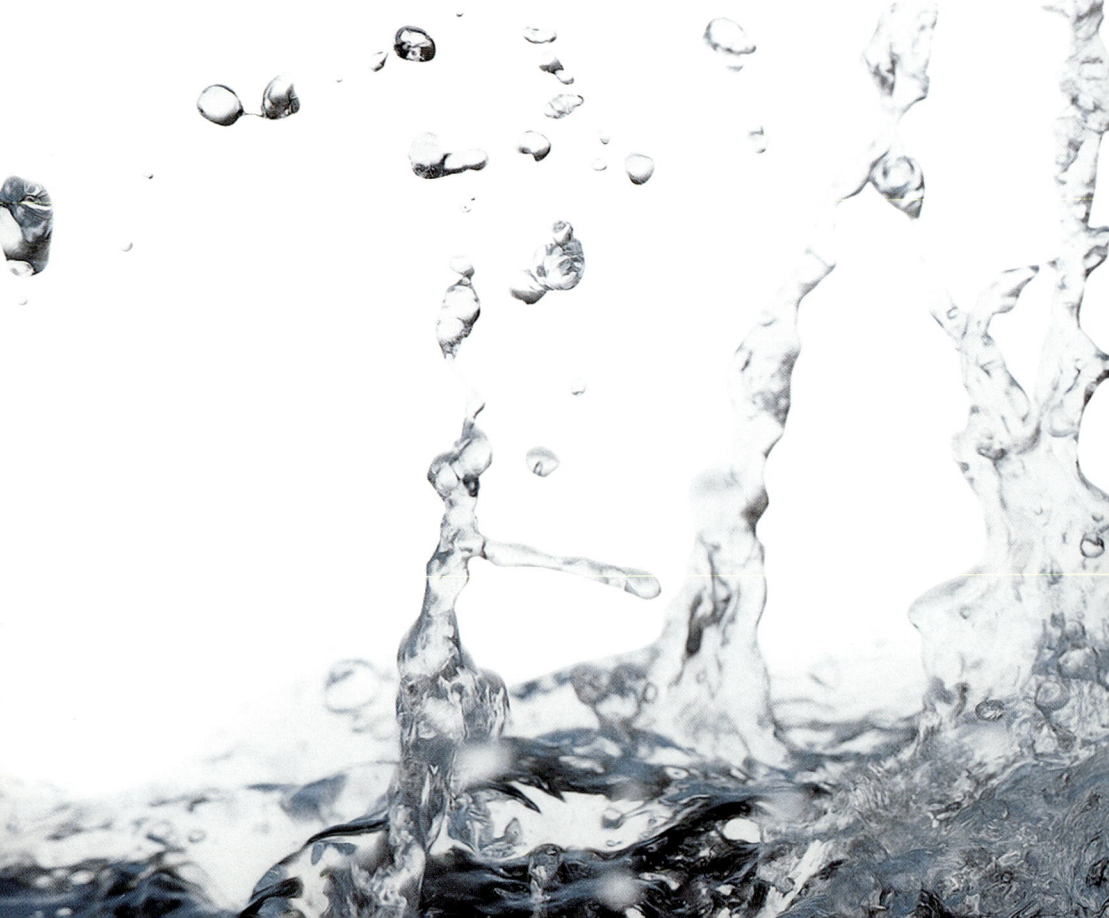

nicht in gesundheitlich bedenklichen Mengen vorkommen. In der Trinkwasserverordnung heißt es dazu: „Konzentrationen von chemischen Stoffen, die das Wasser für den menschlichen Verbrauch verunreinigen oder seine Beschaffenheit nachteilig beeinflussen können, sollen so niedrig gehalten werden, wie dies nach den allgemeinen anerkannten Regeln der Technik mit vertretbarem Aufwand unter Berücksichtigung der Umstände des Einzelfalls möglich ist." Diese gesetzliche Forderung verdeutlicht aber auch, dass Wasser nur in den seltensten Fällen natürlicherweise diesen Anforderungen entspricht.

Je nach Herkunft des Rohwassers kann die Aufbereitung zu Trinkwasser unterschiedlich aufwändig sein. Eine Vielzahl von Chemikalien ist für diesen Zweck zugelassen. In Deutschland stammt das Rohwasser zu etwa zwei Dritteln aus dem Grundwasser und zu etwa einem Drittel aus Oberflächenwasser, also Seen, Talsperren und dem Uferfiltrat von Flüssen. Damit ist es zahlreichen Umwelteinflüssen ausgesetzt. Sowohl das Grund- als auch das Oberflächenwasser ist in vielen Gegenden Deutschlands gefährdet durch

- Nitrat und Pflanzenschutzmittel aus der Landwirtschaft,
- Abwässer und Kühlwässer der Industrie,
- Abwässer aus Gewerbe und Privathaushalten,
- Lecks in den Abwässerkanälen,
- Schadstoffreste aus der Abwasserreinigung,
- Mülldeponien und Altlasten,
- Arzneimittelrückstände und hormonaktive Substanzen.

Da sich nach der Wasseraufbereitung – unter anderem mit Chlor, Chlorkalk, Wasserstoffperoxid und Schwefelsäure – noch Reste dieser Chemikalien im Wasser befinden können, müssen chemische Wasseranalysen durchgeführt werden. Die gesetzlich festgelegten Grenzwerte sind allerdings nur zum Teil gesundheitlich begründet. Meist sind technologische Erfordernisse maßgebend: Das Trinkwasser wird schließlich über weite Strecken in die Haushalte befördert und soll in den Rohren keine Ablagerungen bilden.

Die Liste der einzuhaltenden Grenzwerte ist entsprechend lang. Emissionen aus den Leitungsmaterialien in Altbauten

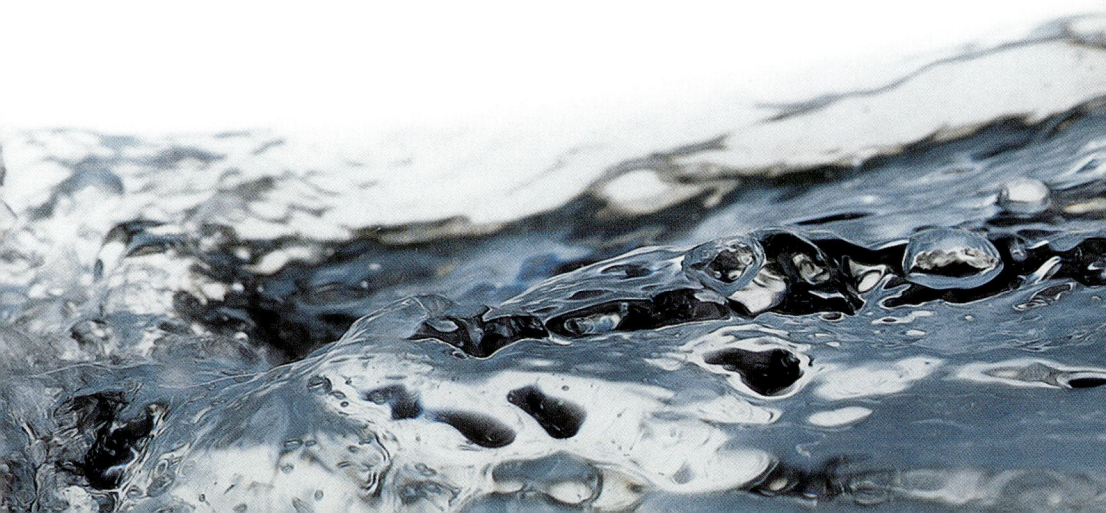

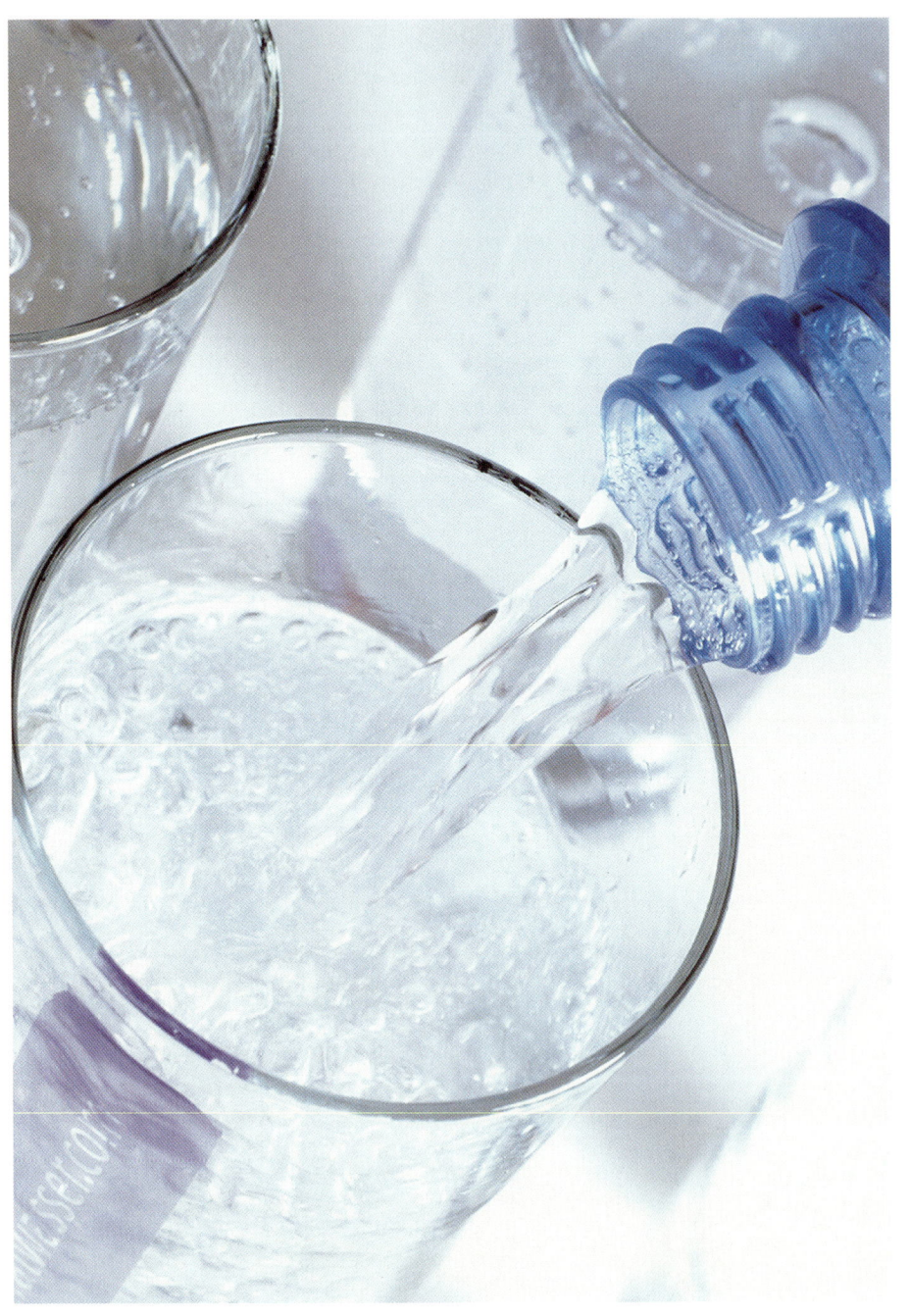

können nachweislich zu Gesundheitsschäden führen. Am bekanntesten ist die chronische Bleivergiftung mit dem Hauptsymptom Bleianämie. Daher empfehlen die Deutsche Gesellschaft für Ernährung e. V. und die Verbraucherzentralen den Bewohnern von Altbauten, das Wasser morgens etwa drei Minuten lang ablaufen zu lassen und zur Vermeidung von Gesundheitsschäden ihr Wasser auf Blei und sonstige Schwermetalle untersuchen zu lassen. Bleileitungen sind insbesondere in unsanierten Altbauwohnungen vorhanden.

Auch chemische Prozesse finden auf dem Weg durch die Rohrleitungssysteme statt, wie die Reduktion von Nitrat zu Nitrit. Während der Grenzwert für Nitrat bei Trinkwasser 50 mg/l beträgt, fangen Mineralbrunnenbetriebe mit der Ursachenforschung bereits bei einem Nitratwert von 25 mg/l an. Bei den Mineralwässern, die für die Zubereitung von Säuglingsnahrung ausgelobt werden dürfen, ist der Nitratwert noch niedriger angesetzt (maximal 10 mg Nitrat pro Liter).

Die Deutschen tranken 2003 mit rund 128 Litern pro Kopf mehr Mineralwasser denn je. Insgesamt brachten die 230 deutschen Mineralbrunnen die Rekordmenge von 9,6 Milliarden Litern Mineral- und Heilwasser in den Handel. Mineralwasser liegt als natürliches Wellness-Getränk im Trend, denn viele Verbraucher achten sehr verstärkt auf ihre Gesundheit. Dem kommen die in der Mineral- und Tafelwasserverordnung definierte Reinheit und Natürlichkeit von Mineralwasser entgegen:

- Es hat seinen Ursprung in unterirdischen, vor Verunreinigungen geschützten Wasservorkommen.
- Es ist von ursprünglicher *Reinheit* und

gekennzeichnet durch seinen Gehalt an *Mineralstoffen* (Mengen- und Spurenelementen) oder sonstigen Bestandteilen.

- Seine Zusammensetzung, seine Temperatur und seine übrigen wesentlichen Merkmale bleiben im Rahmen natürlicher Schwankungen konstant.

Die zahlreichen Grenzwerte, wie sie für Trinkwasser notwendig sind, machen bei Mineralwasser überhaupt keinen Sinn, denn es muss ja von Anfang an, also „ursprünglich rein" sein. Das schließt chemische Aufbereitungen und damit mögliche Rückstände von vornherein aus. Mineralwasser muss an der Quelle nicht nur frei von chemischen Verunreinigungen sein, sondern darf selbstverständlich auch keine Krankheitserreger enthalten. Eine Desinfektion – wie beim Trinkwasser zulässig – ist bei Mineralwasser ausdrücklich verboten. Daher ist Mineralwasser wie alle Naturprodukte nicht vollkommen keimfrei, sondern es besitzt eine quelleigene Mikroflora. Diese Keimarten sind jedoch gesundheitlich völlig unbedenklich.

Erst wenn alle gesetzlich vorgeschriebenen Anforderungen erfüllt sind, wird Mineralwasser amtlich anerkannt und darf unter der Bezeichnung natürliches Mineralwasser in den Verkehr gebracht werden. Die mikrobiologische Qualität von Mineralwasser wird arbeitstäglich in Labors kontrolliert. Daneben werden engmaschig Qualitätskontrollen in externen, unabhängigen Instituten durchgeführt. Außerdem unterliegt Mineralwasser der laufenden Kontrolle durch die behördliche Lebensmittelüberwachung. Die Sicherheit des Verbrauchers ist somit stets gewährleistet.

Mineralwasser – Kontrollierte Qualität

Ein Interview von Sven-David Müller, Medizinjournalist, mit dem deutschen „Wasserpapst", Professor Dr. Horst Kussmaul

Professor Kussmaul war bis 2004 wissenschaftlicher Direktor der Institut Fresenius AG. Er engagiert sich seit vielen Jahren auf den Gebieten Wasserhygiene, Grundwasserschutz, Hydrogeologie, Mineralwassererschließung und Bäderwissenschaft. Er ist u. a. Vorstandsmitglied der Vereinigung für Bäder- und Klimakunde im Deutschen Heilbäderverband, wirkt ehrenamtlich bei der Fachausbildung von Badeärzten mit und hält seit 1977 Vorlesungen an der Technischen Universität Berlin zum Thema Wasser- und Bodenhygiene.

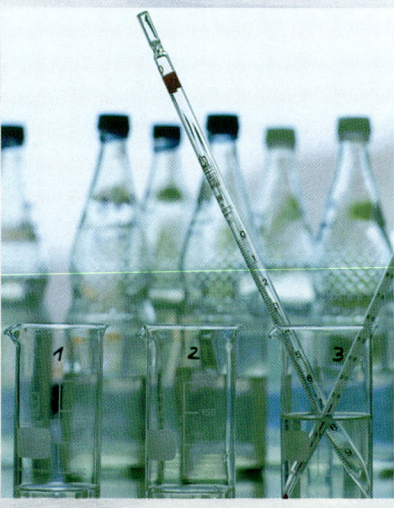

S.-D. Müller: **Herr Professor Kussmaul, Sie waren viele Jahre im Institut Fresenius mit der Analyse und Beurteilung von Mineralwässern betraut. Welche Untersuchungen haben Sie dort durchgeführt?**
Professor Kussmaul: Wir bieten die rund 260 Laboruntersuchungen an, die der Gesetzgeber für die Anerkennung eines Mineralwassers fordert. Außerdem führen wir für viele Mineralbrunnen die routinemäßigen Analysen des Mineralstoffgehalts und die vorgeschriebenen Qualitätsuntersuchungen durch. Die Ergebnisse dieser Analysen werden auf den Flaschenetiketten dokumentiert.

S.-D. Müller: **Das angegebene Analysendatum liegt häufig längere Zeit zurück. Bedeutet dies, dass das Mineralwasser seitdem nicht mehr untersucht wurde?**
Professor Kussmaul: Nein, das ist ein weit verbreiteter Irrtum. Der Gesetzgeber schreibt die Konstanz der Inhaltsstoffe vor, daher werden die Mineralwässer in regelmäßigen Abständen untersucht. Die Angaben auf dem Etikett müssen nur dann erneuert werden, wenn sich die Zusammensetzung der Mineralstoffe ändert. Die Mineralstoffgehalte eines Mineralwassers bleiben aber erfahrungsgemäß über Jahrzehnte gleich.

S.-D. Müller: Es wird immer wieder behauptet, Trinkwasser werde häufiger und besser kontrolliert als Mineralwasser. Stimmen Sie dieser Ansicht zu?

Professor Kussmaul: Beide Getränke werden den gesetzlichen Vorgaben entsprechend kontrolliert, Trinkwasser nach der Trinkwasserverordnung und Mineralwasser nach der Mineral- und Tafelwasserverordnung. Der Unterschied besteht darin, dass Trinkwasser als Wasser für den menschlichen Gebrauch nicht nur getrunken wird, sondern viele andere Zwecke erfüllt. Der Erlass und die Überwachung der Anforderungen an Beschaffenheit und einheitliche Qualitätskontrollen des Trinkwassers liegen ausschließlich in der Kompetenz des Bundes. Beim Mineralwasser verhält es sich anders: Mineralwasser ist ein Lebensmittel. Der Bund hat – wie bei anderen Lebensmitteln – die gesetzgeberische Kompetenz nur in der Formulierung von allgemeinen Anforderungen. Die Durchführungsverantwortung, also zum Beispiel die Festlegung von Analysen und deren Häufigkeit, liegt in der Kompetenz der Länder, die hierfür eigene Verwaltungsvorschriften erlassen. Diese sind im Einzelnen nur nicht so bekannt wie die bundeseinheitlichen Vorgaben für das Trinkwasser. Daher entsteht manchmal fälschlicherweise der Eindruck, Mineralwasser würde nicht so häufig kontrolliert.

S.-D. Müller: Warum enthält die Mineral- und Tafelwasserverordnung nur wenige Grenzwerte für Mineralwässer?

Professor Kussmaul: Durch seine Herkunft aus tiefen Gesteinsschichten ist Mineralwasser vor Verunreinigungen geschützt. Für Stoffe, die im Mineralwasser nicht vorkommen können, muss es keine Grenzwerte geben. Bei Trinkwasser ist das anders: Es wird aus Rohwasser aufbereitet, das unter Umständen Verunreinigungen – z. B. durch Düngemittel und Tierexkremente oder Industrieabwässer und Arzneimittelrückstände – aufweisen kann. Trinkwasser muss häufig aufbereitet und ggf. sogar desinfiziert werden.

S.-D. Müller: Welche Kontrollen sind für die Wasseraufbereitung vorgeschrieben?

Professor Kussmaul: Je nach Ausgangsqualität muss das Trinkwasser mit Chemikalien behandelt werden, wobei Reste davon im Wasser zurückbleiben können. Deshalb sind chemische Trinkwasseranalysen ein Muss. Bei Mineralwasser sind ständige Untersuchungen auf Umweltbelastungen und Rückstände von Chemikalien nicht notwendig, da solche gar nicht vorhanden sein dürfen bzw. nicht zum Einsatz kommen.

S.-D. Müller: Gibt es bei den mikrobiologischen Kontrollen Unterschiede zwischen Trink- und Mineralwasser?

Professor Kussmaul: Das Keimspektrum der gesetzlich vorgeschriebenen mikrobiologischen Untersuchungen umfasst bei Mineralwasser fünf Indikatorkeime, beim Trinkwasser sind es nur drei. Ein weiterer Unterschied: Beim Mineralwasser beträgt die zu untersuchende Probenmenge 250 ml, beim Trinkwasser jeweils nur 100 ml. Je größer aber das Probevolumen, desto größer ist die Sicherheit, vorhandene Keime wirklich zu erfassen. Im Übrigen muss Mineralwasser bereits an der Quelle keimarm sein. Außerdem darf bei Mineralwasser keine Desinfektion durchgeführt werden.

S.-D. Müller: Die Qualität des Trinkwassers wird vom Wasserwerk bis zum Hausanschluss gewährleistet. Warum gilt diese Garantie nicht bis zum Hahn in Küche oder Bad?

Professor Kussmaul: Der Gesetzgeber verlangt, dass die einwandfreie Beschaffenheit des Trinkwassers bis zum Hahn gegeben ist. Die Wasserversorger sind für die Beschaffenheit des Trinkwassers bis zum Einspeisen des Wassers in das Hausleitungssystem zuständig. Für alles, was danach mit dem Trinkwasser geschieht, trägt der Hausbesitzer die Verantwortung – beispielsweise für Kontaminationen mit Blei oder Kupfer. Das ist eine historisch gewachsene Aufteilung der Zuständigkeiten – auch was die Übernahme der Kosten für die Qualitätsprüfung betrifft.

Wenn das Hausleitungssystem in Ordnung ist und die Perlatoren in Bad und Küche regelmäßig gereinigt bzw. ersetzt werden, dann ist keine Qualitätsbeeinträchtigung für den Verbraucher zu erwarten. Wenn allerdings mit dem Trinkwasser Säuglingsnahrung zubereitet werden soll oder wenn abwehrgeschwächte Menschen im Haushalt leben, ist es immer ratsam, das Wasser vor dem Konsum abzukochen. Man kann dann auch ein Mineralwasser wählen, das den Hinweis „geeignet für die Zubereitung von Säuglingsnahrung" tragen darf.

S.-D. Müller: Wie wird gewährleistet, dass Mineralwasser nicht während der Abfüllung verunreinigt wird?

Professor Kussmaul: Die ursprüngliche Reinheit des Naturprodukts Mineralwasser darf zu keiner Zeit beeinträchtigt werden. Die betriebsinterne Qualitätssicherung erfolgt nach dem HACCP-Konzept (Hazard Analysis and Critical Control Points), das nach der Lebensmittelhygieneverordnung vorgeschrieben ist. Das Institut Fresenius bietet die hierfür erforderlichen externen Qualitätssicherungskontrollen an. Außerdem hat der Verband Deutscher Mineralbrunnen in Zusammenarbeit mit Wissenschaftlern und Technikern für die Mitgliedsbrunnen strenge interne Qualitätskriterien und -kontrollen erarbeitet, zu deren Einhaltung sich die Mineralbrunnen verpflichtet haben.

5.2 Alkohol ist ungefährlich und gesund

Alkohol war eigentlich schon immer schädlich, und das ist kein Vorurteil, das die öffentliche Meinung bildete, sondern ein Fakt, den jeder Mediziner sofort bestätigen würde. Im Zuge verschiedener Ernährungsstudien, durch die z. B. der Konsum einer halben Flasche Rotwein pro Tag als gesund propagiert wurde, wurde Alkohol nicht nur legitimiert, sondern zu einer Art Gesundheitselixier erhoben. Geheimnisvoll wirksame Getränke, deren alkoholischer Inhalt nicht zu verleugnen war, kannte man schon im Mittelalter, also zu Zeiten, als die pharmazeutische Industrie überhaupt noch nicht existierte.

Alkohol stellt jedoch keinesfalls eine Lösung für psychische Probleme dar, noch fördert er die Gesundheit. Der

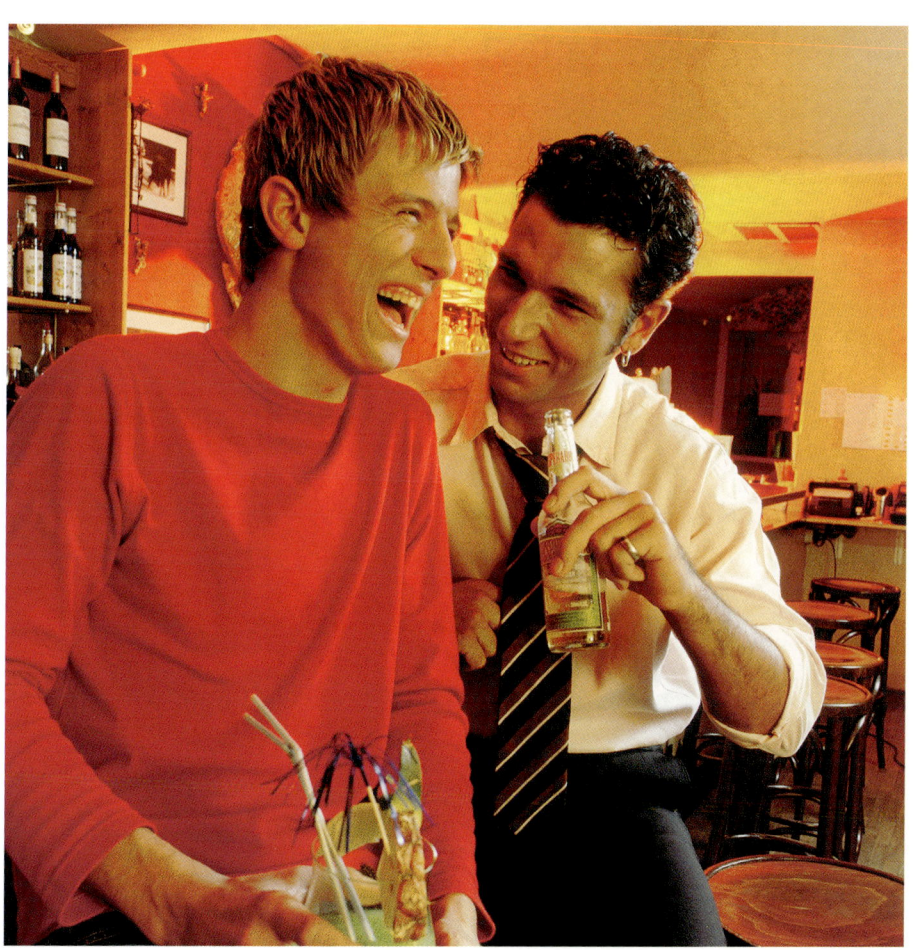

Missbrauch von Alkohol und die entsprechende Sucht schaden nicht nur dem Betroffenen selbst, sondern auch dessen Angehörige und die gesamte Gesellschaft.

3,6 Prozent der erwachsenen deutschen Bevölkerung sind alkoholabhängig und etwa 5 Prozent betreiben gefährlichen Alkoholmissbrauch. Insgesamt haben etwa sieben Millionen Menschen in Deutschland ein Problem mit dem Giftstoff. Dieses Problem und dadurch ausgelösten Erkrankungen kosten uns nach Angaben des Robert-Koch-Instituts etwa 20,5 Millionen Euro pro Jahr. Alkoholkranke Menschen weisen sehr häufig Krankheiten wie Leberzirrhose, chronische Magenschleimhaut- und Bauchspeicheldrüsenentzündungen, Krebserkrankungen sowie irreparable Hirnschäden auf. Die psychosozialen Konsequenzen des Alkoholmissbrauchs für die Betroffenen und deren Angehörigen werden häufig unterschätzt. Im Jahre 2000 kostete der unkontrollierte Alkoholkonsum nach Angaben des Statistischen Bundesamtes in Wiesbaden 16 610 Menschen das Leben.

Zu viel Alkohol macht sogar dick, denn Alkohol enthält mit 7,1 kcal/g fast so viel Energie wie 1 g Fett. Zusätzlich sorgt Alkohol entgegen eines weitläufigen Irrglaubens dafür, dass die Nahrungsfette schlechter abgebaut und besser gespeichert werden. Zum Übergewicht kommen unterschiedlichste Risiken, wie z. B. Arteriosklerose, hinzu. Durchschnittlich 33 g Alkohol trinkt jeder Deutsche am Tag. Dabei empfiehlt die Deutsche Gesellschaft für Ernährung e. V. für Männer Höchstmengen von 20 g pro Tag und 10 g pro Tag für Frauen. Das klingt nicht nur schwerwiegend, sondern ist absolut alarmierend. Denn oft ist der Schritt vom Gelegenheitstrinker zum Alkoholabhängigen kleiner, als der Trinkende denkt. Viele Menschen meinen, sie könnten jederzeit den täglichen Wein zum Essen oder das Bier zum Fernsehen weglassen. Machen Sie doch einmal den Test!

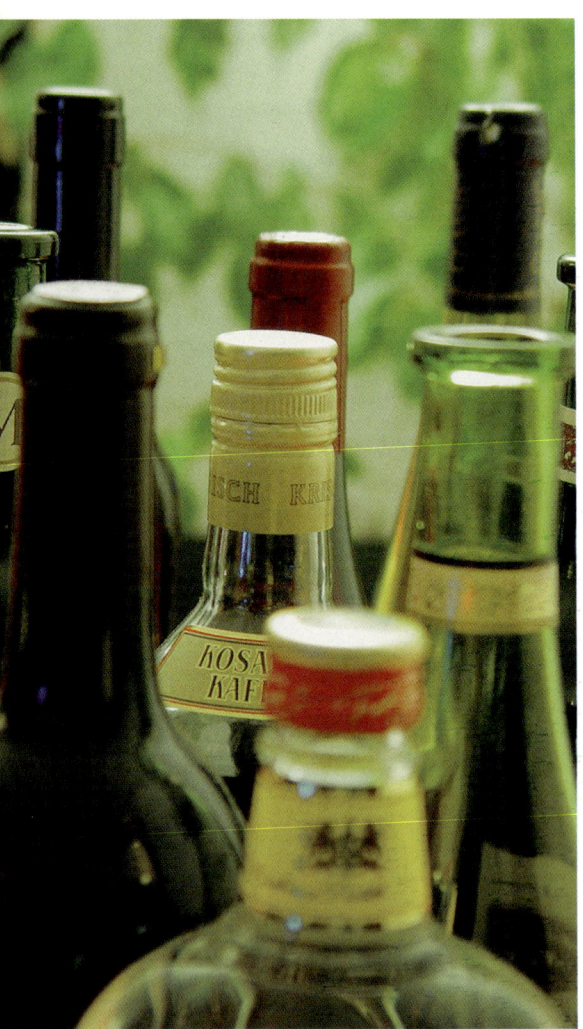

Zusätzliche Märchen

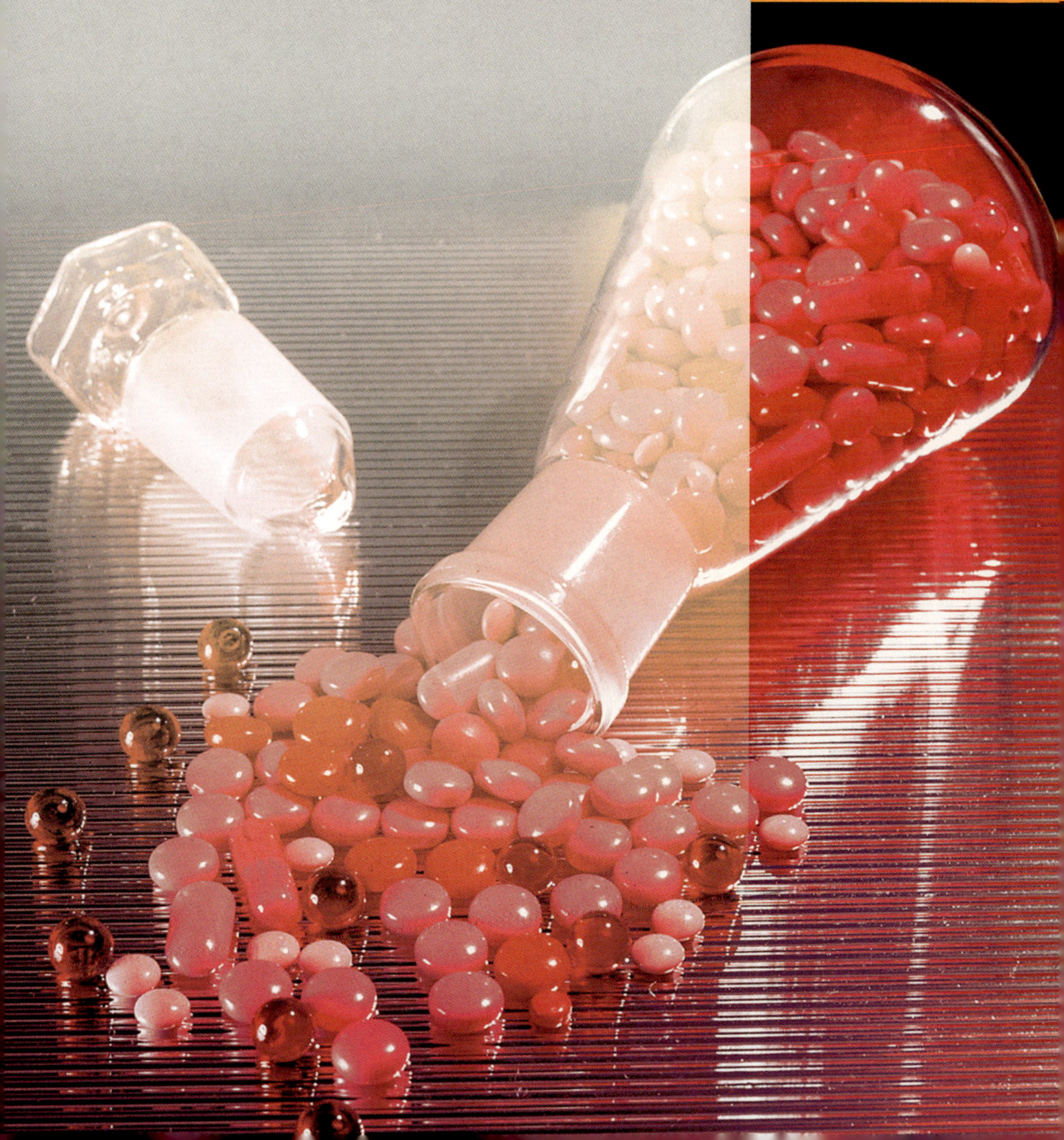

6.1 Zusatzstoffe sind gefährlich und lösen Allergien und Krebs aus

Zusatzstoffe, das sind z. B. Farbstoffe, Konservierungsmittel, Vitamine, Backtreibmittel, Geschmacksverstärker, die aus den verschiedensten Gründen einigen Lebensmitteln zugesetzt werden. Doch warum setzt man sie eigentlich ein? Sie sollen Haltbarkeit, Aussehen, Geschmack oder Konsistenz der Lebensmittel verbessern und die Handhabung optimieren. Manche Lebensmittel würden ohne Zusatzstoffe gar nicht existieren.

Aufgrund recht strenger deutscher und europäischer Richtlinien müssen Lebensmittel auf Zusatzstoffe permanent

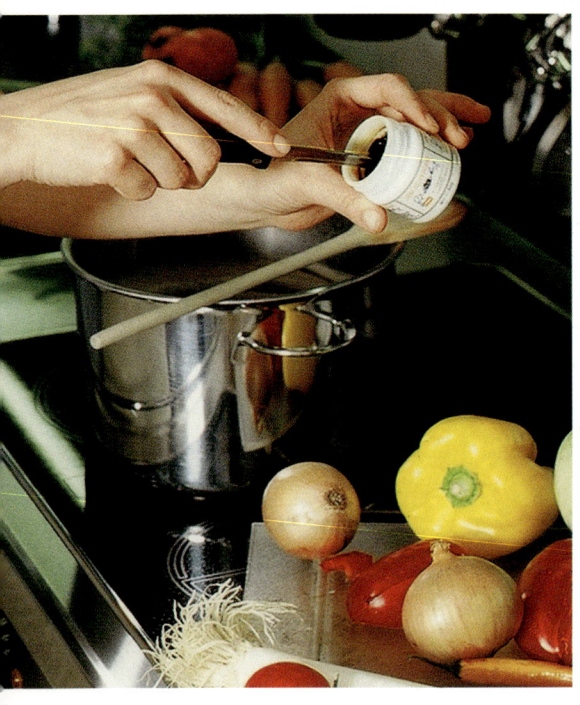

geprüft werden. Alle in Deutschland bzw. der Europäischen Union zugelassenen Zusatzstoffe wurden vor ihrer Zulassung hinsichtlich ihrer gesundheitlichen Unbedenklichkeit genauestens unter die Lupe genommen. Auch wenn sie bereits zugelassen sind, werden immer wieder neueste Studien in die Gesetzgebung einbezogen. Diesen Test müssen übrigens nicht nur Lebensmittelzusatzstoffe, sondern auch Kosmetika und Arzneimittel durchlaufen. Was die angeblich Allergie auslösende Wirkung von Zusatzstoffen betrifft, wurden und werden ebenfalls neueste Erkenntnisse in die Gesetzgebung einbezogen, so dass sich der Verbraucher auch um diese Problematik kaum mehr Sorgen machen muss.

Oft ist der Verbraucher einfach schon dadurch abgeschreckt, dass auf Verpackungen von Lebensmitteln Nummern stehen, die berühmten E-Nummern. Dieses System dient schlichtweg der Vereinfachung: Schließlich haben bestimmte Substanzen mehrere und dazu auch noch sehr komplizierte und lange Bezeichnungen.

Doch nach welchem Prinzip funktioniert die Nummerierung? Die Nummerierung der Zusatzstoffe erfolgt nach Einteilung in bestimmte Gruppierungen (siehe Tabelle auf S. 85).

Lebensmittelzusatzstoffe werden also nur zugelassen, wenn sie sich *nicht* schädlich auf den Organismus auswirken. Meist sind sie auch nur in sehr geringen Mengen in den Nahrungsmitteln verarbeitet. Einige dieser Zusatzstoffe sind durchaus als gesundheitsförderlich zu bewerten. Die Vitamin-C-Versorgung der deutschen Bevölkerung hat sich dank Ascorbinsäure als Zusatz sicher verbessert.

Zusatzstoffe: Was bedeuten die E-Nummern?

E 100–199	Farbstoffe	Damit unsere optischen Ansprüche an Produkte erfüllt werden, kommen natürliche, aber auch künstlich hergestellte Farbstoffe zum Einsatz. Beispiel: Chlorophyll (E 140)
E 200–299	Konservierungs--stoffe	Sie verlängern die Haltbarkeit der Lebensmittel, indem sie Mikroorganismen abtöten oder deren Wachstum verhindern. Beispiel: Sorbinsäure (E 200–203)
E 300–321	Antioxidantien	Sauerstoff kann die Verderblichkeit von Lebensmitteln beschleunigen. So werden Fette und Öle ranzig. Die bekanntesten Antioxidantien sind die Vitamine C (Ascorbinsäure, E 300) und E (Tocopherole, E 306), aber auch die eher umstrittenen Stoffe BHA (E 320) und BHT (E 321)
E 322–375	Emulgatoren und Säuerungs-mittel	Emulgatoren können Stoffe miteinander vermischen, die im natürlichen Zustand gar nicht mischbar sind, wie Wasser und Öl. Säuerungsmittel verhindern, dass sich Keime unkontrolliert vermehren können. Beispiel: Lecithin (E 322) und Weinsäure (E 334)
E 400–419	Verdickungs- und Geliermittel	Sie verdicken oder gelieren Flüssigkeiten und sind bei der Herstellung von Pudding oder Konfitüren unvermeidlich. Sie sind außerdem Füllstoffe bei kalorienreduzierten Diäten. Beispiel: Agar-Agar (E 406)
E 420–421	Zuckeraustausch-stoffe	Nur die Zuckeraustauschstoffe Sorbit (E 420) und Mannit (E 421) haben E-Nummern.
E 950–959, E 965–967	Süßstoffe	Derzeit sind in der Europäischen Union sechs Süßstoffe zugelassen: Saccharin (E 954), Cyclamat (E 952), Acesulfam K (E 950), Aspartam (E 951), Neohesperidin DC (E 959) und Thaumatin (E 957).
E 905–907	Paraffine und Wachse	Sie sollen glänzende Oberflächen erzeugen oder das Austrocknen von bestimmten Nahrungsmitteln verhindern. Sie werden aus gereinigten und gemischten Kohlenwasserstoffen hergestellt. Beispiel: Paraffinöl (E 905)
E 1400–1442	Modifizierte Stärken	Das sind chemisch veränderte Stärken, die im Gegensatz zu physikalisch oder enzymatisch veränderten Stärken als modifiziert gekennzeichnet werden müssen. Sie werden als Verdickungsmittel eingesetzt. Beispiel: Stärkeacetat (E 1420)
verschiedene Nummern	unterschiedliche Zusatzstoffe	Es gibt verschiedene Zusatzstoffe, die unterschied-liche Aufgaben erfüllen und nicht in die benannten Stoffgruppen fallen. Es handelt sich hierbei z. B. um Geschmacksverstärker, Lösungsmittel oder Gase zum Aufschäumen von Lebensmitteln. Beispiel: Natriumglutamat (E 621), Kohlendioxid (E 290)

Lediglich die Nahrung von Säuglingen und Kleinkindern sollte keine Zusatzstoffe enthalten. Mitunter ist das Enzymsystem der Babys noch nicht so gut entwickelt, so dass bestimmte Stoffe nicht abgebaut werden können.

Natürlich ist es immer empfehlenswert, frisch zubereitetes Essen zu genießen. Doch da bestimmte Produkte aus saisonalen Gründen nicht immer verfügbar sind, ist die Konservierung eine notwendige Maßnahme.

Nicht zuletzt stellt der Verbraucher Anforderungen an Produkte, die nur mit Hilfe von Farb- und Aromastoffen oder Emulgatoren verwirklicht werden können. Sicher profitiert auch die Industrie vom Einsatz bestimmter Stoffe, aber damit hier alles in gesunden Bahnen verläuft, gibt es strenge Reglementierungen.

6.2 Salz erhöht den Blutdruck

Zu hoher Blutdruck, auch Hypertonie genannt, ist ein Risikofaktor für die Entstehung verschiedener Erkrankungen wie Arteriosklerose, Schlaganfall, Herzinfarkt und Herzinsuffizienz. Von einer Hypertonie wird bei einen systolischen Blutdruck > 139 mmHg und bei einem diastolischen Blutdruck > 89 mmHg gesprochen. Neben genetischer Veranlagung, Übergewicht und exzessivem Alkoholkonsum wird auch eine erhöhte Kochsalzzufuhr durch die Nahrung als Ursache für Hypertonie gesehen. Zu dieser Annahme

kam es, weil man in Deutschland von einem Kochsalzkonsum von 12 bis 15 g pro Tag ausging. Eine zweite These besagte, dass die Rückresorption des im Kochsalz enthaltenen Natriums bei vielen Patienten gestört sei. Durch bestimmte Hormone würde so die Natriumaufnahme in die Zellen erhöht. Eine weitere Ursache für Bluthochdruck wurde in einer zu niedrigen Aufnahme von Kalium, Kalzium, Magnesium und Ballaststoffen sowie ungesättigten Fettsäuren gesehen. Doch für diese Annahmen fehlten die entsprechenden Ergebnisse aus wissenschaftlichen Studien.

Erst in den Jahren 1988 bis 2000 wurden große Untersuchungen zum Natriumhaushalt angelegt. Dabei wurde festgestellt, dass nur die Hälfte der prognostizierten Menge an Kochsalz verwendet wurde: Insgesamt konnte eine Abnahme des Salzkonsums in der Bevölkerung beobachtet werden. Bei Frauen lag der tägliche Verzehr bei 6 g und bei Männern bei 8,2 g. Da Patienten mit Bluthochdruck empfohlen wird, nicht mehr als 6 g Kochsalz pro Tag zu sich zu nehmen, sind diese beiden Durchschnittswerte gar nicht so schlecht wie vermutet. Männer verzehren ca. 29 Prozent mehr Kochsalz als Frauen, allerdings essen sie ja auch insgesamt mehr und besonders mehr Wurst und Fleisch.

Je nach Alter, Geschlecht, Gewicht oder Jahreszeit essen wir anders. Wieso sollte sich dabei nicht auch die Aufnahme von Kochsalz verändern? Tatsächlich konnten in den genannten Untersuchungen regionale Unterschiede in der Kochsalzaufnahme festgestellt werden. Im Sommer fiel die Ernährung tendenziell salziger aus als im Winter. Das lag vermutlich daran, dass wir durch das

Schwitzen auch mehr Natrium verlieren. Die altersbedingten Unterschiede in der Natriumaufnahme waren eher bedeutungslos, aber schwerere Menschen aßen salziger als leichtere. Die Absorptionsrate von Natrium liegt bei Vegetariern unter der von so genannten Mischköstlern, also den alles essenden Menschen.

Die Aussage „Salz führt zu Bluthochdruck" ist falsch, denn eine Hypertonie entsteht nicht nur durch verstärkten Salzkonsum, sondern hat verschiedene Ursachen. Hypertoniker sollten die gesamte Ernährung umstellen und weniger Kalorien und Fett zu sich nehmen. Der Alkoholkonsum sollte verringert und der von ungesättigten Fettsäuren erhöht werden. Auch ein zu hoher Salzverzehr ist Ursache für Bluthochdruck, jedoch wird in Deutschland gar nicht so viel Salz konsumiert, wie bisher vermutet und behauptet. Bluthochdruck ist sicher nicht allein auf die Salzzufuhr zurückzuführen. Für Hypertoniker ist es nicht in jedem Falle sinnvoll, die Kochsalzzufuhr einzuschränken. In Studien zeigte sich sogar eine Blutdruckerhöhung bei Kochsalzrestriktion. Aber für alle Menschen gilt: Essen Sie gesund und ausgewogen. Das gilt natürlich auch für Kochsalz.

6.3 Nahrungsergänzungsmittel sind überflüssig

Ein gesunder Lebensstil mit einer ausgewogenen Ernährung und ausreichend Bewegung ist immer noch der beste Garant für gute Gesundheit. Nahrungsergänzungsmittel sind kein Ersatz für gesunde Ernährung und können ungesunde Ernährung weder rechtfertigen noch ausgleichen. Bei Nahrungsergänzungsmitteln muss man unterscheiden zwischen sinnvollen Nähr- und Wirkstoffsupplementen und Produkten, die aus unbekannten Inhaltsstoffen oder Gemischen bestehen und denen in der Werbung oft unglaubliche Wirkungen zugeschrieben werden.

Vor allem Pflanzenextrakte und Naturprodukte stellen häufig ein Problem dar: Nahrungsergänzungsmittel wie Grüntee oder Kohlsuppe in Kapseln, Spargelpulver, Pinienrindenextrakt, Muschelextrakt, gemahlene Krabbenschalen (Chitosan), Haifischknorpel etc. gehören nicht zu den normalen Ernährungsbestandteilen des Menschen. Diese Produkte werden meist mit überzogenen Werbeaussagen vermarktet, obwohl die wissenschaftliche Beweislage in keiner Weise die Nahrungsergänzung rechtfertigt.

Anders sieht dies bei Nähr- und Wirkstoffen aus, die natürlich in unserem Körper vorkommen und dort bekannte und nachgewiesene biochemischen Funktionen erfüllen. Zu diesen Stoffen gehören Vitamine, Mineralstoffe (Mengen- und Spurenelemente), Fettsäuren, Aminosäuren und eine Reihe nicht essenzieller Substanzen wie Lecithin, Coenzym Q 10, Alpha-Liponsäure, Creatin, L-Carnitin.

Unsere heutige Ernährung kann alle für den Grundbedarf notwendigen Nährstoffe liefern. Welche Nährstoffzusammensetzung unseren Körper wirklich optimal gesund hält, ist nicht ganz gesichert. Hat eine zusätzliche Zufuhr bestimmter Substanzen über den bisher bekannten täglichen Bedarf hinaus einen zusätzlichen positiven Nutzen auf unsere Gesundheit? Auf diese Frage bleiben viele Ernährungsexperten und -organisationen dem Verbraucher eine Antwort schuldig.

Verbraucherumfragen zeigen, dass gerade gesundheitsbewusste Menschen Nahrungsergänzungsmittel einnehmen. Sie erhoffen sich dadurch eine Verbesserung der Stoffwechselvorgänge, einen Schutz vor akuten Krankheiten wie Erkältungen, aber auch vor schweren und chronischen Erkrankungen wie Krebs, Diabetes mellitus, Herz-Kreislauf-Erkrankungen, Demenz usw. Auch ältere Menschen greifen verstärkt zu Nahrungsergänzungsmitteln. Dahinter steckt der Wunsch und die berechtigte Hoffnung, den Verlauf bestehender, meist schwerer chronischer Erkrankungen zu verlangsamen oder eine Verbesserung zu erreichen.

Professor Dr. R. J. Williams entwickelte bereits vor Jahren das Konzept der „biochemischen Individualität", ein grundlegendes Prinzip der Humanernährung. Er umschrieb es folgendermaßen: „Jedes Individuum verfügt über ein eigenes Nährstoffumfeld. Obwohl die Liste der Nährstoffe, die wir brauchen, für uns alle gleich ist, müssen die respektiven Mengen, in denen wir sie benötigen, nicht zwangsläufig für jedes Individuum gleich sein."

Die Beweisführung für die Wirksamkeit von Nährstoffen ist schwierig, da sie Nahrungsinhaltsstoffe sind, deren positive physiologische Wirkung auf den Organismus sich erst nach Jahren zeigt – im Gegensatz zu den pharmakologischen Wirkungen der Arzneimittel, die zwar stark und schnell wirken, aber auch Nebenwirkungen haben können. Bei Nahrungsinhaltsstoffen dürfen wir aber keinesfalls eine rasche pharmakologische Wirkung erwarten: Sie wirken langsam und physiologisch auf den gesamten Organismus. Eine ungesunde Ernäh-

rungsweise macht uns schließlich auch nur sehr langsam krank. Krankheiten wie Übergewicht, Arteriosklerose und Diabetes mellitus Typ 2 entwickeln sich über viele Jahre oder sogar über Jahrzehnte. Genauso langsam entwickeln sich gesundheitliche Vorteile durch eine gesunde Ernährung oder durch eine Nährstoffsupplementierung. Viele Studien mit Nährstoffen haben also keine positiven Ergebnisse gebracht, weil sie falsch angesetzt wurden, mit zu kurzen Zeiträumen oder weil Monosubstanzen getestet wurden, die nur (oder zumindest viel besser) im Verbund mit anderen Nährstoffen wirken. Führende amerikanische Ernährungsexperten wie Professor Dr. Walter Willett, Harvard School of Public Health, USA, oder Professor Dr. Bruce N. Ames, University of California, Berkeley, USA, sind heute aufgrund der vorliegenden Studienlage davon überzeugt, dass eine langfristige Ergänzung der Nahrung mit den richtigen Nähr- und Wirkstoffen den Alterungsprozess des Körpers verlangsamt und das Risiko für die Entwicklung von Krankheiten reduziert.

Professor Ames fand in Studien heraus, dass die zusätzliche Gabe von antioxidativen Mikronährstoffen wie Vitamin E, Folsäure, Alpha-Liponsäure und L-Carnitin den Alterungsprozess verlangsamt und das Krebsrisiko reduziert. Auch die Lernfähigkeit im Alter konnte durch die Gabe von Alpha-Liponsäure und L-Carnitin verbessert werden, wobei eine Verjüngung der Zellstrukturen, besonders der Mitochondrien, durch die Supplementation beobachtet wurde.

Auch der berühmte Ernährungsepidemiologe Walter Willett (850 Publikationen über Ernährung in über 30 Jahren

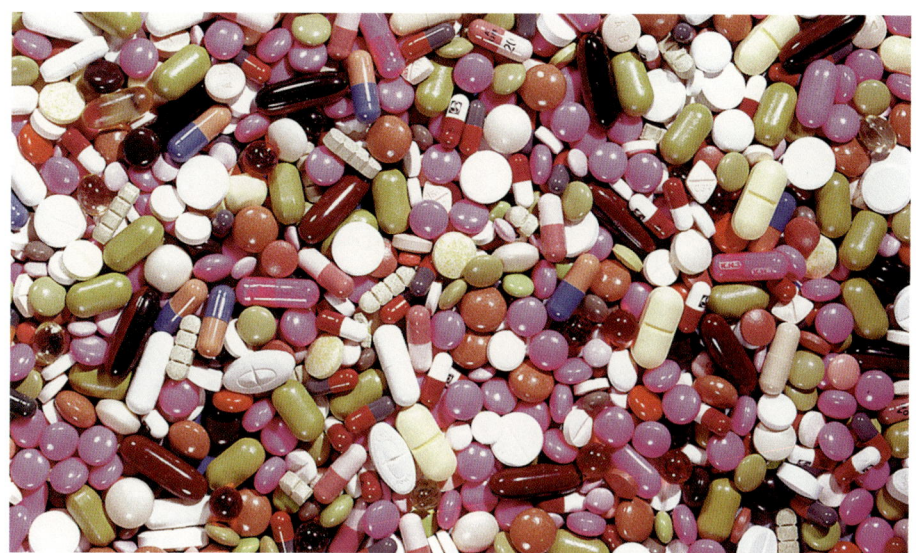

Forschung) ergänzt seine Nahrung täglich mit 400 mg Vitamin E, Multivitaminen, Kalzium etc. Er hat sogar Nahrungsergänzungsmittel wie Kalzium- und Multivitamin-Produkte als Empfehlung in seine neue Ernährungspyramide aufgenommen, weil seine Forschungen positive Ergebnisse bei Nährstoffen und Nahrungsergänzungen gezeigt haben. Berühmt geworden ist seine „Nurses Health Study", in der über 30 Jahre hinweg 120 000 Krankenschwestern und Ärzte beobachtet wurden.

Die gezielte Nährstoffsupplementation ist also eine Chance, die Gesundheit langfristig zu verbessern. Dabei kommt es auf die richtige Dosierung und eine langfristige und regelmäßige Einnahme an. Diese Nahrungsergänzungsmittel wirken oft besser, wenn sie miteinander kombiniert und vor bzw. zu den Mahlzeiten genommen werden. Nährstoffe können aber nicht nur präventiv wirken, sondern werden vermehrt zur begleitenden Therapie akuter und chronischer Erkrankungen eingesetzt. Sie wirken im Gegensatz zu Arzneimitteln ganzheitlich auf unseren Körper. Teilweise werden durch Nährstoffe sehr gute Ergebnisse erzielt, so dass die Dosierung der klassischen Arzneimittel teilweise reduziert oder sogar ganz ausgesetzt werden kann. Während es in Amerika, dem Heimatland dieser Therapieform, speziell ausgebildete Ernährungstherapeuten gibt, steckt sie in Europa immer noch in den Kinderschuhen. Eine richtige Diagnose und gute fachliche Beratung sind Voraussetzung für den hoch dosierten Einsatz von Nährstoffen. Wer sich über die Möglichkeiten einer sinnvollen Nahrungsergänzung informieren möchte, sollte auf jeden Fall mit einem Fachmann (Diätassistenten oder Ernährungswissenschaftler) sprechen.

Bei der richtigen Auswahl von Nahrungsergänzungsmitteln hilft Ihnen die Checkliste auf der nächsten Seite.

1. Lassen Sie sich vor dem Kauf von Supplementen von Experten beraten.

2. Übertriebene Angaben zur Gewichtsreduktion sind unseriös. Realistisch und gesund sind 0,5 bis 1 kg Gewichtsabnahme pro Woche.

3. Enthält das Produkt einen angeblich geheimen Inhaltsstoff oder basiert es auf einer mysteriösen Formel, lassen Sie besser die Finger davon.

4. Handelt es sich bei dem Angebot um eine sensationelle Neuentdeckung, die mit bisher bekannten Produkten nicht vergleichbar sein soll, nehmen Sie besser Abstand vom Kauf.

5. Seriöse Anbieter können wissenschaftliche Studien bzw. Anwendungsbeobachtungen vorlegen.

6. Anzeigen mit Sportlern, die mit Zitaten wie z. B. „Mit Produkt X habe ich die Bestform meines Lebens erreicht" abgebildet sind, sollten als unseriös betrachtet werden. Gleiches gilt für die bekannten Darstellungen von „vorher" und „nachher".

7. Vorsicht vor Anbietern, die mit Bildern und Namen von Wissenschaftlern, Ärzten etc. werben.

8. Ist das Produkt im Vergleich zu anderen Angeboten sehr teuer oder sehr preiswert, ist ebenfalls Skepsis geboten.

9. Kaufen Sie nicht über Strukturvertrieb von unausgebildeten und unqualifizierten Personen, deren einziges Ziel es ist, mit inhaltlich billigen, im Vertrieb aber äußerst teuren Produkten reich zu werden.

6.4 Zu viele Nahrungsergänzungsmittel sind gefährlich

Es gibt sinnvolle Nahrungsergänzungsmittel und Produkte, aber auch solche, die aus unbekannten Inhaltsstoffen oder Gemischen bestehen. Vor allem Pflanzenextrakte, Naturprodukte und Heilkräuter sind häufig problematisch. Sie stammen zwar aus der Natur, bestehen aber aus Substanzen, die oft gar nicht bekannt sind und deren Wirkung auf den Körper nicht in toxikologischen Studien untersucht wurde. Die tägliche Zufuhr solcher körperfremden Substanzen in größerer Menge über einen längeren Zeitraum kann zu unerwünschten Nebenwirkungen vor allem in der Leber führen. Unsere Leber gleicht einer Chemiefabrik, die die Aufgabe hat, unseren Körper vor giftigen Substanzen zu schützen, indem sie diese Stoffe abbaut und in ungiftige Produkte umwandelt. Die Zufuhr großer Mengen giftiger Substanzen wie z. B. Alkohol oder Medikamente führt daher langfristig zu Leberschäden, weil deren Entgiftung die Leber überfordert.

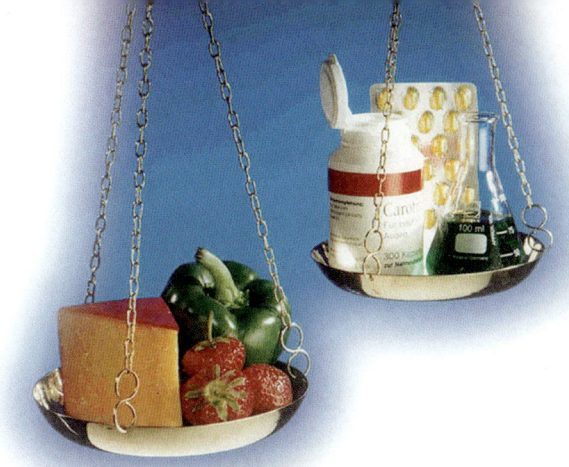

Anders sieht dies bei Nährstoffen aus, die natürlich in unserem Körper vorkommen und dort bekannte und nachgewiesene biochemischen Funktionen erfüllen. Vitamine, Mineralstoffe etc. sind Nahrungsinhaltsstoffe, die in den zulässigen Grenzwerten keinerlei Nebenwirkungen haben und daher nicht gefährlich sind.

Nahrungsergänzungsmittel sind in Europa und auch in den USA in der Dosierung so gering, dass keine gesundheitliche Gefahr für den Verbraucher besteht.

Verbraucherorganisationen warnen dennoch immer wieder vor einem zu hohen Konsum an Vitaminen und konzentrierten Nährstoffen, da Nebenwirkungen zu befürchten seien. Hier muss man unterscheiden: Bei Vitaminen sind lediglich für die fettlöslichen Vitamine A, D, und K Risiken bekannt geworden. Die zulässige Dosierung dieser Vitamine wurde daraufhin reduziert; viele Firmen setzen diese Vitamine kaum noch ein. Wasserlösliche Nährstoffe, wie die Vitamine C, B, Folsäure, Panthothensäure und Biotin sind dagegen selbst in sehr hohen Dosierungen ungefährlich, da unser Körper überschüssige Mengen dieser Stoffe über den Urin ausscheiden kann. Auch bei viel höheren Dosierungen dieser wasserlöslichen Vitamine sind keinerlei Risiken beobachtet worden. In den USA werden für Nahrungsergänzungsmittel meist höhere Tagesdosierungen als bei uns empfohlen, und dies schon seit 20 Jahren. Auch bei uns gibt es solche hohe Dosierungen von Vitaminen, die frei verkäuflich und somit für jedermann zugänglich sind. Vitaminpräparate wie Bevit® liefern mit 100 mg Vitamin B1 (6666 Prozent des Tagesbedarfes) und 100 mg B6 (3530 Prozent des Tagesbedarfes) das Tausendfache des täglichen Bedarfes; sie werden bis zu einer Dosierung von 300 mg täglich empfohlen und zur Behandlung von Vitamin-B-Mangelerscheinungen eingesetzt. Bei Bevit handelt es sich um ein Medikament, und nicht um ein Nahrungsergänzungsmittel.

Ein anderes Beispiel ist die Folsäure. Die Folsäure-Versorgung ist in weiten Teilen Europas unzureichend. Frauen mit Kinderwunsch wird die Einnahme eines Folsäure-Präparates bereits vor der Schwangerschaft empfohlen. Die empfohlene Tagesmenge liegt bei 400 bis 600 µg Folsäure pro Tag. Auch für Männer ist Folsäure zu Reduktion eines erhöhten Homocysteinspiegels und somit zur Reduktion des Infarktrisikos sinnvoll. Während als Nahrungsergänzung lediglich 0,4 mg Folsäure zulässig sind, gibt es Folsäure-Arzneimittel für schwangere Frauen (auch während der Stillzeit empfohlen), die 5 mg Folsäure pro Tablette enthalten. Die Folsäure ist ein sehr sicherer Stoff, und es gibt Studien, in denen 20 mg Folsäure zur Therapie von Depressionen gegeben wurden.

Hohe Dosierungen sind also auch in Deutschland frei zugänglich, allerdings nur als Arzneimittel. Die Risiken solch hoher Dosierungen sind bekannt und meist gering. Trotzdem sollten Verbraucher sich stets an einen Experten wenden, der das richtige Präparat in der richtigen Dosierung auswählt. Wichtig bei diesen hoch dosierten Nährstofftherapien ist auch die richtige Diagnose und eine Verlaufskontrolle durch einen Arzt bzw. Ernährungsexperten.

Inwiefern entsprechen Supplemente den Empfehlungen (Vergleich Europa – USA)?

	Centrum (EU)		Twice Daily (USA)	
	Dosis pro Tag	RDA	Dosis pro Tag	RDA
Vitamin A	800 µg	100 %	3000 IU	60 %
Vitamin B1	1,4 mg	100 %	50 mg	3333 %
Vitamin B2	1,6 mg	100 %	50 mg	1765 %
Vitamin B3	18 mg	100 %	30 mg	150 %
Vitamin B6	2,0 mg	100 %	50 mg	2500 %
Vitamin B12	1,0 µg	100 %	100 µg	1667 %
Vitamin C	60 mg	100 %	500 mg	500 %
Vitamin D	5,0 µg	100 %		
Vitamin E	10 mg	100 %		
Vitamin K1	30 µg	keine Empfehlung		
Alpha-Liponsäure			20 mg	keine Empfehlung
Biotin	150 µg	100 %	300 µg	100 %
Bor			6 mg	keine Empfehlung
Chlorid	36,3 mg	keine Empfehlung		
Chrom	25 µg	keine Empfehlung	400 µg	333 %
Eisen	4,0 mg	28,6 %		
Folsäure	200 µg	100 %	800 µg	200 %
Jod	100 µg	66 %	75 µg	50 %
Kalium	40 mg	keine Empfehlung		
Kalzium	162 mg	20 %		
Kupfer	1,0 mg	keine Empfehlung	1 mg	100 %
Magnesium	100 mg	33 %		
Mangan	1,0 mg	keine Empfehlung	3 mg	150 %
Molybdän	25 µg	keine Empfehlung		
Pantothensäure	6,0 mg	100 %	50 mg	500 %
Phosphor	125 mg	16 %		
Selen	25 µg	keine Empfehlung	200 µg	285 %
Silicium	2 µg	keine Empfehlung		
Zink	5,0 mg	33 %	15 mg	100 %

RDA = Recommended Dietary Allowence (US-amerikanische Ernährungsempfehlungen)

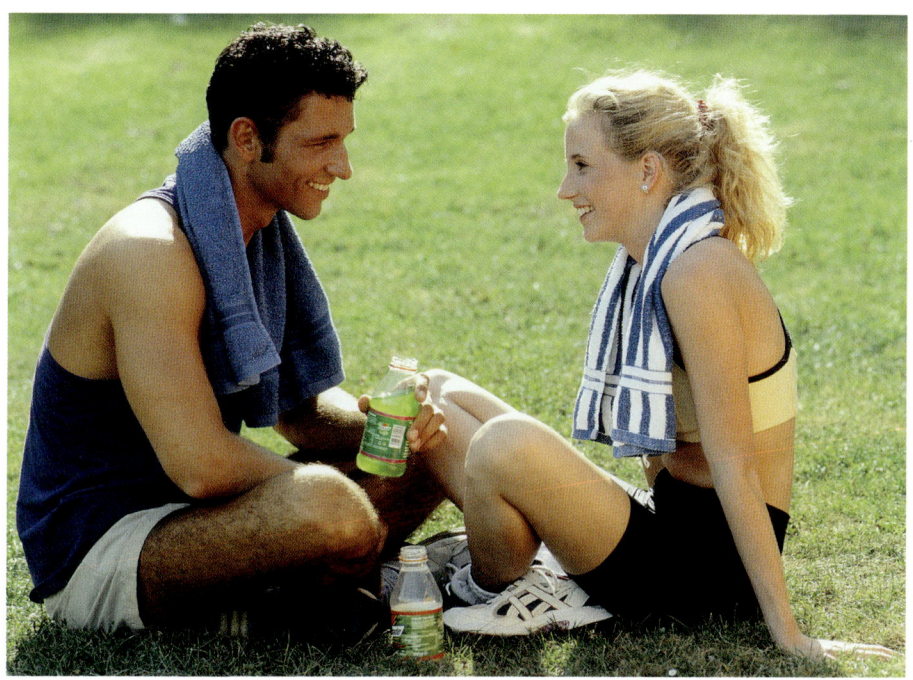

Die Vitamindosierungen in den frei zugänglichen Nahrungsergänzungsmitteln sind dagegen aus toxikologischer Sicht niedrig und sicher. Auch bei langfristigem Konsum und bei Überdosierung der Produkte bergen sie keine Gesundheitsrisiken. In der Tabelle auf Seite 92 werden die Dosierungen des Markenprodukts Centrum mit einem typisch amerikanischen Multivitaminprodukt verglichen. In dem amerikanischen Produkt sind die sicheren wasserlöslichen Nährstoffe weit höher dosiert, während die fettlöslichen Vitamine fehlen oder geringer dosiert werden.

Natürliches Vitamin E ist z. B. gut, da es stärker antioxidativ wirksam ist als chemisch synthetisch hergestelltes Vitamin E. Beim biologischen Herstellungsverfahren von L-Carnitin entsteht im Gegensatz zu dessen chemischer Synthese ausschließlich reines L-Carnitin und kein D-Carnitin. Letzteres ist in hohen Dosierungen nicht unbedenklich.

Qualitätssiegel können dem Verbraucher einen Anhaltspunkt dazu geben, zwischen guten, sicheren Produkten und unsicheren Produkten zu unterscheiden.

Die auf dem deutschen Markt erhältlichen Produkte sind also sicher, solange sie aus verlässlichen Bezugsquellen stammen. Gewarnt sei aber vor Produkten, die sehr preiswert angeboten werden, aus dem Ausland stammen, über das Internet oder über Strukturvertrieb erhältlich sind bzw. die eine völlig unseriöse oder unbekannte Herstelleradresse haben.

6.5 Nahrungsergänzungsstoffe haben keinen Einfluss auf das Altern

Unser Organismus altert kontinuierlich, wir alle werden täglich älter – bis zu unserem Tod. Diesen Prozess nehmen wir als natürlich hin und glauben, dass unser Älterwerden genetisch bestimmt und nicht beeinflussbar ist. Das ist nur zum Teil richtig. Neben einer genetischen Ursache des Älterwerdens bestimmen auch wir selbst, wie schnell wir altern. Durch unsere Lebensweise können wir den Alterungsprozess entscheidend beschleunigen oder verlangsamen.

Rauchen, Drogen, zu hohe Kalorienzufuhr (Übergewicht), Alkohol, hoher Blutzuckerspiegel, Bewegungsmangel, oxidativer Stress, Schlafmangel, Stress und andere Faktoren beschleunigen unseren Alterungsprozess. Raucher haben eine um sieben Jahre verkürzte Lebenserwartung gegenüber Nichtrauchern.

Wenn wir jung sind, ist Gesundheit ein Geschenk, das wir praktisch kaum wahrnehmen. Junge Menschen gehen oft sehr verschwenderisch mit ihrer Gesundheit um und bekommen erst im Alter – oft erst nach Jahrzehnten – die Quittung dafür. Der Begriff Anti-Aging macht immer mehr die Runde. Wenn in unserem Körper aber erst einmal über Jahrzehnte ein Schaden entstanden ist, kann dieser kaum wieder repariert werden. Den Alterungsprozess umkehren kann man nicht, aber das Altern verlangsamen ist möglich. Es geht also um „healthy aging", gesundes Altern, oder „well aging", gutes Altern. Mit 70 noch so fit zu sein wie mit 40, wer wollte das nicht! Und wir können etwas dafür tun, um uns bis ins Alter Lebensqualität zu erhalten.

Man weiß, dass die Menschen in Asien (Japan) durchschnittlich älter werden als anderswo auf der Welt; auch in Südeuropa werden Menschen älter als in Nordeuropa. Dies hängt sicherlich mit der Ernährung zusammen, aber auch mit der gesamten Einstellung zum Leben, mit viel Ruhe, Sonnenlicht und positivem Lebensumfeld.

Darüber hinaus hat die Wissenschaft einige Mechanismen entdeckt, die Altern beschleunigen. Eine verstärkte Bildung von Radikalen und ein erhöhter oxidativer Stress schädigen unsere Zellen sowie unsere Erbsubstanz und lassen uns schneller altern. Studien zeigen, dass eine Ernährung, die reich ist an antioxidativ wirksamen und ballaststoffreichen Lebensmitteln – Gemüse, Obst, Fisch, Getreide etc. – den Alterungsprozess verlangsamt und den Ausbruch chronischer Alterungserkrankungen wie Diabetes mellitus Typ 2, Alzheimer, Rheuma oder Krebs hinauszögern oder verhindern kann.

Professor Dr. Bruce N. Ames, University of California, Berkeley, USA, untersuchte den Einfluss bestimmter Wirkstoffe in Form von Nahrungsergänzungsmitteln auf den Alterungsprozess. Die Ergebnisse zeigten, dass Mikronährstoffe wie Vitamin E, Folsäure, Alpha-Liponsäure und L-Carnitin den Alterungsprozess verlangsamen und das Krebsrisiko reduzieren. Auch die Lernfähigkeit im Alter konnte durch die Gabe von Alpha-Liponsäure und L-Carnitin verbessert werden, wobei eine Verjüngung der Zellstrukturen durch die Supplementation beobachtet wurde.

Bestimmte Mikronährstoffe können uns helfen, unsere Gesundheit zu optimieren, den Alterungsprozess zu ver-

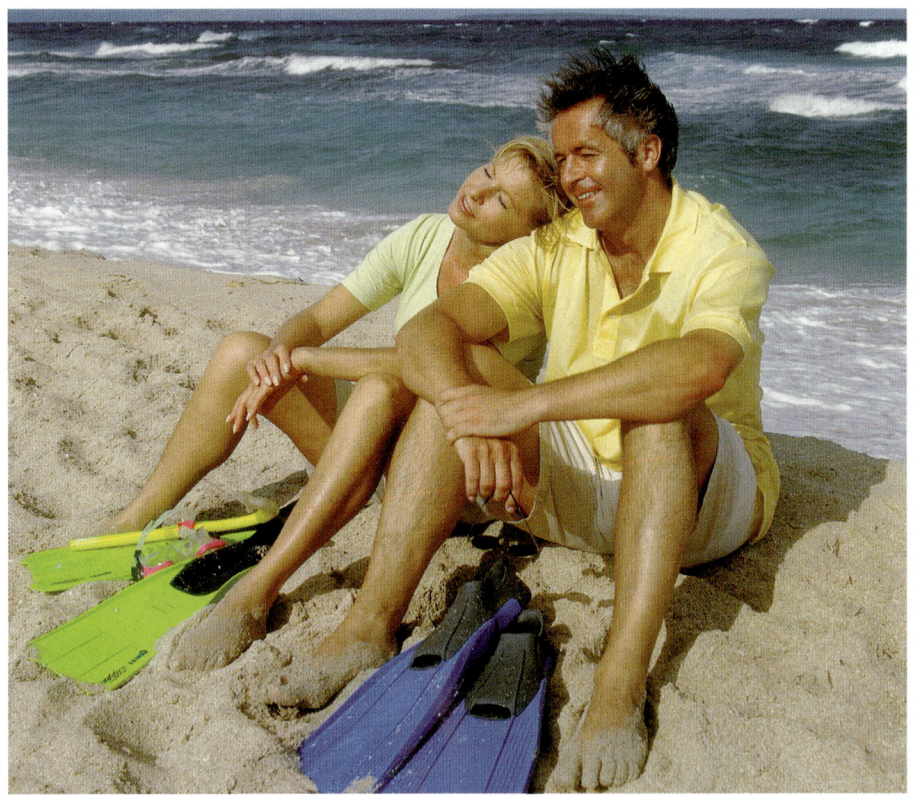

langsamen und den Ausbruch bestimmter Krankheiten hinauszuzögern oder sogar zu vermeiden. Sie sind aber kein Ersatz für einen gesunden Lebensstil und können auch nicht die Wirkungen eines ansonsten ungesunden Lebensstils verhindern oder reduzieren.

Das Älterwerden hat auch seine positiven Seiten, die man immer wieder betonen muss. Mit dem Alter steigt die Erfahrung, die Ruhe und Selbstsicherheit und man kann viel intensiver und besser genießen. Das gilt aber nur, so lange man von schweren gesundheitlichen Problemen verschont bleibt, die die Lebensqualität einschränken. Je eher wir dafür (Vor-)sorge tragen, umso länger können wir das Leben gesund und in vollen Zügen genießen.

6.6 Es gibt keine Fatburner

Wir essen heutzutage so hyperkalorisch, dass mehr als die Hälfte der deutschen Bevölkerung heftige Fettdepots vorweisen kann, die über das „Normalmaß" hinausgehen. Viele Menschen könnten energetisch gesehen viele Monate ohne zusätzliches Essen von ihren Fettreserven zehren. Übergewicht, Diabetes mellitus Typ 2, Arteriosklerose, Bluthochdruck oder Herzinfarkt sind die mög-

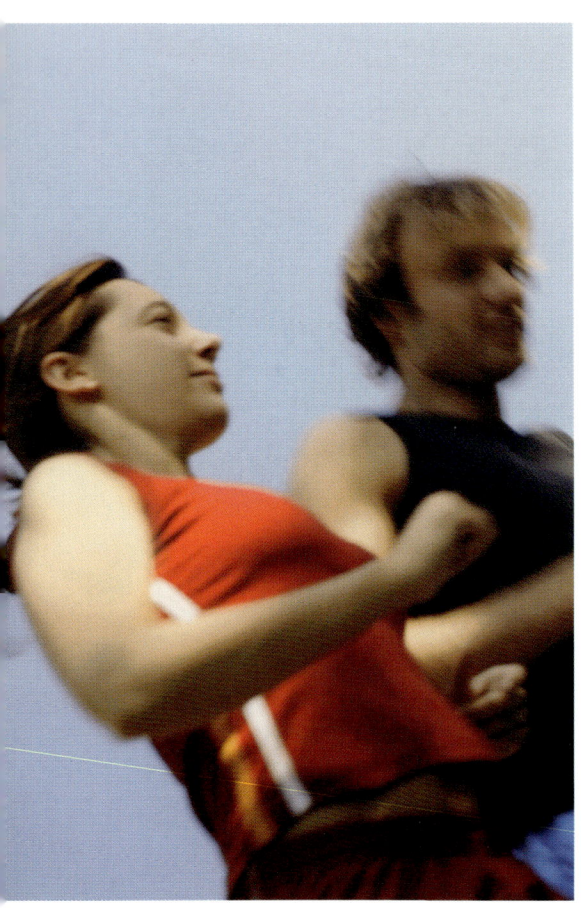

Fettstoffwechsels durch die Gabe einzelner Substanzen – auch Fatburner genannt – immer noch für nicht möglich. Trotzdem kommen jedes Jahr immer neue unwirksame Präparate auf den Markt, auf die viele Menschen hereinfallen. Meist sind es harmlose und unwirksame Kapseln, die beispielsweise Kohlsuppe, Spargelpulver, Apfelessig oder aber Pu Erh-Tee in Pulverform beinhalten. Diese Produkte werden zu hohen Preisen angeboten. Es gibt praktisch kein Gemüse, das nicht schon einmal in Kapselform zur Gewichtsreduktion angeboten wurde. Natürlich trägt ein Verzehr größerer Mengen an Obst und Gemüse, Kohl, Spargel und Äpfel zur Gewichtsreduktion bei, wenn dies im Rahmen der normalen Ernährung geschieht. Aber in Kapselform fehlt jeder Beweis für eine tatsächliche Wirkung. Solche Produkte zerstören das Vertrauen der Verbraucher und erschweren es, sinnvolle von weniger sinnvollen bzw. schädlichen Produkten zu unterscheiden.

Es sind aber durchaus Substanzen bekannt, die den täglichen Kalorienverbrauch steigern, indem sie die Thermogenese des Körpers ankurbeln, das heißt die Umwandlung von Kilokalorien in Wärme. Dazu gehören Stimulanzien wie Koffein, Ephedrin oder auch Nikotin. Diese Stimulanzien bergen jedoch große gesundheitliche Risiken in sich. Immer mehr junge Frauen rauchen, weil sie die Erfahrung gemacht haben, dass sie zunehmen, wenn sie damit aufhören. Übermäßiger Konsum ephedrinhaltiger Produkte hat in USA zu Todesfällen und zum Verbot von Ephedrin geführt. Vor dem Konsum solcher Substanzen und Methoden zur Gewichtsabnahme muss daher gewarnt werden.

lichen Folgen; sie kosten die Gesundheitssysteme in den Industriestaaten jährlich Milliarden. Millionen Menschen wollen ihr Körperfett reduzieren und versuchen dies mit den unterschiedlichsten Methoden: Diäten, Magenverkleinerungen, Wunderpillen oder Sport.

Wie kann man also die Fettverbrennung steigern und den Körperfettanteil reduzieren? Die Fettverbrennung wird vom Körper streng kontrolliert und durch verschiedene Faktoren beeinflusst. Viele Experten halten eine Modifizierung des

Wichtig für die Fettverbrennung ist hingegen Jod. In Deutschland leiden viele Menschen unter einer Unterversorgung an Jod, die zu einer eingeschränkten Produktion von Schilddrüsenhormonen führt. Schilddrüsenhormone sind wichtig für den Stoffwechsel und die Energie verbrauchende Thermogenese. Besonders oft sind Frauen von einer Unterfunktion der Schilddrüse betroffen. Im Falle einer Unterversorgung kann eine Supplementation mit Jod die Schilddrüsenfunktion normalisieren, den Stoffwechsel ankurbeln und durch eine erhöhte Thermogenese den Kalorienverbrauch, also auch den Fettabbau des Körpers steigern. Auch durch körperliche Bewegung kann die Fettverbrennung gesteigert werden.

Eine fettarme Ernährung dagegen führt zu einer Einschränkung der Fettverbrennung. Eine total fettarme Ernährungsweise wird folglich auch nicht mehr empfohlen. Reduziert werden sollte nur der Anteil an gesättigten Fettsäuren (tierische und gehärtete Fette). Flüssige Pflanzenfette wie Rapsöl, Sonnenblumenöl, Kürbiskernöl sowie Nüsse und Fisch sind dagegen gesundheitlich von Nutzen. Ein moderater Fettanteil in der Ernährung hält die Fett verbrennenden Enzyme in Gang.

In den letzten Jahren sind auch L-Carnitin, MCT-Fette und Capsaicin zur Steigerung der Fettverbrennung populär geworden.

L-Carnitin ist ein wichtiger Faktor im Fettstoffwechsel, denn es transportiert die Fettsäuren in die „Brennöfen" der Zellen (Mitochondrien), wo sie abgebaut werden. Darüber hinaus erfüllt L-Carnitin auch noch andere Funktionen im Energie- und Membranstoffwechsel der Zellen. Viele Experten hielten L-Carnitin lange Zeit für unwirksam. In den letzten Jahren sind aber mehrere unabhängige Studien an Menschen mit markierten Fettsäuren durchgeführt und veröffentlicht worden. Diese haben gezeigt, dass die Aufnahme von L-Carnitin die Verbrennung von Fettsäuren steigern kann. Professor Dr. Alfred Lohninger von der Universität in Wien konnte zeigen, dass die Gabe von L-Carnitin die Produktion der Fett verbrennenden Enzyme bei älteren Menschen, bei schwangeren Frauen und bei Sportlern heraufsetzt.

Mittelkettige Triglyceride (MCT) weisen aufgrund ihrer Struktur grundsätzlich einen niedrigeren Energiegehalt auf als Fette aus langkettigen Fettsäuren. MCT's sind in herkömmlichen Nahrungsmitteln wie Butter, Margarine oder den meisten anderen fettreichen Lebensmitteln in geringen Mengen vorhanden, während langkettige Fettsäuren sozusagen die Standardfettsäuren in der menschlichen Ernährung darstellen. Wissenschaftliche Studien zeigen, dass MCT-Fette im Gegensatz zu den üblichen Nahrungsfetten metabolische Vorteile aufweisen, da sie im Stoffwechsel sozusagen Vorrang haben. Unter anderem haben sie einen Einfluss auf die nahrungsbedingte Thermogenese und beugen im Rahmen ihres Stoffwechsels, wissenschaftlich bisher erst für 14 Tage bewiesen, einem Jo-Jo-Effekt vor. Außerdem scheinen MCT-Fette einen Einfluss auf die Hunger-Sättigungsregulation zu haben.

Die Substanz Capsaisin ist beispielsweise in Chili oder dem Gewürz Tabasco für die Schärfe verantwortlich. Capsaicin hat ähnlich wie Coffein, Nikotin und MCT einen Einfluss auf die Thermogegense.

Es wäre also durchaus möglich, durch den Austausch von LCT durch MCT, den Genuss von scharfen Gewürzen zu jeder Mahlzeit sowie das Trinken von Espresso nach jeder Mahlzeit einen Gewichtsverlust von mindestens 3 bis 5 kg jährlich hervorzurufen.

Allerdings sollte sich niemand allein durch die Gabe von L-Carnitin, MCT-Fetten, Capsaicin oder anderen Substanzen eine Gewichts- oder eine Körperfettreduktion erhoffen. Dies kann effektiv nur durch eine Reduktion der Kalorien in Verbindung mit Bewegung erreicht werden. Fatburner mit einer wissenschaftlich nachgewiesenen Wirkung können bei der Körperfettreduktion jedoch hilfreich sein.

6.7 Sportlernahrung ist überflüssig

Die Leistung, die Spitzensportler heute vollbringen müssen, um erfolgreich zu sein, ist enorm und stellt eine Belastung für die Gesundheit des Sportlers dar. Viele Experten diskutieren daher, ob Sportler sich anders ernähren müssen als „normale" Menschen. Hat ein Sportler einen erhöhten Bedarf an Energie, Makro- und Mikronährstoffen? Und kann die Leistung durch die Verwendung von Zusatzstoffpräparaten gesteigert werden?

Der Sinn und Zweck von Sportlernahrung ist nicht allein, die Leistung von Spitzensportlern direkt zu steigern. Wer also erwartet, dass er ein Sportlernahrungsprodukt verzehrt und dann direkt im Anschluss mehr Leistung bringen kann, wird enttäuscht. Diese direkte Beeinflussung der sportlichen Leistung ist den Dopingsubstanzen vorbehalten und hat mit Ernährung nichts zu tun.

Der Sinn der heutigen Sportlernahrung liegt vielmehr darin,
- die besonderen Ernährungsbedürfnisse des Sportlers bedarfsgerecht zu decken,
- die Leistung des Sportlers auch langfristig zu erhalten,
- die Schädigung des Körpers durch hohe körperliche Belastung zu reduzieren,
- die Regeneration des Sportlers zu beschleunigen,
- aufgrund einer verbesserten Regeneration die Leistung bei der Wiederholung zu steigern,
- das Immunsystem zu stärken,
- die Muskulatur zu erhalten (antikatabol) und den Muskelaufbau bzw. -erhalt zu unterstützen.

Die Energie- und Flüssigkeitszufuhr spielt bei Sportlern eine wichtige Rolle. Natürlich können Sportler sich auch mit Butterbroten, Bananen und Apfelschorle ernähren, um ihren Bedarf zu decken. Oft aber sind diese normalen Lebensmittel unhandlich und können vor allem während eines längeren Wettbewerbs nicht eingesetzt werden, da die Verdauung während der Belastung eingeschränkt ist. Sportgetränke und Sportriegel sind gute Alternativen und oft besser verträglich, da ihre Nährstoffe, Wirkstoffe und Energie in höherer Dichte vorliegen und rascher verfügbar sind.

Auch für Freizeitsportler stellen sie eine gesunde Alternative zu herkömmlichen Schokoriegeln dar. Nach einer anstrengenden Freizeitaktivität ist ein Eiweißriegel auch für einen Freizeitsportler besser als ein kalorienreicher Schokoriegel. Hierbei geht es nicht um eine mögliche Leistungssteigerung beim Freizeitsportler, sondern vielmehr um die

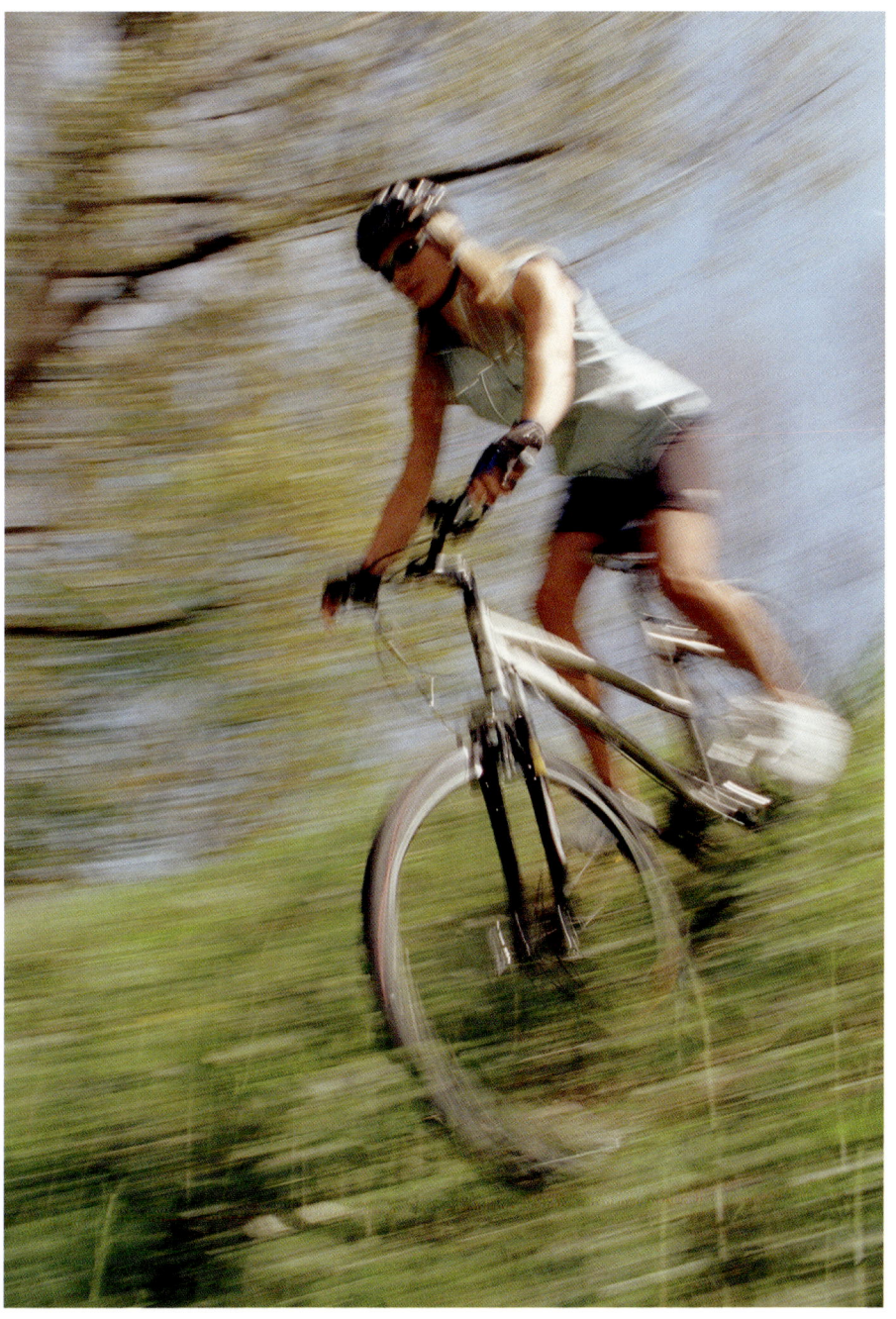

Änderung von Ernährungsgewohnheiten und gesündere Alternativen. Zur Deckung des Eiweißbedarfs trägt natürlich auch Bohnensuppe bei. Jedoch ist Bohnensuppe schwer verdaulich und belastet den Körper bei sportlicher Aktivität. Auch Apfelschorle ist wegen der Kohlensäure und des oft hohen Kaliumgehaltes in größeren Mengen nicht für Sportler geeignet, da die Kohlensäure Magenprobleme, Aufstoßen und Übelkeit hervorrufen kann und zu viel Kalium zu Durchfall führt. Moderne Sportgetränke sind so konzipiert, dass sie gut verträglich sind und eine ausgewogene Mischung an Vitaminen, Mineralien und Energie enthalten. Der Trend geht dabei verstärkt weg von isotonischen und hin zu hypotonischen Getränken, da hypotonische Getränke während hoher Belastung besser vertragen werden und nicht zu Übelkeit führen.

Vitamine, Mineralien, Omega-3-Fettsäuren, Creatin, Eiweiß, verzweigtkettige Aminosäuren und L-Carnitin sind für Sportler wichtige Nahrungsinhaltsstoffe. Bei Leistungssportlern können diese helfen, die Regeneration zu steigern, das Immunsystem und das Herz zu schützen und zu unterstützen. Bei Freizeitsportlern können Mikronährstoffe wie L-Carnitin und Magnesium helfen, den durch ungewohnte Belastungen hervorgerufenen Muskelkater zu lindern oder zu vermeiden.

Sportlernahrung ist also – auch für Freizeitsportler – durchaus eine Alternative zur normalen Ernährung und kann darüber hinaus einen besonderen Nutzen für den Sportler haben. Jeder sollte sich aber vor der Verwendung solcher Produkte ausführlich über die Zusammensetzung und den Sinn bestimmter Produkte informieren.

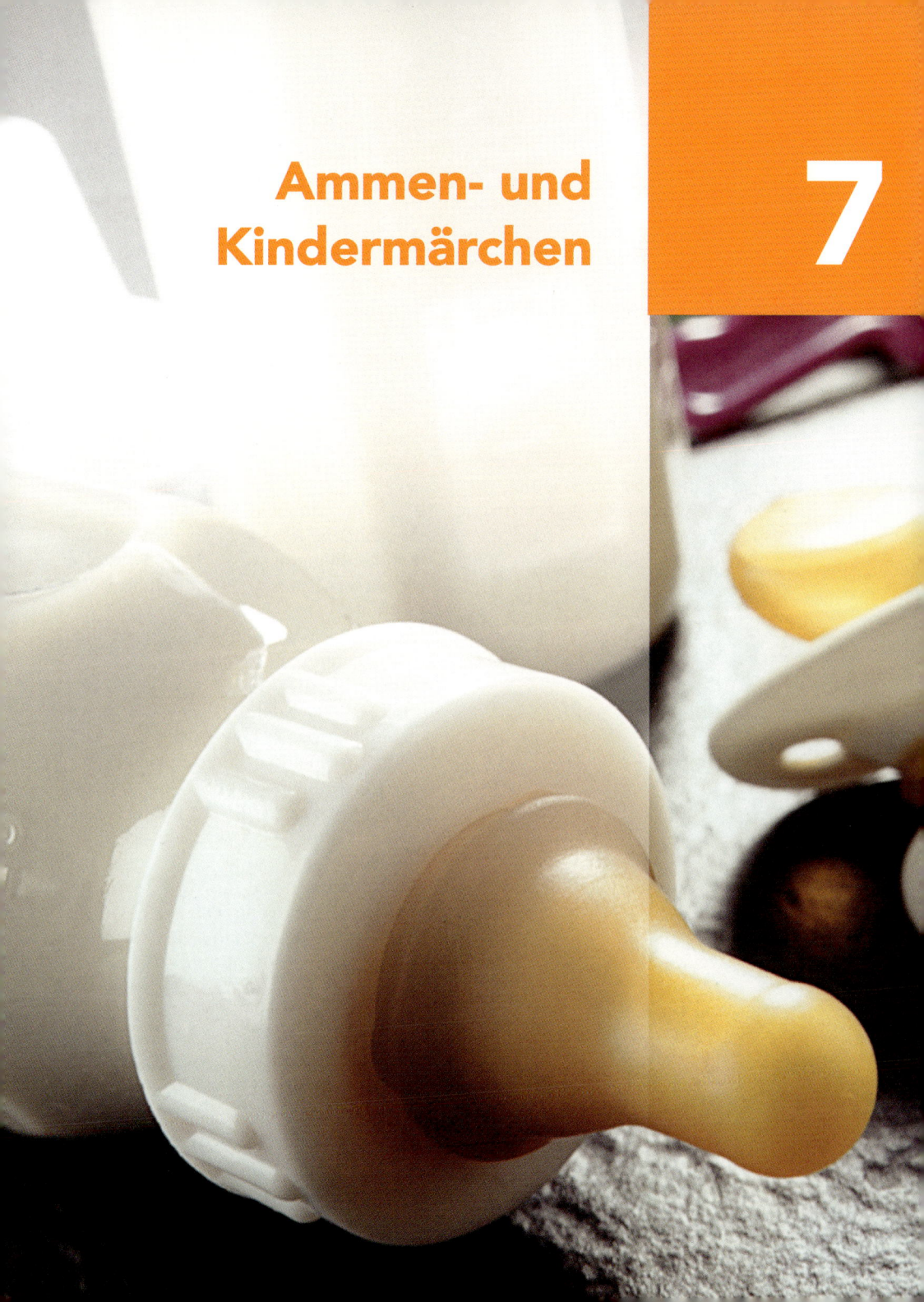

Ammen- und Kindermärchen

7

7.1 Kinder kosten Knochen

Schwangerschaft und Stillzeit beeinträchtigen die Knochendichte nicht dauerhaft. Frauen müssen keine Bedenken haben, durch Schwangerschaft und Stillzeit ihre Knochensubstanz zu schwächen. Eine aktuelle Studie an 1354 weiblichen Zwillingen zeigt, dass Schwangerschaft und Stillzeit die Knochendichte nicht beeinträchtigen. Mehr noch: Das Skelett von Müttern wies mindestens sechs Monate nach der Schwangerschaft durchschnittlich sogar einen höheren Mineraliengehalt auf als das von Frauen, die keine Kinder geboren hatten. Auch das Stillen wirkte sich nicht dauerhaft negativ aus. Frauen, die gestillt hatten, wiesen höhere Mineralienmengen im Skelett

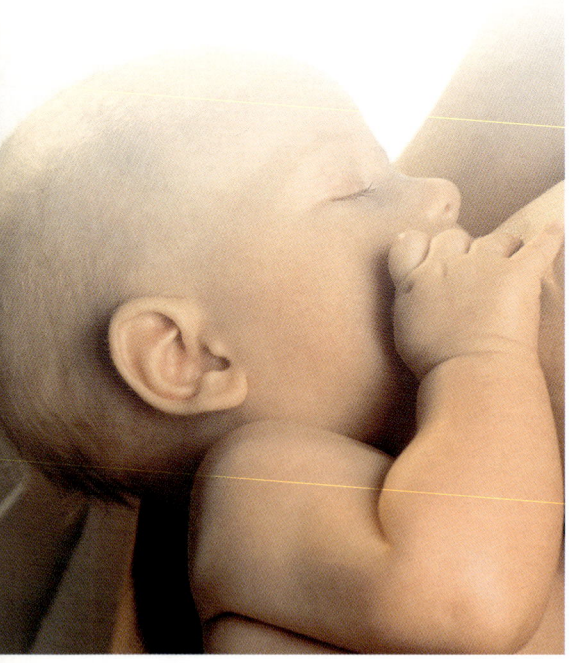

auf und eine höhere Dichte des Hüftknochens als Mütter, die ihre Kinder nicht gestillt hatten. Dass Kinder eine Ursache für Osteoporose sind, kann somit ins Reich der Ammenmärchen verwiesen werden.

Natürlich bedeuten Schwangerschaft und Stillzeit Probleme für den Kalziumhaushalt der Mutter und können zu einem Verlust an Knochenmasse führen. Die erwähnte Studie zeigt jedoch, dass sich das Skelettsystem von dieser Belastung wieder voll erholen kann. Die Messungen erfolgten mindestens sechs Monate nach Abschluss der Schwangerschaft bzw. Stillzeit. Damit der Körper nach der außerordentlichen Belastung entstandene Schäden wieder reparieren kann, benötigt er ausreichend Baustoffe. Es ist ernährungsmedizinisch sinnvoll, auch nach der Schwangerschaft und Stillzeit reichlich kalziumreiche Lebensmittel wie Milchprodukte, Nüsse und kalziumreiches Mineralwasser zu verzehren, aber auch Nahrungsergänzungsmittel einzunehmen. Neben Kalzium ist Vitamin D in einer knochengesunden Ernährung unentbehrlich. In Schwangerschaft und Stillzeit ist der Bedarf dieses fettlöslichen Vitamins von 4 auf 10 µg/Tag erhöht. Vitamin D sorgt für eine effektive Aufnahme von Kalzium in den Körper und dessen Einbau in den Knochen. Leider sind in Deutschland viele Personen nicht ausreichend mit Vitamin D versorgt. Daher bietet sich die Einnahme eines Kombinationspräparats von Kalzium und Vitamin D an, um die Knochen zu stärken. Auch Menschen, die nur selten der Sonneneinstrahlung ausgesetzt sind, beispielsweise Senioren, Schwerstkranke, Verschleierte, sollten diese Mikronährstoffe einnehmen.

7.2 Säuglinge und Kinder müssen viel Spinat essen

Dieses Märchen stammt noch aus Zeiten, als man glaubte, dass Spinat viel Eisen enthalte. Heute weiß man, dass 100 g gekochter Spinat nur 2,2 mg Eisen enthalten und der Körper es nur schlecht aufnehmen kann.

Spinat ist aber trotzdem gesund: Er ist eine wichtige Quelle für Magnesium, Kalium, verschiedene B-Vitamine und Vitamin C. Fügt man etwas Milch oder Sahne hinzu, so verbessert sich der Nährwert dieses Gemüses ungemein. Denn Spinat enthält relativ viel Oxalsäure, die im Körper in Verbindung mit Kalzium auskristallisieren kann. Oxalsäure ist nicht gesund und kann zur Bildung von Nierensteinen beitragen. Wird dem Essen von vornherein schon Kalzium, z. B. in Form von Milch, zugegeben, findet dieser Prozess noch vor der Nahrungsaufnahme statt, und die Salze werden mit dem Stuhl ausgeschieden.

Viele Erwachsene mögen keinen Spinat! Sicherlich auch deshalb, weil sie in jungen Jahren gezwungen wurden, Spinat als besonders gesundes Gemüse zu essen. Aus eben diesem Grund sollte man die lieben Kleinen nicht dazu nötigen, Dinge zu essen, die sie nicht mögen. Wissenschaftler haben herausgefunden, dass sich Kinder, wenn sie die Wahl haben, ganz instinktiv für die Nahrungsmittel entscheiden, die sie für ihre physiologische Lebenssituation brauchen. Wachstum, Körpergewicht, Knochenbildung und Gesundheit stellen im Kindesalter eben ganz besondere Ansprüche an die Ernährung, und diese könnten Kinder im Normalfall ganz alleine erfüllen. Aber Er-

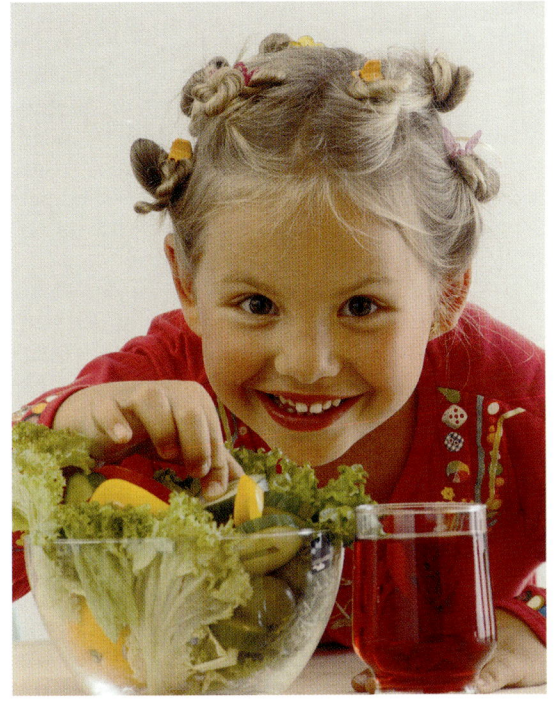

ziehung und Lernverhalten führen mitunter dazu, dass ungesunde Lebensmittel präferiert werden. Wenn Sie sich selbst gesund ernähren und Ihren Kindern ein Vorbild sind, kommen diese oft gar nicht in Versuchung, sich dem ungesunden Schlemmen hinzugeben. Völliger Verzicht auf kleine Naschereien ist allerdings nicht sinnvoll, denn natürlich kommen Kinder durch ihre Freunde ganz automatisch an Bonbons und Schokolade. Beides ist in Maßen ja auch nicht verboten.

Eine ausgewogene Ernährung ist auch für Kinder wichtig. Abwechslungsreiche Kost fördert nicht nur die Gesundheit, sondern ermöglicht den Kindern auch, den Geschmack vieler verschiedener Lebensmittel kennen und schätzen zu lernen.

7.3 Babynahrung macht dick

Nicht allen Müttern ist es vergönnt, ihre Kinder zu stillen. Leider, denn die Zusammensetzung der Muttermilch ist genau auf die Bedürfnisse des Babys ausgerichtet. Ab einem bestimmten Zeitpunkt muss ohnehin mit adaptierter Milchnahrung zugefüttert werden, weil die Muttermilch nicht mehr ausreicht. Diese ist in ihrer Zusammensetzung der Muttermilch sehr ähnlich. Beide, Muttermilch und adaptierte Milchnahrung, haben einen eher geringen Sättigungsgrad. Das ist bei teiladaptierter Milch etwas anders. Ihr wird Stärke zugesetzt, die ein gewisses Sättigungsgefühl hervorruft. Diese Art von Babynahrung steht in der Kritik, dick zu machen. Das Baby weiß aber von selbst, wann es Hunger hat und wann nicht. Das heißt, es ist gar nicht wirklich in der Lage, zu viele Kalorien aufzunehmen, weil es instinktiv über seine Nahrung verfügt. An einer erhöhten Gewichtszunahme könnten höchstens die Eltern Schuld sein, die es zu gut meinen und zu viel Pulver auflösen. Eine zu dickflüssige Nahrung kann dann zu Verstopfungen führen, was aber im eigentlichen Sinne auch nicht dick macht. Nur eine erhöhte Dosierung kann zu Übergewicht bei Kleinkindern führen. Hier sind nicht die Hersteller, sondern die Eltern anzuklagen, die sich nicht an die vorgegebenen Portionen halten.

7.4 Gummibärchen übertragen Rinderwahnsinn

Sie lachen uns in den verschiedensten Farben an. Ihr Anblick lässt uns manchmal schmunzeln. Gummibärchen sind so schön zäh und doch elastisch. Im Kinderfernsehen sind die kleinen Gelatinewesen sogar immer für uns da, wenn wir sie brauchen. Wie beruhigend. Nein, wie beunruhigend. Gelatine ist der Stoff, der Gummibärchen ihre ganz besondere Konsistenz verleiht. Es ist aber auch ein Stoff, der aus Abfallprodukten der tierverarbeitenden Industrie gewonnen wird. Die Haut und die Knochen von Kälbern,

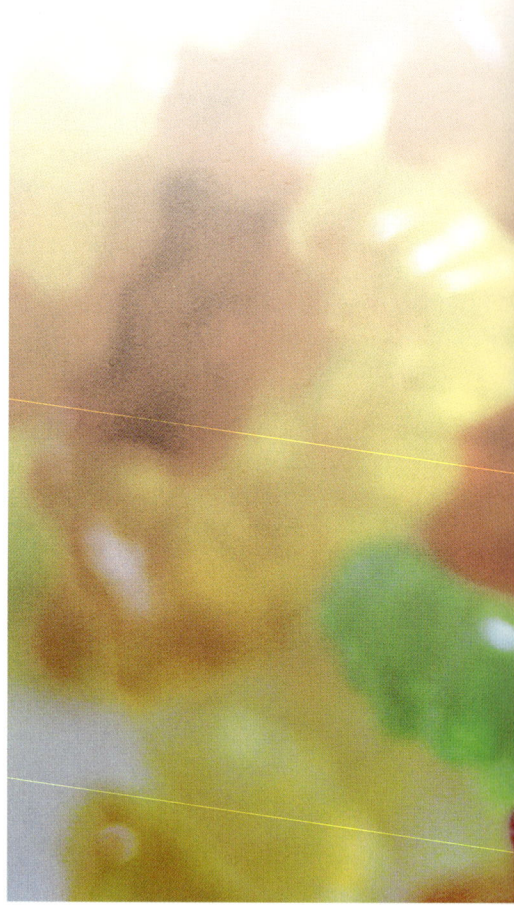

Schweinen und Rindern dienen bei der Gelatineherstellung als Rohstoffe. Doch was passiert mit den Knochen? Die Ausgangsmaterialien werden zunächst gewaschen und zerkleinert. Ihnen wird mittels heißem Wasser das Fett entzogen. Anschließend erfolgt die Trocknung des zerkleinerten Materials durch einen Heißluftstrom. Um die Mineralien aus dem Knochen zu lösen, kommt Salzsäure zum Einsatz. Danach werden die Knochenreste gründlich gewaschen. Der bei diesem Prozess entstehende Stoff, das Ossein, ist der Grundstoff für die Knochengelatine. Es folgen komplizierte chemisch-thermische Prozesse, die die Struktur der Vorstufe der Gelatine des Kollagens so verändern, dass Gelatine entsteht.

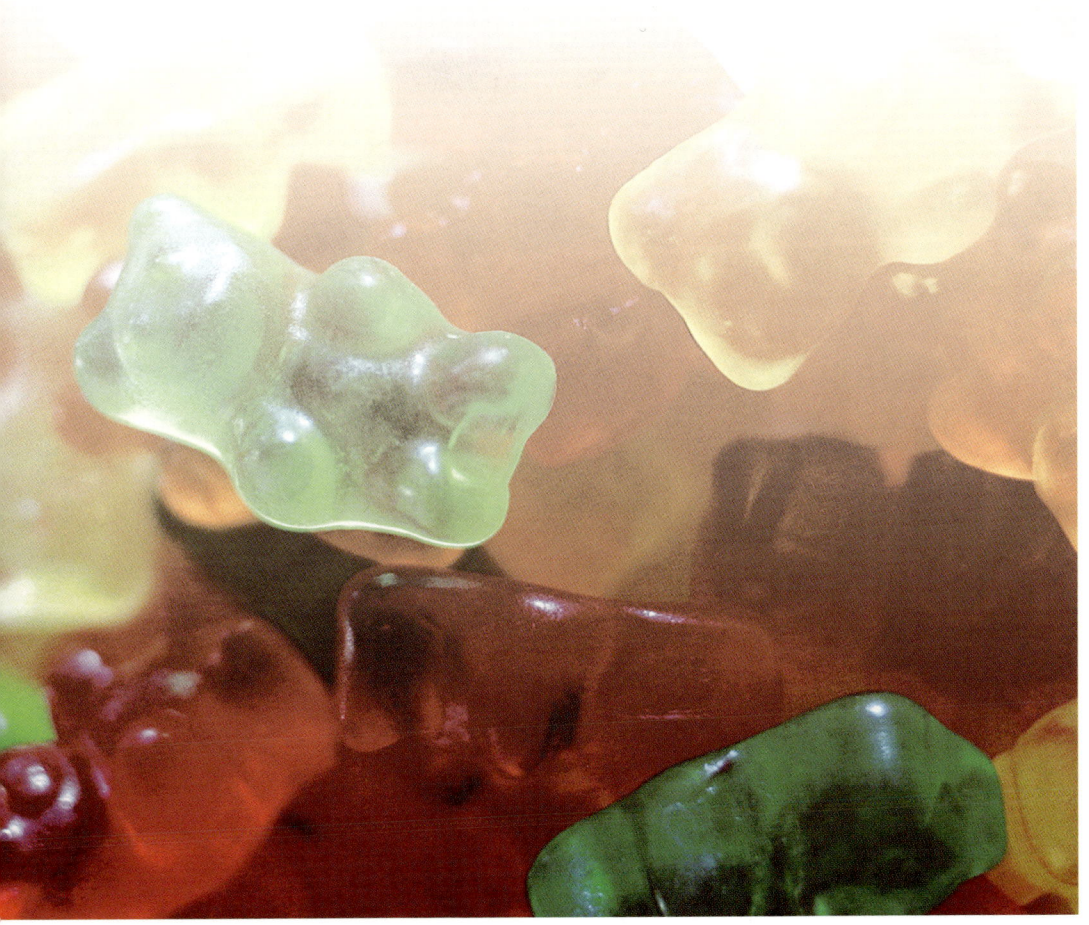

Rinderhaut und -knochen sind also bei diesem Prozess beteiligt. Doch zur Beruhigung sei gesagt, dass der überwiegende Teil der Gelatine aus Schweinematerialien gewonnen wird. Wissenschaftler halten es zudem für nahezu unmöglich, dass die Prionen, die für die Entstehung der Creutzfeldt-Jakob-Krankheit verantwortlich sind, diese Hitze- und Säurebehandlung überstehen. Gummibärchen werden also längst nicht mehr verdächtigt, BSE-ähnliche Erkrankungen beim Menschen zu übertragen. Zur Überwachung werden mittlerweile BSE-Schnelltests angewandt, die das Rind auf die gefährlichen Krankheitserreger testen. Solche Rinder dürfen nicht weiterverarbeitet werden.

Gummibärchen gehören zu den BSE-freien Lebensmitteln. Wenn Sie jedoch trotzdem Zweifel hegen, dann essen sie einfach „pflanzliche" Gummi-Leckereien. Deren Konsistenz entspricht zwar nicht der der Originale und sie sind meistens auch teurer, können aber garantiert keine Creutzfeldt-Jakob-Krankheit auslösen.

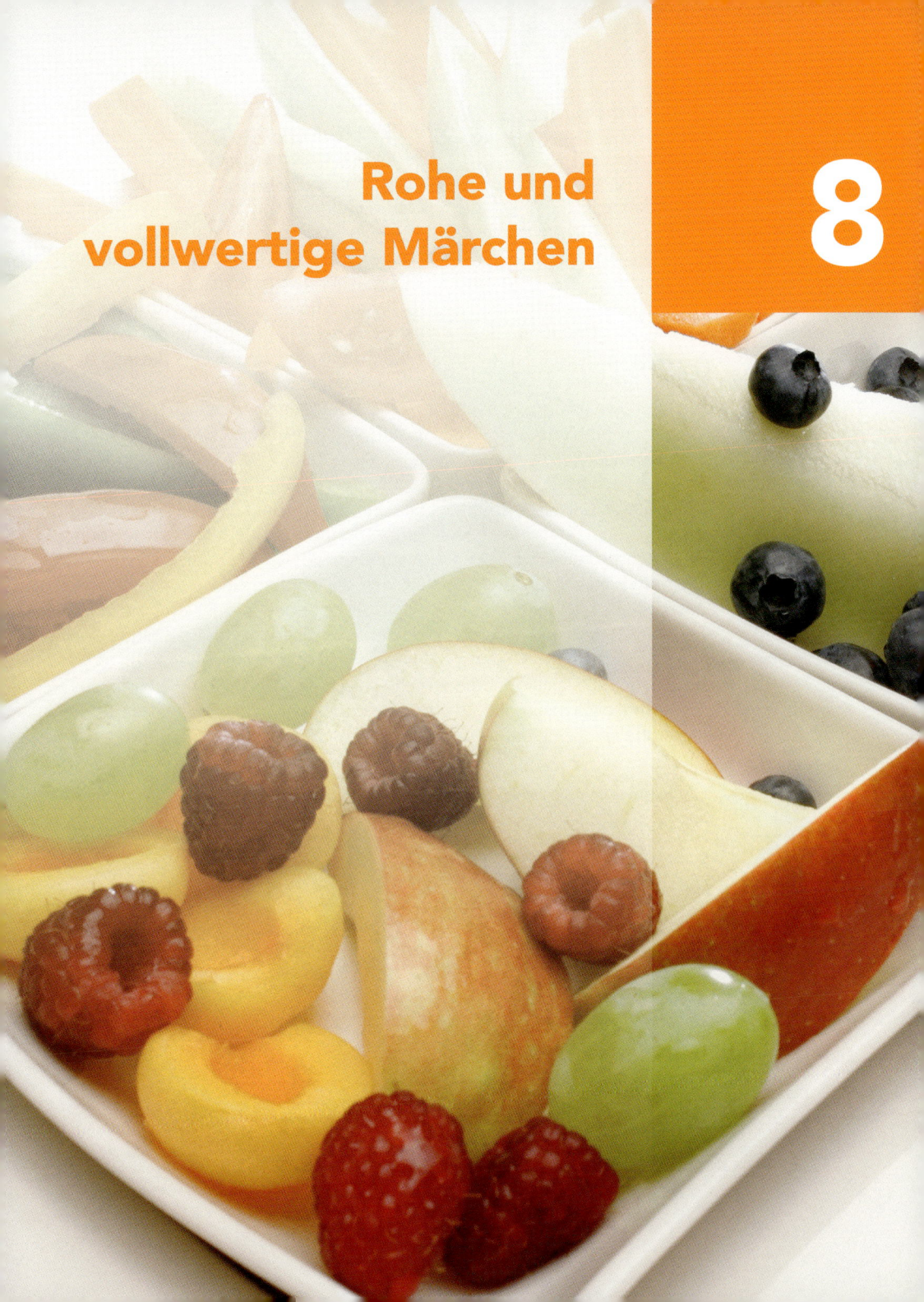

Rohe und vollwertige Märchen

8.1 Rohköstler ernähren sich gesund

Auch ein Märchen? – das werden sich die meisten Leser jetzt vielleicht ungläubig fragen. Rohkost ist natürlich nicht ungesund. Wenn dem so wäre, müsste man vor Salat und Obst warnen. Ungesund wird es aber für die vielen Menschen, die versuchen, sich allein von „roher Kost" zu ernähren. Das ist noch eine Stufe extremer als vegane Ernährung. Wie jede Form der einseitigen Ernährung, ist auch diese Form nicht empfehlenswert und auf jeden Fall ungesund.

Rohkost ist der Begriff für rohes, unverarbeitetes Obst und Gemüse. Ernährungsexperten und Mediziner predigen schon seit vielen Jahren, dass wir mehr solcher Lebensmittel verzehren sollen. Doch wer ausschließlich Rohkost isst, schafft es eher selten, dem Körper ausreichend Energie zuzuführen. Rohkost enthält besonders viele Ballaststoffe, die im Körper schwer oder gar nicht abbaubar sind. Ballaststoffe sind auch dafür bekannt, dass sie recht schnell ein Sättigungsgefühl hervorrufen. Unser Magen ist zwar ein Hohlmuskel, aber ab einem bestimmten Füllungsgrad kann er einfach nichts mehr aufnehmen. Wir könnten also schon aufgrund der geringen Energiedichte und des hohen Anteils an satt machenden Ballaststoffen nicht den täglichen Kalorienbedarf des Körpers decken, wenn wir uns nur durch Rohkost ernährten. Für Kinder ist sie deshalb besonders ungeeignet.

Doch von ausschließlicher Rohkost-Ernährung gehen noch weitere Gefahren aus: Viele rohe Lebensmittel sind sehr schwer verträglich oder sogar giftig. Es ist kein Zufall, dass wir Kartoffeln und grüne Bohnen vor dem Verzehr kochen. Auch Pflanzen schützen sich davor, gefressen zu werden, und da sie schlecht weglaufen können, produzieren sie Substanzen, die für mögliche Fraßfeinde – in diesem Fall der Mensch! – giftig oder schlecht bekömmlich sind. Selbst in Getreide finden wir solche Stoffe. Da Getreide aber nicht erst seit der Erfindung der

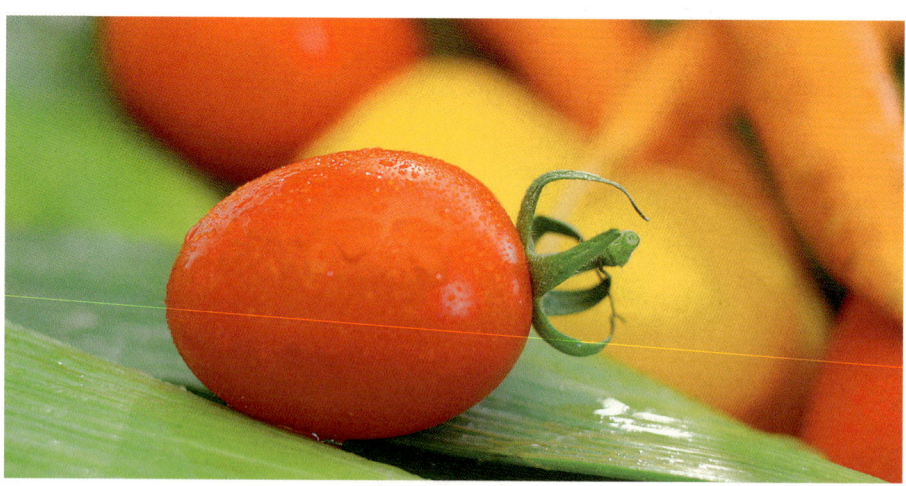

Pasta eine unglaublich wichtige Rolle in der Ernährung spielt, haben sich unsere Vorfahren schon früh Methoden ausgedacht, mit denen sie Korn zu Mehl verarbeiten konnten. Brot ist auch nur erhitztes Mehl.

Der ernährungsphysiologische Wert mancher Gemüsesorten steigt durch das Erhitzen, z. B. beim Kochen, sogar noch an. Wertvolle Vitamine und Mineralstoffe, wie beispielsweise das Lykopin der Tomate, werden beim Garen erst für die Verdauung verfügbar gemacht.

In einer Studie der Universität Gießen wurde festgestellt, dass viele Rohköstler zu wenig, gar nichts oder aber nur destilliertes Wasser trinken. Das spricht auch nicht gerade für diese Ernährungsweise.

Abgesehen davon, dass bei reiner Rohkost viele Nährstoffe eher schlecht aufgenommen werden, bieten pflanzliche Lebensmittel ein eher geringes Angebot an bestimmten Nährstoffen, wie zum Beispiel Eiweiß, B-Vitamine, Kalzium und Eisen. Es kann also bei den betroffenen Rohköstlern durchaus zu gravierenden Mangelerscheinungen kommen. So haben junge Frauen, die sich auf diese Weise ernähren, oft einen gestörten Menstruationszyklus.

Doch natürlich muss auch erwähnt werden, dass bestimmte Vitamine beim Kochen auch zerstört werden können, wie beispielsweise das Vitamin C. Durch das Abgießen des Kochwassers gelangen viele Vitamine und Mineralstoffe einfach

in den Ausguss. Daher empfiehlt die Deutsche Gesellschaft für Ernährung, dass wir die Hälfte der Menge, die wir im optimalen Fall an Obst und Gemüse aufnehmen, roh verzehren sollen.

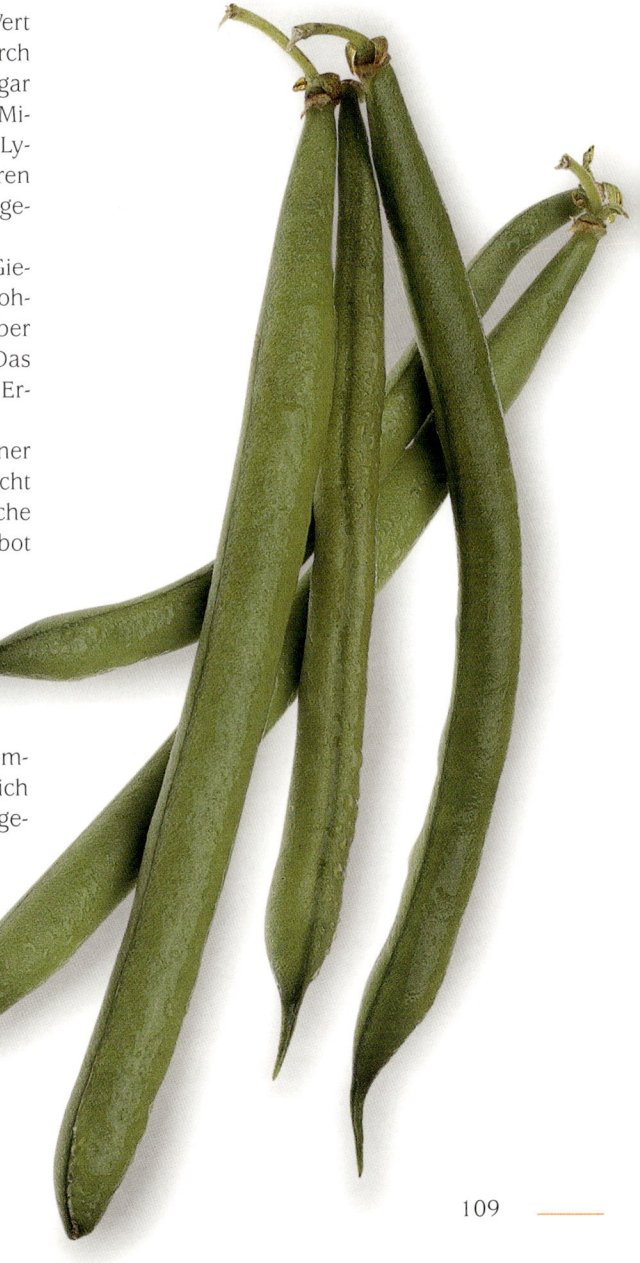

Zusammenfassend sei gesagt: Rohes Obst und Gemüse ist grundsätzlich gesund. Es ist reich an Vitaminen und Mineralstoffen und liefert auch unseren Geschmacksnerven einen außergewöhnlichen Genuss. Die Kaumuskeln sind gefordert, und die Ballaststoffe binden Wasser, verhindern Verstopfungen und haben wahrscheinlich auch positive Effekte auf den Cholesterinspiegel. Doch wer sich *ausschließlich* von ungegarten pflanzlichen Lebensmitteln ernährt, tut sich und seinem Körper nichts Gutes. Ernähren Sie sich bitte stets ausgewogen und nie einseitig!

8.2 Rohkost am Abend gärt im Magen

Hier erlaube der Leser einen kleinen Exkurs in sein Innerstes und dessen Funktionsweise. Die aufgenommene Nahrung passiert zunächst die Mundhöhle. Dort wird das Essen zerkleinert und zum Teil sogar schon vorverdaut. Im Mund sind nämlich Enzyme am Werk, die Kohlenhydrate spalten können. Dadurch hat der restliche Verdauungstrakt nicht mehr so viel zu tun.

Über die Speiseröhre wird der vorverdaute Nahrungsbrei in den Magen transportiert, den wichtigsten Ort der Proteinverdauung. Damit dies geschieht, wird der Magen erst einmal so richtig sauer. Damit aktiviert er einen Eiweiß spaltenden Abbaukatalysator, das Pepsin. Das zerkleinert die Proteine zu Peptiden, die dann im Dünndarm weiter zu Aminosäuren abgebaut werden. Ansonsten übernimmt der Magen keine ausschlaggebenden Funktionen in der Verdauung von Nahrungsmitteln. Denn die im Mund vorverdauten Kohlenhydrate

werden erst im Dickdarm mit Hilfe des Bauchspeicheldrüsensekrets weiter aufgespalten. Die in der Nahrung enthaltenen Fette werden nicht im Magen verdaut. Hierfür sind die Gallensäuren verantwortlich, sie emulgieren die Fette im Dünndarm und bereiten sie somit für die Fett spaltenden Enzyme (Lipase), die ebenfalls im Bauchspeicheldrüsensekret enthalten sind, vor.

Was bedeutet nun eigentlich Gärung? Gärung ist ein Abbauprozess von Kohlenhydraten, der unter sauerstoffarmen Bedingungen hauptsächlich von Bakterien durchgeführt werden kann. Nach Möglichkeit sollte niemand Bakterien im Magen haben, und normalerweise wirkt die Magensäure einer Ausbreitung von Bakterien entgegen. Wenn nun wirklich Mikroorganismen der Magensäure standhalten, so können diese nicht gesund für den Körper sein.

Fakt ist jedoch, dass die „guten" Darmbakterien in der Lage sind, einige Stoffe zu verwerten, die der Körper alleine gar nicht verdauen könnte. Dazu gehören sogar bestimmte Ballaststoffe. Jedoch sind wir keine Wiederkäuer und deshalb nicht in der Lage, Rohkost im Magen zu vergären. Der Pansen von Kühen und anderen Cellulose-Verwertern ist dicht besiedelt von Mikroorganismen, die in der Lage sind, ganz komplexe Kohlenhydrate abzubauen. Eine Gärung kann beim Menschen also nur im Dickdarm stattfinden. Das dauert auch eine ganze Weile, nämlich mehrere Stunden, findet aber grundsätzlich immer dann statt, wenn wir Nahrung aufnehmen – und nicht nur abends oder über Nacht. Wann Sie Rohkost bzw. Ballaststoffe essen, ist also relativ egal. Wenn Sie sich dabei wohler fühlen, dann können Sie ruhig auch zum Abendbrot einen Salat verzehren.

8.3 Vollwertkost ist immer gesund

Viel Obst und Gemüse sowie Getreide in oft unverarbeiteter Form ist nach der Meinung der meisten Menschen das Gesündeste überhaupt. Schließlich liefern uns diese Nahrungsmittel nicht nur Unmengen an Vitaminen und Mineralstoffen, sondern helfen uns mit ihren Ballaststoffen, weniger zu essen, da sie bekanntlich schneller satt machen. Kein Ernährungswissenschaftler dieser Welt würde diese Aussage bezweifeln, aber man muss besonders bei Vollwertkost genau differenzieren, was man wie essen sollte.

Viele Leser, die sich vollwertig zu ernähren versuchen, werden bereits festgestellt haben, dass die Form der Nahrungsaufnahme mitunter zu so unangenehmen Nebenwirkungen wie Durchfall und Blähungen führen kann.

Das liegt ganz einfach daran, dass auch Pflanzen nicht unbedingt erfreut darüber sind, gegessen zu werden. Natürlich möchten wir an dieser Stelle nicht auf das mögliche Vorhandensein einer Seele bei Bäumen, Sträuchern oder anderen Pflanzen anspielen. Aber auch Pflanzen wollen sich erfolgreich fortpflanzen und haben hierbei Schutzmechanismen entwickelt, die davor bewahren sollen, dass ihre Samen von Tieren oder Menschen ungestraft verzehrt werden. So beinhalten bestimmte Samenhüllen sogar Giftstoffe, wie es z. B. bei der Tollkirsche der Fall ist.

Die Solanine in unreifen Tomaten und Kartoffeln sind ebenfalls schädlich für den Menschen, so dass wir gelernt haben, diese Lebensmittel vor dem Verzehr zu verarbeiten, um solche Substanzen unschädlich zu machen. So genannte Enzyminhibitoren, die in zahlreichen rohen pflanzlichen Lebensmitteln zu finden sind, schalten einige unserer Verdauungsenzyme einfach aus. Dadurch müssen die Darmbakterien die Aufgaben

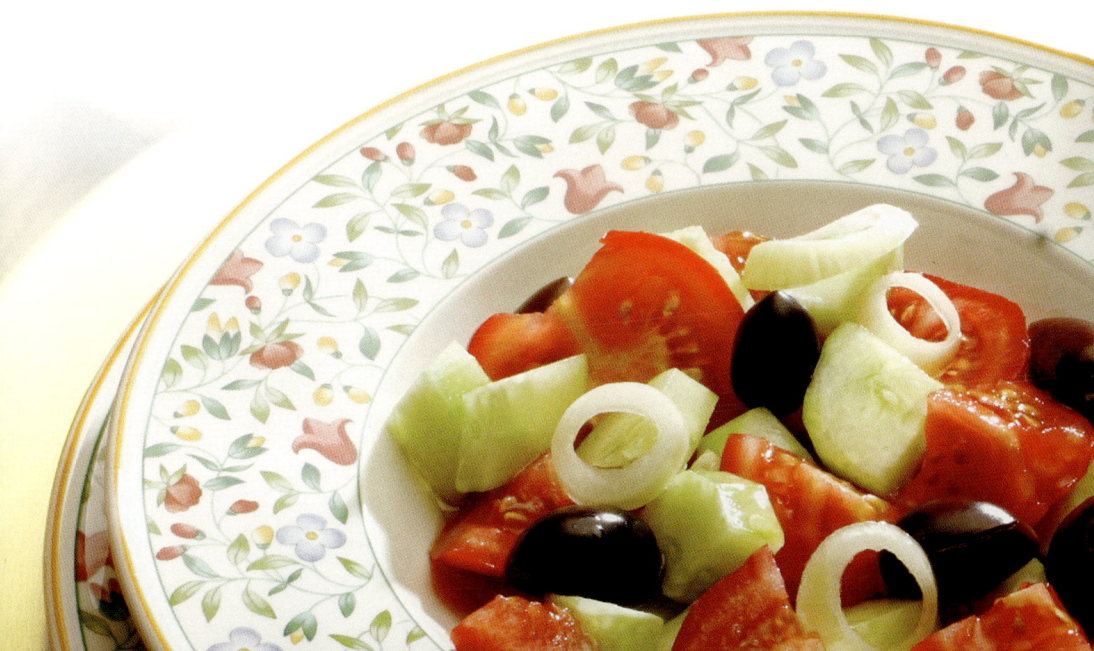

unserer Enzyme einfach mit übernehmen. Jedoch entstehen bei der Umsetzung bestimmter Stoffe durch die Bakterien, die sich in unserem Darm befinden, oft „giftige" Verbindungen, so genannte Gärungs- und Fäulnisgifte. Diese können sogar ins Blut gelangen. Die Darmschleimhaut kann durch diese Ernährungsweise geschädigt werden, was wiederum zu einer Schädigung des Immunsystems führt. Unsere Darmschleimhaut ist nämlich die erste und gleichzeitig wichtigste Barriere unseres Immunsystems. Nahrungsmittelunverträglichkeiten können sich bei einer kaputten Darmschleimhaut leichter ausprägen.

Zu einer guten Vollwerternährung gehört auch ein recht umfangreicher Konsum von Vollkornprodukten. Sicher würde spontan auch niemand in Frage stellen, dass Vollkornbrot gesund ist. Volles Korn bedeutet aber auch, dass die Randschichten des Getreidekorns nicht abgelöst werden. In diesen Randschichten befinden sich zwar wertvolle Vitamine und Mineralstoffe, aber auch Phytinsäure (auch Phytat genannt). Das ist ein Stoff, der für das Getreide unglaublich wichtig ist. Zum einen bietet er Schutz vor Fraßfeinden, zum anderen ist er beim Keimen des Korns ein wichtiger Energielieferant. Doch Phytat wirkt sich in unserem Verdauungssystem eher schädlich auf die Aufnahme verschiedener Mineralstoffe wie Eisen, Zink, Kalzium oder Magnesium aus. Pure Körnerkost kann also zu einer Mangelernährung führen. Der Mensch hat jedoch schon früh Mechanismen entwickelt, um diese negativen Effekte zu verringern: Das Korn wird normalerweise von der Schale getrennt. Außerdem kann die Phytinsäure auch durch im Korn enthal-

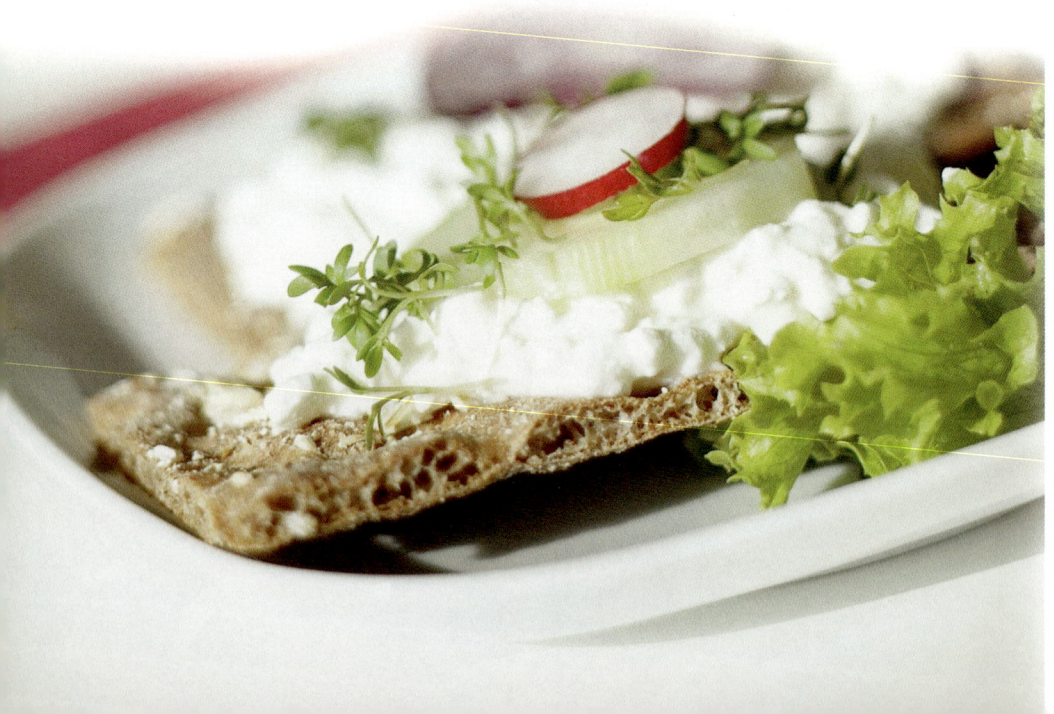

Welche Aufgaben erfüllen Ballaststoffe?

Eigenschaft	Effekt
Quellfähigkeit	verkürzte Passagezeit durch den Darm erhöhte Beweglichkeit des Dünndarms erhöhtes Stuhlvolumen weichere Beschaffenheit des Stuhls
Gelbildung	Nahrung verbleibt länger im Magen teilweise erniedrigte Aufnahme von Kohlenhydraten und Fetten
Sterolbindung	Absorption von Cholesterin und Gallensäuren vermindert
Mikrobielle Verwertbarkeit	mehr Darmbakterien unterstützen die Verdauung im Darm Bildung von Krebs hemmenden kurzkettigen Fettsäuren und Gasen

tene Enzyme abgebaut und somit unschädlich gemacht werden. Dazu sind ganz besondere Bedingungen notwendig, wie dies auch bei der natürlichen Sauerteigverarbeitung – Roggenmehl wird über einen Sauerteig geführt – der Fall ist. Diese Prozedur ist zwar relativ langwierig, aber sehr effektiv. Leider wurde in den letzten Jahren versucht, die Säuerung des Brotteigs ökonomischer zu gestalten. Um keine kostbare Zeit zu verschwenden, werden Säuren, Mineralsalze und Enzyme eingesetzt. Dabei wird jedoch kaum Phytat abgebaut.

Generell kann man sagen, dass die Elemente der Vollwerternährung nicht grundsätzlich als negativ zu betrachten sind. Nur etwa zwei Prozent der deutschen Bevölkerung essen beispielsweise ausreichend Obst und Gemüse. Man muss jedoch berücksichtigen, dass die Menschheit im Zuge ihrer Entwicklungsgeschichte Wege und Mittel gefunden hat, um pflanzliche Lebensmittel verträglich zu machen. Der dauerhafte Verzehr von großen Mengen unverarbeiteter pflanzlicher Lebensmittel, also Obst und Gemüse, aber auch Getreide, ist grundsätzlich nicht empfehlenswert.

8.4 Ballaststoffe sind Ballast

Das muss ja richtig sein, denn schließlich steckt's schon im Namen drin. Ballaststoffe sind völlig überflüssige Substanzen, die der Körper sinnloserweise aufnimmt, durch das Verdauungssystem schleust und rasch wieder ausscheidet. Sie werden in unserem Magen-Darm-Trakt praktisch nicht verändert, denn uns fehlen die Enzyme, um Ballaststoffe aufzuschließen. Sie haben keine Kalorien und gehören nicht zu den Vitaminen und Mineralstoffen, also sind sie unnütz. Und da im Wort Ballast auch „Last" steckt, schleppen wir diese Substanzen schwer mit uns herum.

Das stimmt so ganz sicher nicht. Denn unendlich viele Studien zum Thema ballaststoffreiche Ernährungen können nicht irren, auch wenn Forscher den scheinbar unverdaulichen Pflanzenbestandteilen zunächst diesen irreführenden Namen verpasst haben. Schon ab 1972 begannen die Ärzte Dr. Denis Burkitt und Dr. Hugh Trowell mit der so genannten „Ballaststoff-Hypothese" die positiven Effekte einer ballaststoffreichen Kost herauszuarbeiten. Sie legten beson-

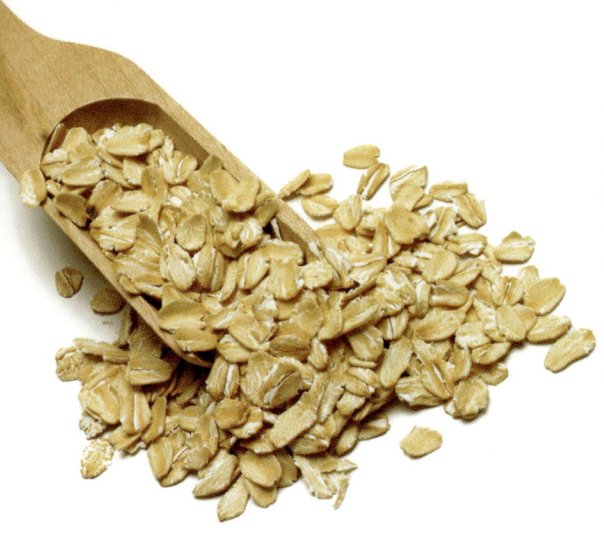

deres Augenmerk auf die afrikanische Bevölkerung und stellten fest, dass Afrikaner, deren Nahrung besonders reich an pflanzlichen Ballaststoffen war, eher selten an bestimmten Erkrankungen, die wir heute Zivilisationskrankheiten nennen, litten. Kaum ein Afrikaner schlägt sich mit zu hohen Cholesterinwerten herum und läuft Gefahr, an koronarer Herzkrankheit zu erkranken. Dort ist die Wahrscheinlichkeit, einen dickleibigen Menschen mit Diabetes mellitus Typ 2 anzutreffen, eher gering.

Doch was sind eigentlich diese mysteriösen Ballaststoffe? Es sind Teile von Pflanzenzellen, die der Mensch mit Hilfe seiner eigenen Enzyme nicht abbauen und somit ohne fremde Hilfe nicht aufnehmen kann. Erst Bakterien, die sich in unserem Darm angesiedelt haben, können die komplexe Struktur einiger Ballaststoffe aufspalten und machen die daraus entstehenden Kohlenhydrate für den Menschen verfügbar. Bei diesen Stoffen handelt es sich z. B. um Vielfachzucker, die keine stärkeähnliche Struktur aufweisen: unverdauliche Mehrfachzu-

cker, resistente Stärke sowie Lignin. Aufgrund ihrer besonderen Eigenschaften lösen sie in unserem Verdauungssystem bestimmte Effekte aus. Einige Beispiele werden in der Tabelle auf Seite 13 aufgeführt.

Diese Effekte sind zwar nicht ausschließlich als positiv zu bewerten, aber sie helfen trotzdem bei der Vermeidung verschiedener Zivilisationskrankheiten, indem sie z. B. einen Beitrag zur Senkung des Cholesterinspiegels leisten. Denn Fette werden langsamer aufgenommen, wenn die Nahrung ballaststoffreich war. Die beim mikrobiellen Abbau von Ballaststoffen im Darm entstehenden kurzkettigen Fettsäuren, wie z. B. die Buttersäure, wirken sich auf sehr viele verschiedene Mechanismen aus, die das Darmkrebsrisiko verringern können. Auch bei entzündlichen Darmerkrankungen hilft die Buttersäure wahrscheinlich. Ballaststoffe treten erfolgreich den Kampf gegen Verstopfungen oder Hämorrhoiden an. Sie helfen beim Abnehmen, indem sie im Magen länger verweilen und somit länger für ein Sättigungsgefühl sorgen sowie den Darm weniger Kalorien resorbieren lassen. Ballaststoffe kommen sogar Diabetes-Patienten zugute, denn sie lassen z. B. den Blutzuckerspiegel weniger rasch und stark ansteigen.

In unseren Breiten wurden im Verlauf der Menschwerdung immer weniger Ballaststoffe gegessen: Während die Nahrung unserer Vorfahren vor einer Millionen Jahre noch zu 25 Prozent aus solch unlöslichen Fasern bestand, sind es heute gerade einmal ein Zehntel dessen. Das liegt mitunter daran, dass wir unser Mehl immer feiner ausmahlen können, dass wir immer mehr auf Fleisch verzichtet haben und die stärkereiche Kartoffel die Ballaststoffbombe Getreide immer mehr vom Speiseplan verdrängt hat.

Doch laut Umfragen weiß über die Hälfte der Deutschen mittlerweile, dass ballaststoffreiche Ernährung gesund ist. Ballaststoffe sind also ganz sicher kein unnötiger Ballast, sondern einfache Hilfsmittel in der Bekämpfung zahlreicher Volkskrankheiten. Wir finden sie in großen Mengen in Obst, Gemüse und Vollkornprodukten. Versuchen Sie also sich an die Empfehlungen der WHO zu halten: Essen Sie fünf Portionen Obst und Gemüse pro Tag!

8.5 In Obst und Gemüse steckt nichts mehr drin

Bei manchen Märchen, die in den Medien verbreitet werden, bekommt man zu Recht den Eindruck: Bad news are good news. Eigentlich sollten wir gar nichts mehr essen können und dürfen. Mittlerweile sind auch Obst und Gemüse nicht mehr das, was sie einmal waren.

Das kann nicht sein! Gerade Obst und Gemüse sind wichtige Vitamin- und Mineralstoffspender und regen mit ihren Ballaststoffen auch noch die Verdauung an. Natürlich zählen die

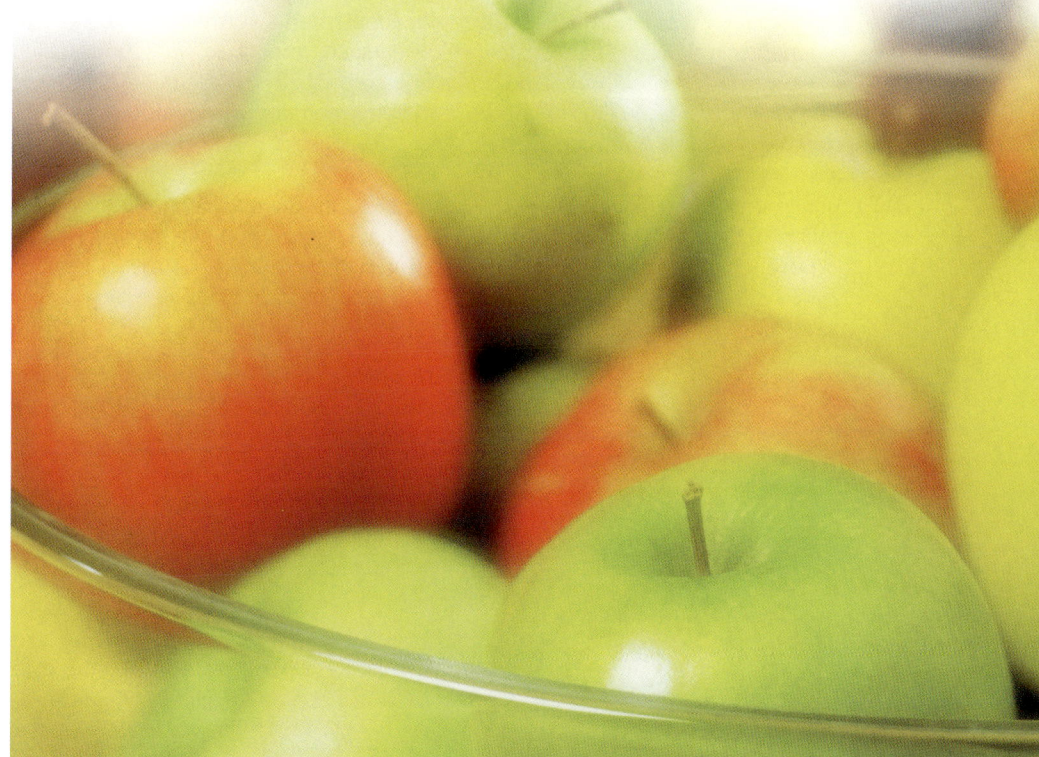

meisten Obst- und Gemüsesorten aufgrund ihres hohen Wassergehaltes nicht gerade zu den Kalorienbomben. Der Gehalt an Vitaminen und Mineralstoffen ist je nach Obst- bzw. Gemüsesorte sowie je nach Jahreszeit unterschiedlich. Natürlich kann ein Apfel, der mehrere Monate eingelagert wurde, nicht mehr annähernd so viel Vitamin C enthalten, wie das frisch vom Baum gepflückte Obst. Denn der Apfel produziert diesen Stoff ja nicht dafür, dass er seinem Vertilger, in diesem Falle dem Menschen, zugute kommt, sondern um sich selbst gegen oxidative Schäden zu schützen. Je länger eine Frucht gelagert wird und je weiter der Transportweg ist, umso mehr verliert sie an wertvollen Schutzsubstanzen. Dazu gehören auch die neuerdings stark angepriesenen sekundären Pflanzenstoffe. Vergleicht man die Nährwertlexika der letzten Jahre mit älteren Exemplaren, so könnte man fast den Eindruck gewinnen, dass sich neue protektive Stoffe in die Lebensmittel pflanzlicher Herkunft eingeschlichen haben. Natürlich waren sie schon immer drin, die Wissenschaft wusste nur noch nichts von ihrer Existenz und Wirkung.

Wichtig ist natürlich auch, dass wieder mehr einheimisches Obst und Gemüse auf dem Speiseplan stehen. Gegen Tiefkühl- und Dosenfrüchte und -gemüse ist nichts einzuwenden. Im Gegenteil, sie bilden besonders in den Wintermonaten eine sinnvolle Alternative zu den tropischen Exportschlagern aus weit entfernten Regionen mit ihren durch den weiten Transport verursachten Vitamin- und Sekundärstoffverlusten. Dass dubiosen Anbietern von „Zusatzvitaminen" ein angeblich geringerer Gehalt an wertvollen Inhaltsstoffen von Obst und Gemüse zugute kommt, steht außer Frage. Dem gegenüber weisen seriöse Unternehmen, die Supplemente vertreiben, lediglich auf die Tatsache hin, dass wir grundsätzlich zu wenig Obst und Gemüse verzehren und damit oft das Vitaminoptimum nicht erreichen können. Sie plädieren jedoch zunächst für eine ausreichende Aufnahme der natürlichen Lieferanten, erst in zweiter Linie empfehlen sie den Konsumenten ihre Produkte.

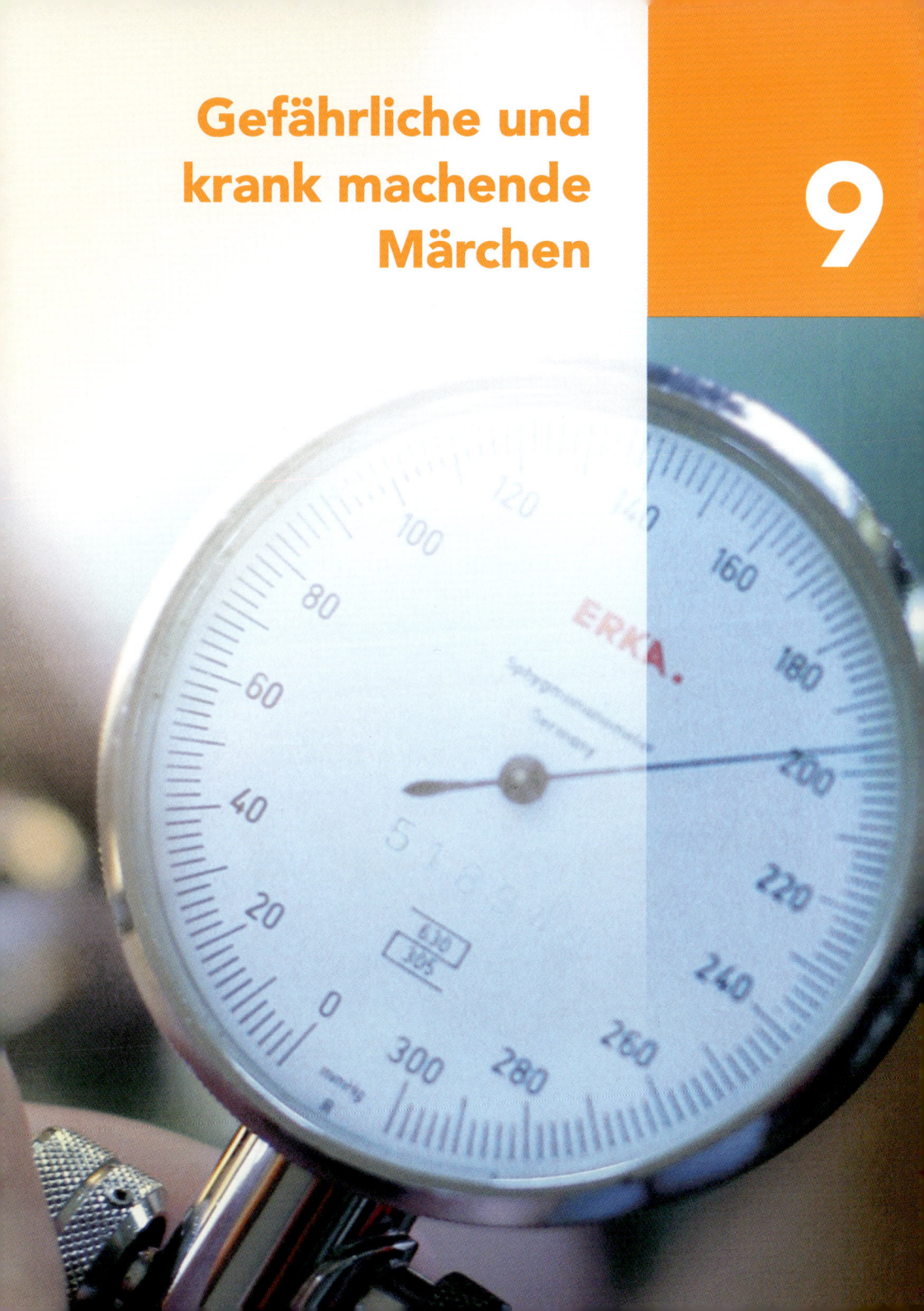

Gefährliche und krank machende Märchen

9

9.1 Dreck reinigt den Magen

Wir leben in einem so genannten zivilisierten Land und dürfen täglich alle Errungenschaften dieser Zivilisation genießen. Sauberes trinkbares Wasser bekommen wir direkt aus dem Wasserhahn. Eine komplett ausgebaute Kanalisation und Klärgruben sorgen dafür, dass das gebrauchte Schmutzwasser und unsere Fäkalien so schnell wie möglich von unserem Wirkungsbereich abtransportiert werden. Im Gegensatz zum Mittelalter liegt kaum mehr Müll auf den Straßen, denn unsere Straßenreinigung und Müllabfuhr arbeiten gründlich und meist zuverlässig. Auch Konservierungsstoffe gehören zu solchen Errungenschaften,

die in Deutschland tagtäglich zahlreiche Lebensmittelvergiftungen verhindern. All diese Vorteile des modernen Lebens tragen dazu bei, dass sich bestimmte Infektionskrankheiten nicht unkontrolliert ausbreiten können. Gezielt unreine Lebensmittel zu genießen, mit der Absicht, dem Magen damit etwas Gutes zu tun, kann also nicht im Sinne der Gesundheit sein.

Jedoch sind wir selbst eine regelrechte Herberge für Keime jeglicher Art. Unser Darm und unsere Haut beispielsweise sind übersät von Bakterien, Viren und Pilzen. Zum Glück, denn sie sind im Darm für die Umwandlung verschiedener Nahrungsbestandteile vonnöten, und auf der Haut bilden sie einen Säureschutz. Bei zu intensiver Hygiene der

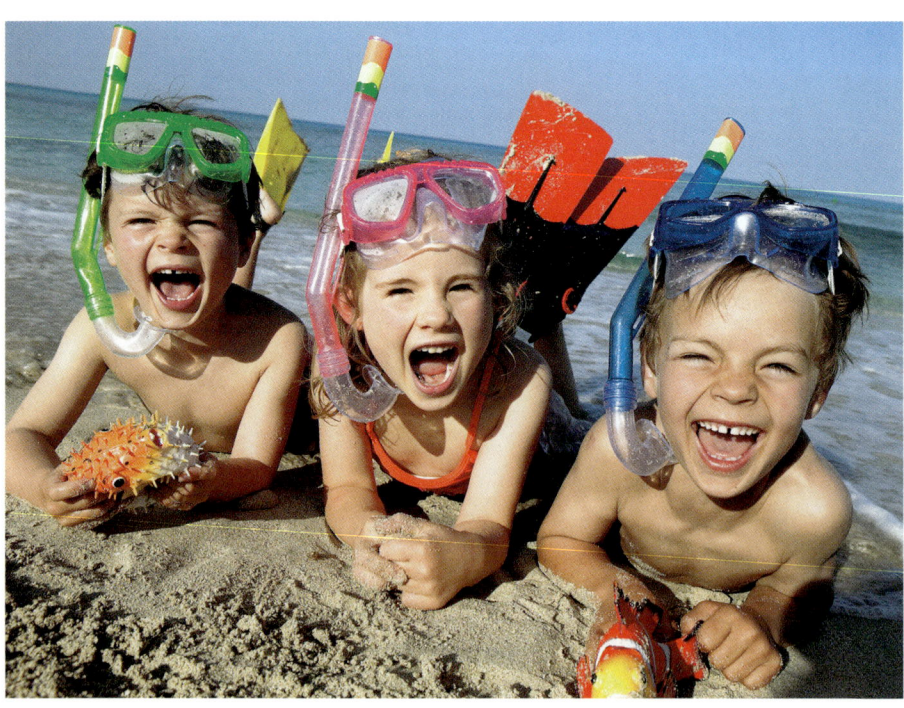

Haut waschen wir also einfach unseren Schutzfilm weg, wodurch bestimmte Hautkrankheiten erst entstehen können. Um unser Verdauungssystem zu stärken, gehen wir sogar so weit, dass wir freiwillig keimhaltige Lebensmittel verzehren. Manche Menschen geben für mehr Keime auch bereitwillig mehr Geld aus. Das glauben Sie nicht? Essen Sie keinen Joghurt oder trinken Sie nicht die angepriesenen probiotischen Getränke? Schade, Sie enthalten Ihrem Körper wirklich etwas vor, sowohl an Genuss als auch an helfenden Bakterien.

Doch wo kommen in unserer sauberen Welt noch andere Keime vor? Warum können wir uns erkälten oder über Wunden infizieren? Keime gibt es überall. Sie schwirren um uns in der Luft herum oder besiedeln den Boden. Einige von ihnen können uns sogar gefährlich werden, doch meist ist unser natürliches Abwehrsystem stärker.

Besonders kleine Kinder neigen dazu, alles, was sich in ihrer Reichweite befindet, anzufassen und in den Mund zu stecken. Das Abwehrsystem der Kleinen ist jedoch noch nicht so gut ausgebildet wie das von Erwachsenen. Daher sind sie eher anfällig für so genannte Bagatellinfektionen. Diese Infekte stärken aber auch gleichzeitig das Immunsystem und wirken der Entstehung von Allergien entgegen. Zu viel Hygiene fördert Allergien, ebenso der vermehrte Einsatz von Antibiotika in der Medizin und Tierhaltung, die Abgase des Straßenverkehrs und das oft eher rar ausfallende Lüften unserer bewohnten Räumlichkeiten. Landkinder sind übrigens weniger von Allergien betroffen als Stadtkinder. Scheinbar sorgt ein bisschen Dreck im Leben dafür, dass es uns besser geht. Auch eine Studie, die mit deutschen, österreichischen und schweizer Schulkindern durchgeführt wurde, zeigte, dass Umweltgegebenheiten einen entscheidenden Einfluss auf das Immunsystem haben. So wurde bei Landkindern eine verstärkte Resistenz gegen bestimmte Allergieauslöser gefunden.

Also reinigt Dreck den Magen doch, oder stärkt das Immunsystem? Das mit dem Immunsystem stimmt schon irgendwie, auch wenn Sie deswegen trotzdem keinen Dreck als Vorspeise servieren sollten. Denn dem Magen nützt purer Dreck nun wirklich nicht. Unser Verdauungstrakt ist ein empfindliches Organsystem, das nur einem gewissen Angriff von Krankheitserregern standhalten kann. Das kennen wir von der Magen-Darm-Infektion im Urlaub in einem weniger entwickelten Land, in dem die Trinkwasserversorgung nicht so gut funktioniert wie bei uns und wir von Keimen attackiert werden, die unser Körper aus deutschen Gefilden nicht kennt.

Neben schlecht gereinigten Lebensmitteln sind rohes Fleisch und roher Fisch riskant, da sie aufgrund ihrer Zusammensetzung lästige Krankheitserreger wie Salmonellen geradezu anziehen. Man sollte diese Lebensmittel also garen und die Gerätschaften, die man zur Zubereitung verwendet, hinterher ordentlich reinigen. Ein Wurmbefall des Verdauungssystems, der durch den Verzehr von ungewaschenen Lebensmitteln übertragen werden kann, ist nicht unbedingt ungefährlich.

In der Küche ist gründliche Hygiene eine Pflicht. Auch Lappen und Schwämme, die in der Küche zum Einsatz kommen, sollten regelmäßig gewechselt werden. Im sonstigen Leben sollte man manchmal nicht zu streng mit sich selbst und seinen Kindern sein.

Der Spruch „Dreck reinigt den Magen" stimmt also nur bedingt. Wer Dreck isst, läuft Gefahr, sich bestimmte Krankheiten zuzuziehen.

9.2 Fasten macht schlank und hält gesund

Schon zu Anfang sei verraten, dass dem ganz sicher nicht so ist! Fasten ist schlimmer als jede Diät, besonders wenn es ohne ärztliche Kontrolle erfolgt. Aber erlauben Sie zunächst einen kleinen Exkurs in die Welt des Fastens.

In der Geschichte der Menschheit gehörte Fasten zum Alltagsleben. Das lag zum einen an dem saisonal schwankenden Nahrungsangebot und zum anderen daran, dass weder Gefrierschränke noch Konservendosen eine unversehrte Langlebigkeit der Lebensmittel gewährleisten konnten. Seit weniger als einhundert Jahren ist die Bevölkerung der westlichen Welt erst in der Lage, sogar einen Nahrungsmittelüberschuss zu produzieren. Heutzutage kann sich bei uns zwar jeder ausreichend zu essen kaufen, aber trotzdem fasten wir eigentlich täglich, sozusagen im Schlaf. Denn nachts sinkt der Insulinspiegel, und die in der Leber in Form von Glykogen gespeicherten Kohlenhydrate werden abgebaut. Zur Energiebereitstellung dienen nun auch Aminosäuren. Auch wenn wir krank sind, verlieren wir meist den Appetit und fasten mehr oder weniger unfreiwillig, um den Körper nicht zusätzlich mit der Verdauung zu belasten.

Manche fasten aus religiösen Gründen: In nahezu jeder religiösen Gemeinschaft wird zu bestimmten Zeiten auf sämtliche oder nur bestimmte Nahrungsmittel verzichtet. Ansonsten fasten viele Menschen in der westlichen Welt freiwillig, im Glauben, dass sie damit abnehmen können oder zumindest ihrer Gesundheit etwas Gutes tun. Oft taucht in diesem Zusammenhang auch das berühmte oder doch eher berüchtigte Wort „entschlacken" auf. Der Fastende will sich schädlicher Stoffe entledigen, die dem Körper angeblich wie ein Stein im Magen liegen und die er von dort einfach nicht mehr loswird. Es sei denn, er verzichtet auf eine der drei wichtigsten Essenzen, die er neben Luft und Wasser zum Leben braucht – auf die Nahrung.

Aber beginnen wir mit dem Märchen „Fasten macht schlank"!

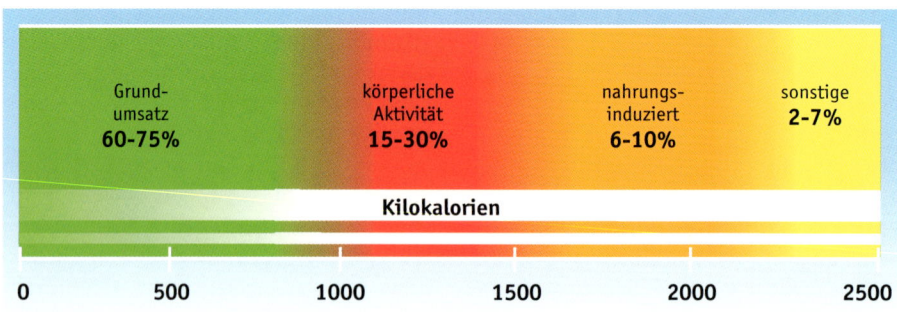

Komponenten des menschlichen Energiebedarfs

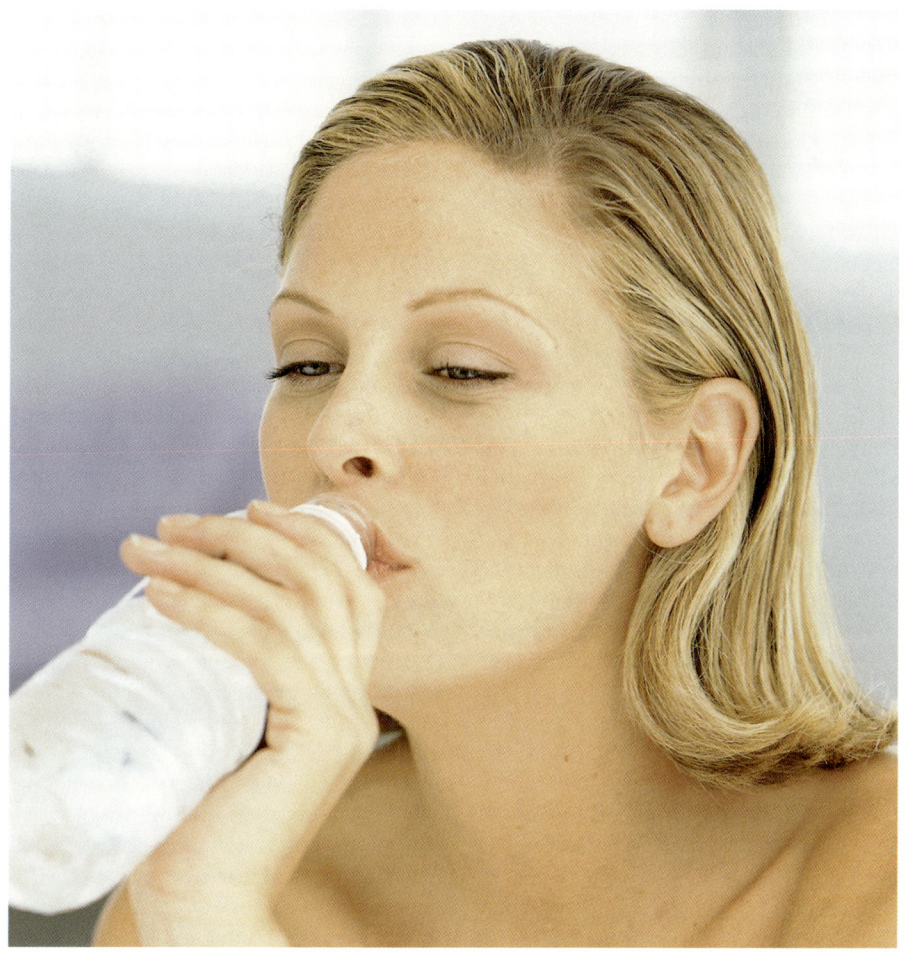

Mindestens 1200 Kalorien und 60 g Eiweiß braucht der Mensch jeden Tag, einfach nur, um zu existieren. Dazu müsste er sich in absoluter Ruhe befinden. Denn auch wenn wir meinen, nichts zu tun, tut unser Körper etwas: Er produziert Energie, genauer gesagt mindestens 8 Watt. Wenn wir dann doch mal etwas mehr tun, dann schafft der Körper bis zu 300 Watt, und die ganz aktiven unter uns schaffen schon niedrigere Mikrowellen-Werte von ca. 600 Watt. 1 Watt entspricht in etwa 0,24 Kalorien pro Sekunde. Glücklicherweise muss in unseren Sphären kaum jemand rund um die Uhr arbeiten, denn sonst müsste er bis zu 6220 Kalorien pro Tag aufnehmen. Dann könnte er kaum noch etwas anderes tun als essen und käme nicht zum Arbeiten. Völlig unmöglich also.

Wenn jemand fastet, spart er also sogar die Energie ein, die sein Körper zum Dasein braucht. Aber keine Angst, aus rein energetischer Sicht müsste sich der moderne Mensch der westlichen Hemisphäre keine Sorgen machen, denn Energiereserven haben wir ja an Bauch, Po und Hüfte zur Genüge in Form von Fett. Doch leider kalkuliert unser Körper etwas anders, als wir es gern hätten, denn wie bereits erwähnt, baut er beim Fasten erst seine nicht wirklich üppigen Kohlenhydratreserven ab. Sie stellen ca. 1600 Kalorien zur Verfügung und sind somit innerhalb eines Tages verbraucht. Für unseren Stoffwechsel ist dieser Kohlenhydratabbau am leichtesten zu verwirklichen, denn die so genannte Glykogenolyse, also der Abbau des Glykogens, funktioniert nicht nur recht einfach und schnell, sondern ist auch die erste Reaktion des Körpers auf einen abfallenden Blutzuckerspiegel. Auf diese Art und Weise entsteht die aktivierte Form der Glukose, die dann in Energie umgesetzt wird. Doch sehr schnell ist dieser Speicher aufgebraucht. Ganz von allein senkt der Körper seinen Energieverbrauch. Der fastende Mensch bewegt sich weniger, vermeidet jeglichen Stress, dem er eigentlich nicht mehr gewachsen ist. Außerdem tut er alles, um einen möglichst konstanten Blutzuckerspiegel zu gewährleisten. Das ist verhältnismäßig schwierig bei einem Defizit an Kohlenhydraten, also versucht der Körper, Eiweiße und Fette abzubauen. Dabei werden sowohl glukogene Aminosäuren als auch das Glycerol – ein Bestandteil der Fette – verstoffwechselt. Der Insulinspiegel fällt ab, so dass die Zellen kaum noch Glukose speichern. Der Glukoseverbrauch des Gehirns sinkt auf 30 Prozent. Der restliche Bedarf wird von Abbauprodukten des Fettes, den Ketonkörpern, übernommen.

Der pH-Wert im Körper sinkt ebenfalls ab. Dieser Zustand ähnelt einer Azidose bei einer schweren unbehandelten Zuckerkrankheit. Dabei verliert der Körper sogar an Gewicht, und zwar in Form von Wasser. Das sind anfangs etwa 1 kg pro Tag, später ca. 500 g. Die Eiweiße, die der Körper abbaut, stammen meist aus dem Muskelgewebe. 50 bis 70 g des kostbaren Eiweißes „verbraucht" der Körper in einer solchen Notsituation täglich. Erst nach etwa zwei Wochen wird der Eiweißabbau auf 20 bis 25 g pro Tag minimiert. Dann sammelt sich in unseren Geweben Wasser an. Nun könnte man meinen, dass man die Muskeln einfach durch Krafttraining erhalten könnte. Das ist leider nicht möglich, da uns beim Fasten gar keine Quelle für Eiweiße zur Verfügung steht, denn wir essen überhaupt nichts. Versuchen Sie einmal körperlich aktiv zu sein, wenn Sie einige Tage lang keine Nahrung zu sich genommen haben. Auch Muskelpartien, die nicht so einfach mittels Gewichtheben trainiert werden können, sind von den Attacken auf die Eiweiße betroffen. Unser Herz z. B. ist auch ein Muskel – erfolgt das Fasten nicht unter ärztlicher Aufsicht, ist auch er in Gefahr. Außerdem ist unser Körper ohne Eiweiße gar nicht in der Lage, sich gegen Eindringlinge jeglicher Art zu wehren, denn er benötigt die Bausteine zur Bildung der Abwehrstoffe. Der Fastende erkrankt häufiger an Infektionskrankheiten bzw. bereits bestehende Infekte verschlimmern sich oft.

Macht Fasten nun aber dennoch schlank? Oder besser gefragt: Bauen wir eigentlich auch richtig viel Fett ab? Zum Thema Fettabbau werden zwei Meinungen vertreten: Zum einen kann Fett, wie oben beschrieben, während des Eiweißabbaus verbraucht werden. Andere Wissenschaftler meinen, dass erst nach einer Woche auf die Fettreserven zugegriffen werden kann. Fakt ist, dass aus Sicht der Evolution der menschliche Körper immer für Notzeiten Fett sparen wollte und unsere Fettdepots so angelegt hat, dass in unseren „regulären" Fastenzeiten, also nachts und im Fall einer Krankheit, nicht sofort auf das Fett zugegriffen werden kann. Die meisten Diäten beweisen das eindrucksvoll. Wie auch immer, unser Körper merkt sich einfach alles. Auch die noch so kleinste Attacke auf unseren Stoffwechsel. Zehn Tage Fasten sind sicher keine kleine Attacke, sondern ein gewaltiger Angriff!

Nach der zweiten Theorie würden bei einer solchen Fastenkur nach nur drei Tagen die Fette aus der Reserve gelockt. Aus Angst vor einer neuen Hungerperiode speichert der Körper nach dem Fasten umso effektiver das Fett. Das „verlorene" Gewicht, das zum größten Teil auf Wasserverlust basiert, ist schnell wieder drauf, und in vielen Fällen kommt sogar noch etwas dazu. Wie bei einer Diät kommt es zum Jo-Jo-Effekt. Kurz und gut, Fasten macht nicht schlank. Wer aus welchen Gründen auch immer gerne einmal fasten möchte, muss unbedingt vorher zu einem Arzt gehen, denn bestimmte Risikogruppen, wie Personen mit Gicht, ältere Menschen, Kinder, Schwangere sowie Menschen mit anderen chronischen Erkrankungen, sollten auf gar keinen Fall fasten.

Aber abgesehen von den Attacken auf die Muskulatur und das Immunsystem könnte ja Fasten dennoch gesund sein? Immerhin heißt es ja, dass Fasten

entschlackt. Vielleicht beginnen wir mit der Definition von Schlacke. Da Schlacke nach Meinung der Fastenkurkliniken und Fastenbuch-Autoren eine Gefahr für den Menschen darstellt, sollte dieser Begriff in medizinischen Wörterbüchern (z. B. Pschyrembel) zu finden sein. Fehlanzeige, man findet einen Eintrag zu Schlackenkost, einer sehr ballaststoffreichen Kost, die mit Fasten nichts zu tun hat, sondern bei Verstopfungen empfohlen wird. Schlacke kennen wir ja eigentlich auch eher aus dem Ofen; sie entsteht beim Verbrennen von Koks. Aber der Mensch funktioniert glücklicherweise doch etwas anders. Natürlich befinden sich in unserem Körper jede Menge Stof-

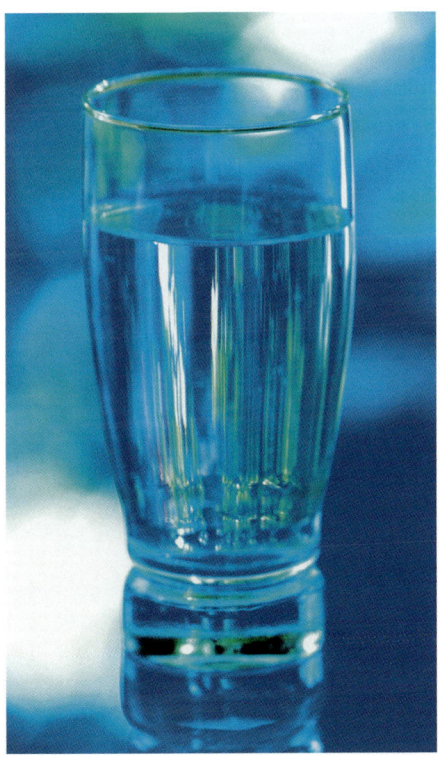

fe, die wir irgendwann einmal über die Nahrung oder die Luft aufgenommen haben. Jeder kennt wohl die Fotos einer Raucherlunge, die einen dicken Belag aus Teer und anderen Substanzen aufweist und einen düsteren Anblick bietet. Viele Giftstoffe finden wir auch eingebettet in unser Fettgewebe. Dort verweilen sie und tun uns nichts, solange wir sie nicht aktivieren, indem wir die Fettreserven angreifen. Das Fasten selbst kann also dazu führen, dass unser Körper unnötig mit fettlöslichen, schädlichen Substanzen aus seinem eigenen Inneren überflutet wird.

Nach einer anderen Theorie befindet sich die Schlacke im Darm. Bei Darmspiegelungen oder Ultraschalluntersuchungen konnte dort aber noch keine Schlacke gefunden werden. Wenn man aber nichts isst, sondern nur trinkt, können keine großen Mengen aus dem Darm entfernt werden, denn über den Darm wird die Flüssigkeit in den Körper aufgenommen und nicht ausgeschieden.

Auch in der Leber und in den Nieren sind viele Schadstoffe gespeichert, die durch Fasten entfernt werden sollen. Doch durch den Eiweißabbau wird die Niere durch die Ausscheidung harnpflichtiger Substanzen stark be- und nicht entlastet. Es sind sogar bleibende Leberschäden bei fastenden Personen festgestellt worden. Für diese Organe kann das Fasten also auch nicht gut sein. Um Ihnen ganz deutlich vor Augen zu führen, dass Fasten nicht gesund ist, geben wir Ihnen hier noch einmal eine kleine Zusammenfassung möglicher Komplikationen, die

„Heil"fasten – Dar- und Klarstellung eines modernen Ernährungsmärchens von Dr. rer. nat. Wolfgang Lüder

Dr. Wolfgang Lüder führt am Ernährungsberatungszentrum des Deutschen Instituts für Ernährungsforschung Potsdam-Rehbrücke (DIfE) Einzel- und Gruppenberatungen sowie Kurse durch.

Das totale Fasten, auch Null-Diät genannt, ist die strengste und eingreifendste Maßnahme der Gewichtsreduktion. Die Patienten erhalten lediglich Flüssigkeiten (energiefreie Getränke), Vitamine (Vitaminpräparate) und Mineralstoffe. Es ist sicherlich sinnvoll, ein überlastetes Organ, wie es in unserer Gesellschaft der Magen-Darm-Trakt immer häufiger ist, für kurze Zeit zu ent-lasten. In vielen Religionen und Kulturen ist dies üblich. Geht das Fasten aber über wenige Tage hinaus, steigen in Abhängigkeit von der Zeit des Fastens auch die Gefahren für die Gesundheit.

Alle Versuche in Deutschland und in allen „Wohlstandsländern", das ständig steigende Übergewicht in der Bevölkerung wieder abzubauen, sind bisher kläglich gescheitert. Der Luxuskonsum der letzten Jahrzehnte bringt unübersehbar ernährungsbedingte Erkrankungen. Bequeme Lösungen, wie in unserer Zeit üblich, werden gesucht, um den Luxuskonsum beizubehalten und möglichst schnell die Fehler zu vertuschen. Wir vernachlässigen die Gesetze unserer Herkunft.

während eines solchen Hungerprozesses auftreten können:

- Vitaminmangel (besonders der wasserlöslichen Vitamine)
- Pigmentierung und Austrocknen der Haut
- Entzündung der Schleimhäute
- niedriger Blutdruck und Herzfrequenz
- Infektionskrankheiten
- Verwirrung, Angst, Depressionen (bedingt durch verminderte Hirnleistung)
- Krämpfe, unkontrollierte Bewegungen
- Nierensteine und Blut im Urin
- veränderte bzw. ausbleibende Menstruation
- Wachstumsstörungen bei jungen Menschen
- Herzrhythmusstörungen
- Kräfteverfall (Kachexie)

Natürlich ist die jeweilige Komplikation von der Dauer der Fastenzeit abhängig. Menschen, die solche Hungerphasen durchleben, sprechen häufig davon, dass sie sich danach unglaublich wohl gefühlt haben und das Leben erst richtig zu genießen gelernt haben. Diese Aussagen treffen aber auch Menschen, die sich in bestimmten, manchmal sogar lebensbedrohlichen Situationen befunden haben, nach einer überstandenen schweren Erkrankung oder nach einem überlebten Verkehrsunfall. Trotzdem möchte wohl niemand freiwillig in eine solche Situation kommen. Wenn Sie einem Menschen in der Dritten Welt, der unfreiwillig nichts zu essen hat, erzählen, dass es in der so genannten zivilisierten Welt Menschen gibt, die freiwillig und aus nicht-religiösen Gründen fasten, dann würde er das sicher nicht nachvollziehen können. Menschen, die zwangsweise mit permanenter Nahrungsmittelknappheit leben

müssen, zeigen anschaulich, welche dramatischen Schäden die fehlende Aufnahme von Nährstoffen mit sich bringen kann. Insgesamt betrachtet ist Fasten aus ernährungsmedizinischer Sicht abzulehnen, da gefährlich viel Muskulatur abgebaut wird. Wer aus Überzeugung fasten möchte, muss, um sich zu schützen, auf jeden Fall ärztlich betreut werden. Ganz gefährlich sind so genannte Fastenwanderungen ohne ärztliche Begleitung. Proteinmodifiziertes Fasten ist zur Gewichtsreduktion im Vergleich zu anderen Fastenmethoden gut geeignet. So genannte Formuladiäten oder fettarme Eiweißlieferanten bringen dem Organismus hier die notwendigen Eiweißbausteine.

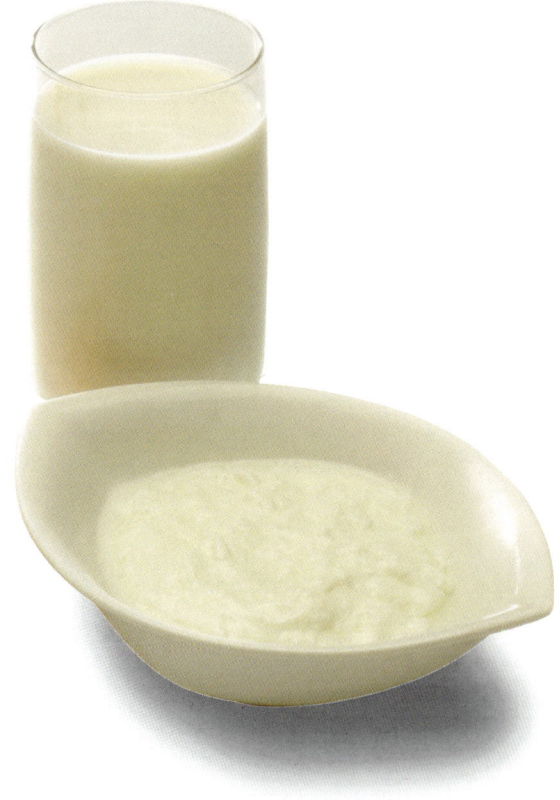

Ein Vortrag, den Dr. Wolfgang Lüder in Hamburg vor Ernährungswissenschaftlern hielt, verdeutlichte die Gefahren einer längeren Fastenperiode auf der Basis der gegenwärtigen wissenschaftlichen Kenntnisse. Neben Fett wird während des längeren Fastens auch immer Eiweiß abgebaut. Der Energiehaushalt, der Mineral- und Hormonstoffwechsel werden empfindlich gestört. Das führt zu unterschiedlichen gesundheitlichen Schäden, insbesondere dann, wenn bereits versteckte gesundheitliche Schäden vorhanden sind. Nur in wenigen Fällen besteht die Notwendigkeit des Fastens – und dann nur unter ärztlicher Kontrolle (→ Seite 124).

9.3 Kalzium fördert die Gefäßverkalkung

Gefäß- bzw. Arterienverkalkung, in der Fachsprache Arteriosklerose genannt, ist ein recht anschaulicher Begriff und erinnert zu Recht an ein verkalktes Wasserrohr. Denn auch bei der Arteriosklerose entstehen allmählich Ablagerungen an den Gefäßwänden, jedoch handelt es sich dabei nicht um Kalk, chemisch gesprochen Kalziumcarbonat.

Was sind eigentlich Arterien und wie sind sie aufgebaut? Wie und warum können sie „verkalken"? Arterien sind Blutgefäße, die das Blut vom Herzen wegtransportieren. Dieser Transport erfolgt wellenförmig mit etwa 40 km/h. Die Wellen entstehen durch die Herzmuskelkontraktionen und können als Puls wahrgenommen werden. Die Arterien sind aus drei Schichten aufgebaut:
1. **Die Intima:** Das ist die innerste Schicht, die mit ihrer glatten Oberfläche das Blut reibungslos durch die Gefäße fließen lässt. Sie besteht aus so genannten Endothelzellen.
2. **Die Media:** Dabei handelt es sich um die mittlere Gefäßwandschicht, die aus glatten Muskelfasern besteht. Sie ist so elastisch, dass sie ihren Durchmesser verändern kann. Damit können sich die Blutgefäße beispielsweise an einen veränderten Blutdruck anpassen.
3. **Die Adventitia:** Die äußerste Schicht ist eine Art Schutz für die beiden inneren Schichten und besteht aus Bindegewebe.

Um in dem am weitesten vom Herzen entfernten Gewebe einen guten Austausch der mit dem Blut transportierten Nährstoffe und des Sauerstoffs zu ermöglichen, bestehen die dortigen Arterien, die so genannten Kapillargefäße, nur aus einer Schicht von Endothelzellen.

Im Anfangsstadium der Arteriosklerose wird zunächst die Endothelzellschicht, also die Intima, beschädigt. Das geschieht z. B. infolge eines zu hohen Blutdrucks oder einer Veränderung des pH-Wertes des Blutes, wie es oft bei bestimmten Stoffwechselerkrankungen (Diabetes mellitus, Fettstoffwechselstörungen) der Fall ist. Der Körper versucht die beschädigten Stellen zu reparieren, indem sich dort Blutplättchen und gerinnungsfördernde Stoffe absetzen. Die Endothelschicht ist nach dieser Reparatur jedoch nicht mehr so stabil und dicht wie vorher. Das Gewebe wird durchlässig.

Die Intima quillt daher regelrecht auf, man spricht von einem Intimaödem. So genannte Schaumzellen – Fresszellen (Makrophagen), an die Fettstoffe (z. B. Cholesterin) gebunden sind – lagern sich an der Gefäßinnenwand ab. Es bilden sich stetig wachsende Schaumzellen, die

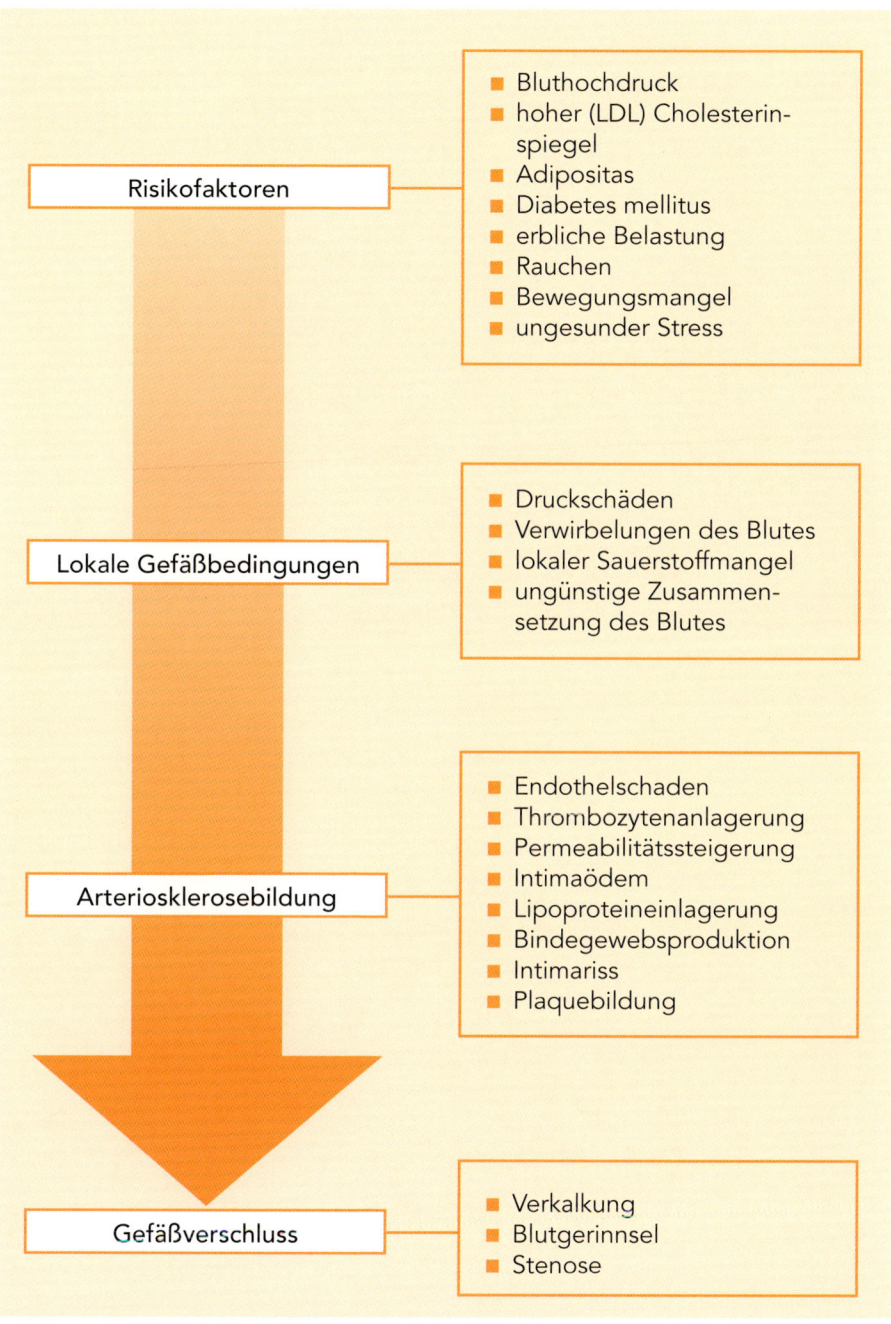

Risikofaktoren

- Bluthochdruck
- hoher (LDL) Cholesterin-spiegel
- Adipositas
- Diabetes mellitus
- erbliche Belastung
- Rauchen
- Bewegungsmangel
- ungesunder Stress

Lokale Gefäßbedingungen

- Druckschäden
- Verwirbelungen des Blutes
- lokaler Sauerstoffmangel
- ungünstige Zusammen-setzung des Blutes

Arteriosklerosebildung

- Endothelschaden
- Thrombozytenanlagerung
- Permeabilitätssteigerung
- Intimaödem
- Lipoproteineinlagerung
- Bindegewebsproduktion
- Intimariss
- Plaquebildung

Gefäßverschluss

- Verkalkung
- Blutgerinnsel
- Stenose

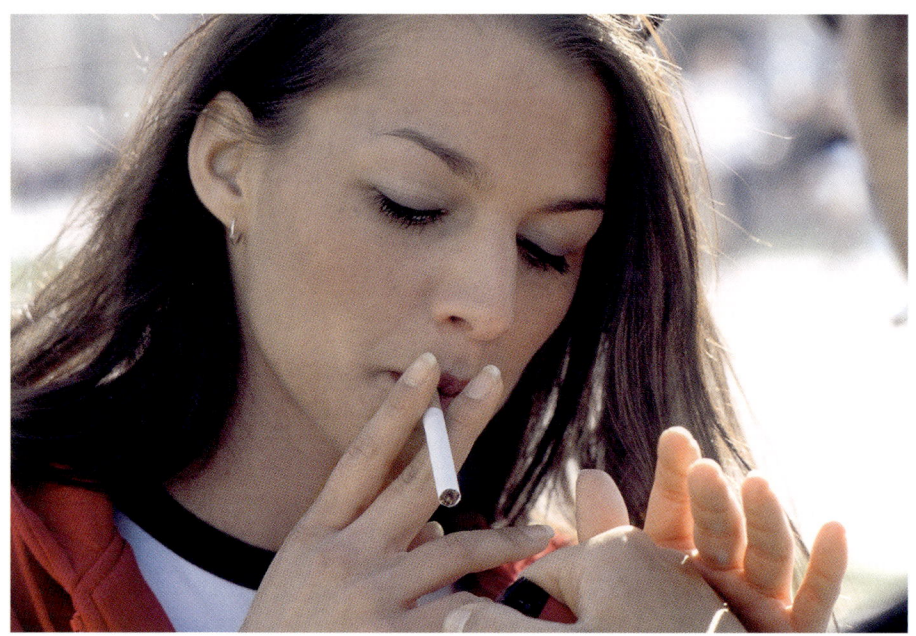

platzen und dadurch wieder neue Makrophagen anlocken. Nun werden wieder Schaumzellen gebildet, und der Kreislauf beginnt erneut. Diese Schaumzellen sind die wichtigsten Bestandteile der arteriosklerotischen Plaques.

Aufgrund des Intimaödems entsteht sehr viel Bindegewebe, das nicht so durchlässig ist wie die Endothelzellen, so dass eine ausreichende Sauerstoffversorgung in diesem Bereich der Arterie nicht gewährleistet ist. Die Endothelzellen können ohne den lebensnotwendigen Sauerstoff nicht existieren und sterben einfach ab. Und nun kommt das Kalzium ins Spiel. Dieses kann sich nämlich in der Umgebung der „Todeskandidaten" absetzen und sorgt zusammen mit dem eingelagerten Fett für eine Arterienverkalkung. In Abhängigkeit von Kalk- bzw. Fettgehalt der Plaques können diese unterschiedlich stark verhärten. Wenn nun das Blut mit seinen etwa 40 km/h durch die Arterien gepresst wird und dort Plaques den Blutdurchfluss stören, kann es dazu kommen, dass die Verkrustungen einfach aufreißen und die Intima regelrechte Risse bekommt. Wie bei jeder äußeren Wunde, bildet sich auch dort ein Blutgerinnsel, und der Teufelskreis beginnt.

Durch die Ablagerungen ist das Gefäß stark verengt und hat an Elastizität verloren. Anfangs können Gefäßverengungen recht gut ausgeglichen werden, doch in einem Drittel der Fälle kann es zu Folgeerkrankungen kommen, wie Bluthochdruck, Herzinfarkt, Schlaganfall und periphere arterielle Verschlusskrankheit. Bei letzterer wachsen die arteriosklerotischen Plaques weiter und können so ganze Gefäße verschließen. Der Sauerstoff, der in den Arterien transportiert wird, erreicht die Zielgewebe nicht mehr. Das Gewebe wird also zu wenig oder gar nicht mehr mit

Sauerstoff versorgt (Ischämie) und kann sogar absterben. Der bekannteste Fall ist das Raucherbein.

Nun könnte man nach wie vor meinen, dass sich doch Kalzium ablagert und es somit einen Risikofaktor für Arterienverkalkung darstellt. Doch zu dem Zeitpunkt, zu dem sich die Kalksalze einlagern, ist die Gefäßläsion, die die Kalkeinlagerung erst ermöglicht, schon geschehen. Für diese auslösenden Schädigungen der Gefäße sind ganz andere Faktoren verantwortlich. Die mitverursachenden Übeltäter heißen Hypertonie (Bluthochdruck), Nikotin, körperliche Inaktivität, Diabetes mellitus, Fettsucht (Adipositas), Hypercholesterinämie und Hyperurikämie. Diabetes mellitus Typ 2 und Fettsucht sind stark ernährungsabhängig, d. h. mit einer ausgewogenen Ernährung und viel Bewegung kann man diese Arteriosklerose-Risikofaktoren unter Kontrolle halten. Ähnlich verhält es sich auch mit Bluthochdruck; und das Rauchen sollte man sich bei einer arteriosklerotischen Veranlagung schnellstens abgewöhnen.

Gegen Arteriosklerose kann man schon ab dem Kindesalter etwas tun, da hier schon erste Gefäßveränderungen festgestellt wurden. Eine gesunde, ausgewogene Ernährung sowie reichlich Bewegung an frischer Luft können Kinder weitgehend vor Gefäßschäden schützen. Die Erkrankung tritt jedoch vor allem im mittleren und höheren Lebensalter auf. Die Folgen sind beispielsweise der Verlust der unteren Extremität (also eines oder beider Beine), Schlaganfall oder Herzinfarkt. Um solche Folgen zu vermeiden, sollte nicht erst die medikamentöse Therapie abgewartet werden, sondern nach Möglichkeit schon prophy-

laktisch auf fettarme Ernährung und Ausdauersport zurückgegriffen werden. Verzicht auf Kalzium hilft als vorbeugende Maßnahme jedoch auf gar keinen Fall!

9.4 Jod verursacht Allergien und Akne

Nur 0,2 mg dieses Stoffes sollten wir laut den Empfehlungen der DGE am Tag aufnehmen, und doch sind ca. 1,6 Milliarden Menschen weltweit an Jodmangel erkrankt. Allein in Deutschland verursachen diese Erkrankungen pro Jahr Behandlungskosten in Höhe von einer Milliarde Euro. Da auch Deutschland zu den klassischen Jodmangelgebieten zählt, hat man sich entschlossen, den Stoff der Nahrung so beizumischen, dass jeder Bürger direkt davon profitieren kann. Man suchte sich einen Stoff aus, den jeder Mensch konsumieren kann, gegen den keine Unverträglichkeiten oder Allergien bekannt sind und der möglichst preiswert ist: Salz. In den 8 g Kochsalz, die ein erwachsener deutscher Mann täglich mit der Nahrung aufnimmt, stecken ungefähr 160 µg des zugesetzten Jods. Damit decken wir nicht ganz den Bedarf, aber Jod nehmen wir auch über die Nahrung auf: Bestimmte Gemüsesorten und besonders Seefisch enthalten ausreichende Mengen, um die Differenz auszugleichen. Doch wozu brauchen wir das Jod überhaupt?

Besondere jodhaltige Schilddrüsenhormone sind dafür verantwortlich, dass der Mensch wächst und Knochen und Gehirn reifen können. Sie sorgen dafür, dass der Körper aus der Nahrung möglichst schnell Energie erhält. Zur Bildung dieser Hormone in der Schilddrüse benötigt der Körper Jod, es muss ihm also permanent zur Verfügung stehen. Bekommt der Körper zu wenig Jod, kann es zu Symptomen einer Schilddrüsenunterfunktion oder zur Bildung eines Kropfes (Struma) kommen. Besonders bei Kindern besteht die Gefahr, dass sich die geistige Entwicklung verzögert. In ganz extremen Fällen kommt es zur Entstehung einer Entwicklungsstörung bei Kindern, dem Kretinismus.

Doch ab und an kommt Kritik an der künstlichen Jodzusetzung auf. Dabei fallen Schlagwörter wie Jodallergie oder Jodakne. Eine Allergie gegen das Element Jod kann aus wissenschaftlicher Sicht ausgeschlossen werden. Weder Jod selbst noch Jodsalz sind in der Lage, Allergien auszulösen, da beide Faktoren quasi frei von Proteinen, echte Allergene hingegen fast ausschließlich Proteine sind. Tatsächlich gibt es aber Allergien gegen bestimmte Produkte, die besonders in der Medizin oder Pharmazie zum Einsatz kommen, wie z. B. Röntgen-Kontrastmittel, jodhaltige Desinfektionsmittel oder bestimmte jodhaltige Medikamente. Doch auch Menschen, die eine Allergie gegen diese speziellen Stoffe ent-

wickelt haben, reagieren auf keinen Fall allergisch auf jodiertes Speisesalz. Da in jodiertem Speisesalz keinerlei Eiweißbausteine enthalten sind, gegen die das Abwehrsystem Antikörperreaktionen einleiten kann, ist eine Allergie auf jodiertes Speisesalz 100-prozentig ausgeschlossen.

Die Jodakne tritt nur bei extrem hoher Jodaufnahme auf. Dabei muss man aber schon mehrere Milligramm pro Tag konsumieren, also täglich über 50 g Salz. Das schafft sicher niemand freiwillig, und auch mit Hilfe von Jodtabletten ist eine solche Menge recht schwierig zu erreichen. Zur Vermeidung eines Jodmangelstrumas werden täglich nur 100 bis 200 mg in Tablettenform verabreicht.

Im Allgemeinen nehmen wir eher zu wenig als zu viel Jod auf. Die Entstehung eine Jodakne oder einer „Jodallergie" durch jodiertes Speisesalz ist demnach ausgeschlossen.

9.5 Unsere Körper sind zu sauer

Es gibt Menschen, die einfach immer sauer sind. Und das auf alles und jeden, der ihnen in den Weg kommt. Aber deshalb ist ihr natürliches Regulationssystem des Säure-Base-Haushalts noch lange nicht gestört. Theorien besagen, dass wir uns selbst mit „schlechter" Ernährung übersäuern können. Auch das ist eher unwahrscheinlich, da zwei wichtige Körperorgane, die Lunge und die Niere, einen solchen Effekt stets vermeiden. 13 000 mmol Kohlendioxid und 40 bis 60 mmol Protonen fallen täglich in unserem Körper an. Das Kohlendioxid ist im Gleichgewicht mit der Kohlensäure im Körper und kann daher eine Änderung des pH-Wertes in der Körperflüssigkeit bewirken. Damit dies ver-

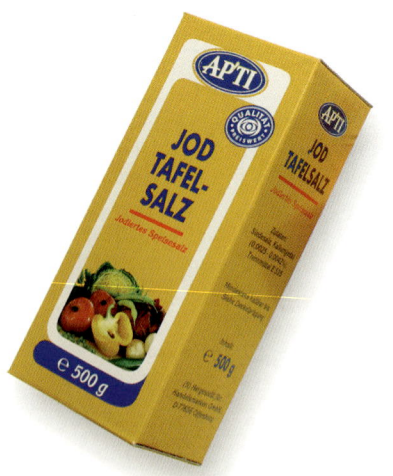

mieden wird, gibt es in diesen Flüssigkeiten verschiedene Puffersysteme, die einen konstanten pH-Wert garantieren. Die Zellen können die anfallenden Säuren oder Basen längerfristig puffern, und das Kohlendioxid wird relativ rasch über die Lunge abgeatmet.

Eines der wichtigsten Systeme zur Säureregulation im Körper ist die Niere. Besonders Eiweiße haben durch die beim Abbau entstehende Harnsäure ein erhöhtes Säurepotenzial. Aber selbst bei extrem eiweißreicher Ernährung würde es ein gesunder Mensch nie schaffen, seine Niere zu überlasten, so dass der Körper übersäuert würde. Damit fällt die Übersäuerung von Migränepatienten oder Menschen mit Konzentrationsschwächen und anderen unspezifischen Symptomen als Ursache weg. Basenpulver-Vertreiber begründen aber gerade mit diesen Argumenten die Wichtigkeit ihres Produkts. Sehr oft hängen die oben erwähnten Krankheitssymptome mit einer zu geringen Flüssigkeitsaufnahme und einem niedrigen Blutdruck zusammen. Es ist in jeder Hinsicht wichtig, immer ausreichend zu trinken, was aber mit dem Thema „Übersäuerung" nichts zu tun hat. Natürlich sollte man bei Krankheitssymptomen in jedem Fall einen Arzt konsultieren. Die einzelnen pH-Werte des Magen-Darm-Traktes sind relativ fest eingestellt, so dass das Basenpulver wahrscheinlich noch nicht einmal die Magen-Passage übersteht.

Doch natürlich ist die Modeerscheinung „Übersäuerung" kein Phänomen, das grundlos entstanden ist. Menschen mit eingeschränkter bzw. gestörter Nierenfunktion, Diabetiker und Leistungssportler kennen diese Thematik zur Genüge. Auch bei älteren Menschen wurde mitunter festgestellt, dass deren Niere schlechter in der Lage war, die „überschüssige" Säure auszuscheiden. Doch bisher konnte man noch keine dauerhaft negativen Auswirkungen auf den Körper ergründen. Wichtig ist für diese Personengruppe, eine ausgewogene Nahrungsmittelauswahl zu treffen. Auch im Alter sollte man auf ausreichend Obst und Gemüse nicht verzichten und bekömmliche und gut kaubare Sorten bevorzugen.

Übrigens ist Natron das einfachste, unbedenklichste und billigste Basenpulver, das man käuflich erwerben kann. Wenn Sie also nach wie vor der Meinung sind, dass Sie (wenn auch völlig sinnlos) unbedingt Basenpräparate benötigen, dann nehmen Sie bitte wenigstens eins, das Ihren Geldbeutel nicht unnötig belastet.

9.6 Es gibt eine Krebsdiät

Für Patienten, die an Krebs leiden, ist es oft schwierig, eine ausgewogene und sinnvolle Ernährungsweise zu finden. Es wäre wirklich sehr schön, wenn es eine Diät gäbe, die Leiden lindern und aktiv den Krebs bekämpfen könnte. Doch leider ist dies nicht möglich. Patienten, bei denen ein Tumor festgestellt wird, leiden bereits unter einer veränderten Stoffwechsellage. Diese ist abhängig von der Art und dem Ort der Erkrankung. Ein großes Problem in der Krebstherapie ist der Verlust an Appetit und somit an Gewicht. Chemo- und Strahlentherapie haben meist eine drastische Gewichtsreduktion zur Folge. Appetitlosigkeit, Leberfunktionsstörungen, Schleimhautentzündungen und Erbrechen sind typische Symptome, die den Patienten körperlich oft stärker belasten, als die eigentliche

Krankheit. Doch leider kann man Patienten nur empfehlen, genügend Flüssigkeit aufzunehmen und eine adäquate Versorgung durch Nahrungsenergie zu gewährleisten. Das ist meist nicht sehr einfach, und für jemanden, der nicht selbst von solch einer Erkrankung betroffen war oder ist, ist die Problematik auch schwer nachvollziehbar. Ziel einer Kostform während der Krebstherapie ist die Eindämmung des Gewichtsverlusts. Doch genau da liegt das Problem. Eine wirklich sinnvolle, allgemein gültige Diät gibt es für den Krebspatienten nicht. Im Allgemeinen ist zu empfehlen, die Bedürfnisse und Wünsche des Erkrankten in eine Kostform einzubeziehen. Wenn er also nach bestimmten Lieblingsspeisen verlangt, so wäre es sicher die falsche Entscheidung, ihm diese Bitte zu verwehren, auch wenn das Lebensmittel auf dem ersten Blick nicht die gesündeste Kostform darstellt. Dazu gehören natürlich auch Schokolade und andere Süßspeisen, denn meist wird aufgrund der Therapien auch das Geschmacksempfinden beeinflusst. Man weiß, dass uns die süße Geschmacksempfindung als erste gegeben ist und meist am längsten erhalten bleibt.

Genauere Kenntnisse existieren bislang nur zur präventiven Ernährungsweise. Viele renommierte Institute forschen jedoch an der Entdeckung und Wirkweise von Lebensmittelinhaltstoffen, die gegen Krebs wirksam sein können. Momentan sind die so genannten „sekundären Pflanzenstoffe" sehr en vogue. Jedoch verweist die Wissenschaft in der Regel darauf, dass die Stoffe wirken, wenn sie natürlich aufgenommen werden. Obst und Gemüse sind die gesündeste und effektivste Quelle für diese Krebs hemmenden Stoffe.

Bestimmte Gemüse, wie Broccoli, Grünkohl, Karotten und Tomaten oder aber Zwiebeln, Knoblauch sowie Getreide, Sojabohnen und Leinsamen, sind besonders reich an sekundären Pflanzenstoffen mit antikanzerogener, also Krebs verhindernder Wirkung.

Die Aufnahme von bestimmten Einzelsupplementen aus dem Bereich der Antioxidantien hat mitunter sogar negative Effekte gezeigt. Das liegt zum Teil daran, dass übermäßig große Mengen eines einzelnen Radikal fangenden Vitamins verabreicht wurden.

Bestimmte Empfehlungen für eine krebspräventive Ernährung gelten jedoch als gesichert: Lebensmittel oder Stoffe wie Alkohol, gegrilltes Fleisch und gepökelte Fleischwaren sollten nur in Maßen konsumiert werden. Gemüse und Obst gelten als optimale Helfer bei der Vermeidung von Krebsleiden. Eine ballaststoffreiche Ernährung kann zudem die Krebsentstehung verhindern.

Ganz aktuell in der Diskussion ist der Verzehr von rotem Fleisch: Ein erhöhter Verzehr soll die Entstehung von Darmkrebs fördern, da das darin enthaltene Eisen den oxidativen Stress der Darmzellen erhöhen kann. Leider ist Fleisch besonders für junge Frauen eine der wichtigsten Quellen für das von dieser Personengruppe ohnehin zu wenig aufgenommene Eisen. Wie Sie sehen, ist es nicht einfach, ganz exakte Empfehlungen für die Ernährung zu geben, um der Entstehung von Krebs vorzubeugen. Wie in allen Bereichen der Ernährungswelt, ist es auch bei der Krebsprävention durch gesunde Ernährung nicht möglich, einzelne Lebensmittel bzw. Inhaltstoffe als gut oder böse herauszustellen. Die Mischung macht's!

Märchen
rund um's Ei

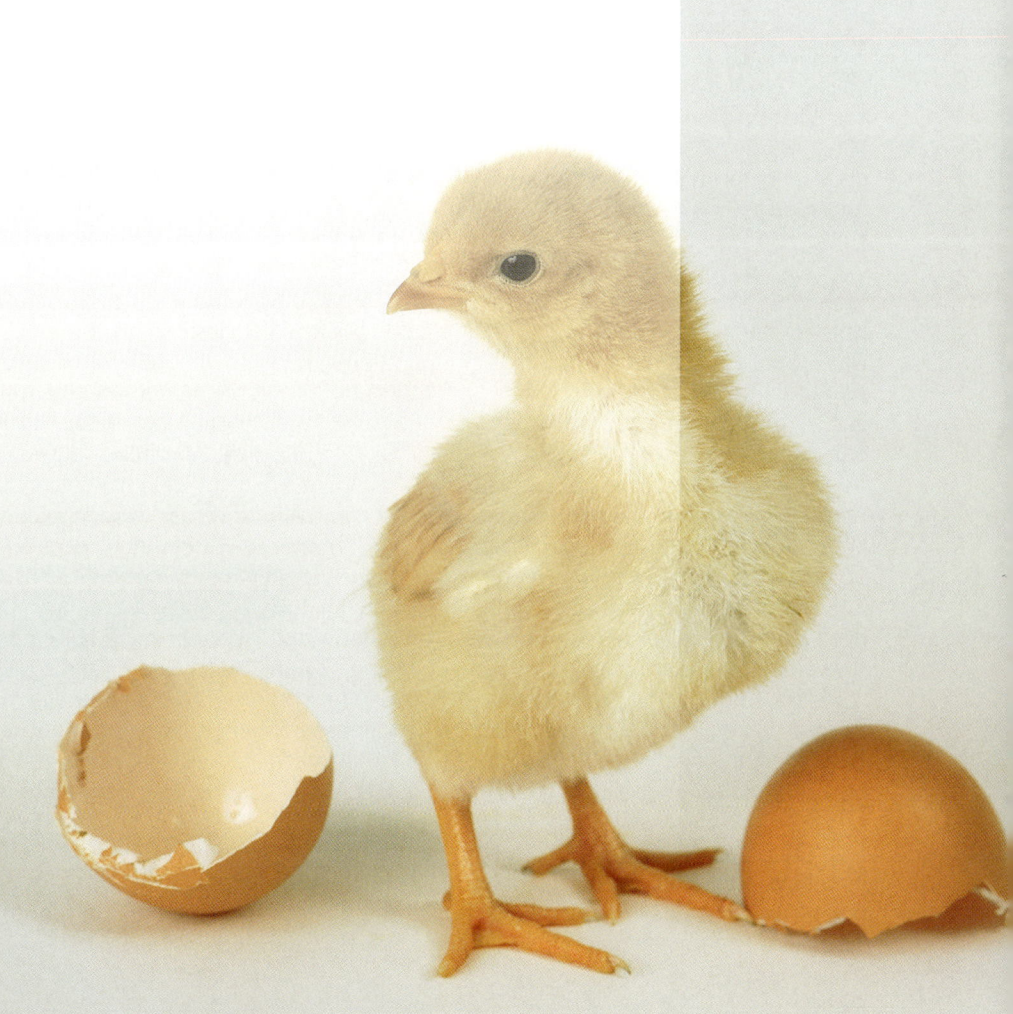

10.1 Eier erhöhen den Cholesterinspiegel

Eier enthalten Cholesterin. Ein zu hoher Cholesterinspiegel beim Menschen zählt zu den bekannten Risikofaktoren beispielsweise für Arteriosklerose (Arterienverkalkung). So weit, so richtig. Doch wenn Sie nun aufgrund dieser beiden Erkenntnisse glauben, dass Eier oder zu viele davon für einen zu hohen Cholesterinspiegel im Blut verantwortlich seien, sitzen Sie einem Ernährungsmärchen auf.

Eier gehören aufgrund ihres hohen Eiweißgehalts und ihrer wertvollen Inhaltsstoffe – sie enthalten mit Ausnahme von Vitamin C alle Vitamine und Mineralstoffe – zu den biologisch hochwertigen Nahrungsmitteln und werden zu Unrecht verteufelt.

Eiweiß (Protein) ist für den menschlichen Körper lebensnotwendig: Das Eiweiß des Hühnereies ist für den Menschen sehr gut verdaulich und verwertbar. Ein Ei der Gewichtsklasse L deckt den Tagesbedarf eines Erwachsenen z. B. an Vitamin A zu 38 Prozent, an Vitamin E zu 20 Prozent, an Eisen zu 30 Prozent und an Eiweiß zu 16 Prozent. Außerdem ist die biologische Wertigkeit des Proteins eines solchen Eies höher als die von Milch, Fleisch oder Fisch.

Das Hühnerei weist insgesamt ein nahezu ideales Fettsäuremuster auf. Ein Hühnerei enthält 1,7 g gesättigte Fettsäuren, 2,2 g einfach ungesättigte Fettsäuren und 0,8 g mehrfach ungesättigte Fettsäuren.

Eigelb und Eiklar haben jedoch eine unterschiedliche Zusammensetzung: Der Protein-, Kalzium- und Eisengehalt ist im Eidotter höher als im Eiklar. Fett ist im Eiklar nur in Spuren, im Eigelb dagegen in Verbindung mit Lecithin und Cholesterin reichlich vorhanden.

Und damit sind wir bei unserem Thema: Je nach Gewichtsklasse beträgt der Cholesteringehalt eines Eies 200 bis 300 mg, bei einem Ei der Gewichtsklasse L beträgt er ca. 280 mg. Durch diesen recht hohen Cholesteringehalt ist das Ei in früheren Jahren zu Unrecht, wie inzwischen in verschiedenen Studien nachgewiesen wurde, in Verruf geraten.

Die Cholesterinzufuhr mit der Nahrung beträgt in der Regel zwischen 500 und 750 mg pro Tag. In der Leber und im Darm bildet der Körper täglich etwa 600 bis 900 mg. Damit fallen pro Tag rund 1,1 bis 1,6 g Cholesterin an.

Cholesterin ist eine biologisch unentbehrliche Substanz im menschlichen Körper. Sie erfüllt z. B. wichtige Aufgaben beim Bau der Zellen und Nervenbahnen. Ferner werden auch viele Hormone sowie Vitamin D daraus synthetisiert. Der menschliche Organismus bildet jedoch ständig große Mengen Cholesterin und ist daher nicht auf eine externe Zufuhr angewiesen. Der Blutcholesterinspiegel wird beim gesunden Menschen durch einen körpereigenen Regulationsmechanismus gesteuert. Dieser sorgt dafür, dass die Bilanz zwischen Aufnahme und Ausscheidung oder Umsetzung ausgeglichen ist.

Beim Menschen hat das Cholesterin, das mit der Nahrung aufgenommen wird, nur einen geringen Einfluss auf die Höhe des Blutcholesterinspiegels: Bei einer Erhöhung der Cholesterinzufuhr um 100 mg/Tag steigt der Cholesterinspiegel um etwa 2 mg/dl (= Deziliter). Folglich kann auch eine drastische Reduktion der Cholesterinaufnahme den Blutcholesterinspiegel nur wenig senken.

Obwohl also das Ei von Natur aus ein gehaltvolles Nahrungsmittel ist, meiden es viele wegen seines Cholesteringehaltes. Doch ist beim Verbrauch von ein oder zwei Eiern pro Tag meist kein erhöhter Cholesterinspiegel nachweisbar. Neue Forschungen haben ergeben, dass der größte Anteil des Cholesterins im Darmtrakt gar nicht aufgenommen wird, denn Hühnereier enthalten auch Lecithin, das die Aufnahme des Cholesterins an der Darmwand hemmt. Somit wird das nicht aufgenommene Cholesterin wieder ausgeschieden.

Sobald dem Körper über die Nahrung mehr Cholesterin zugeführt wird, als er benötigt, bilden sich Stoffe, die die Cholesterinsynthese hemmen. Dabei aktiviert der Körper Abbaumechanismen, die mit Hilfe der Gallensäuren eine vermehrte Ausscheidung von Cholesterin über den Darm bewirken.

Eine Langzeitstudie von Professor Dr. Walter Willett von der Harvard Medical School, USA, bei der 80 000 Frauen und 38 000 Männer in den USA untersucht wurden, hat bestätigt, dass die Menge des über die Nahrung aufgenommenen Cholesterins bei gesunden Menschen einen äußerst geringen Einfluss von nur 2 Prozent auf den Cholesterinspiegel im Blut hat. Die restlichen 98 Prozent werden von körpereigenen Mechanismen bestimmt.

Im Rahmen der vorliegenden Studie, die im April 1999 im renommierten "Journal of the American Medical Association" veröffentlicht wurde, notierten die Forscher über einen Zeitraum von 14 Jahren den Eikonsum von 80 082 Krankenschwestern und über acht Jahre von 37 851 Ärzten aus den gesamten USA. Die Anzahl der verzehrten Eier reichte dabei von weniger als einem Ei pro Woche bis zu mehr als einem Ei pro Tag. Parallel dazu wurden auftretende Arteriosklerose sowie Herzinfarkte aufgezeichnet.

Das Ergebnis: Selbst mehrere Eier täglich erhöhen für einen gesunden Menschen nicht das Risiko, an Arteriosklerose zu erkranken oder gar einen Herzinfarkt zu erleiden. Bei den Frauen traten in der Gruppe mit dem höchsten Eierkonsum (mehr als eines pro Tag) die wenigsten gesundheitlichen Probleme auf, so dass mit steigendem Eierverzehr das Herzinfarktrisiko beim weiblichen Geschlecht sogar abzunehmen scheint.

Der größte Teil der Bevölkerung zeigt überhaupt keine Reaktion auf die Aufnahme von Cholesterin mit der Nahrung! Einige reagieren sogar mit einer Senkung des Cholesterinspiegels. Die insbesondere in tierischen Fetten enthaltenen gesättigten Fette erhöhen den Blutfettspiegel erheblich, das zugeführte Cholesterin dagegen nur in geringem Maße. Des Weiteren vermindert das im Hühnerei enthaltene Lecithin die Aufnahme der kompletten Cholesterinmenge des Eies durch den Körper.

So ergab sich unter experimentellen Bedingungen bei einer Erhöhung der Cholesterinzufuhr um 100 mg – beispielsweise von 300 auf 400 mg Cholesterin – bei sonst unveränderter Kost im Durchschnitt eine um 2 mg/dl höhere

Cholesterinkonzentration im Blut, z. B. ein Anstieg von 240 auf 242 mg/dl. Wer statt 400 nur 300 mg konsumierte, konnte mit einem um 2 mg/dl gesenkten Cholesterinspiegel rechnen, also 238 statt 240 mg/dl.

Andere Nahrungsbestandteile haben eine weit größere Auswirkung auf den Cholesterinspiegel. So senken Cholesterin bindende Ballaststoffe, die in Salat, Gemüse oder Obst, Haferflocken, Müsli, Vollkornbrot usw. enthalten sind, den Cholesterinspiegel.

Insgesamt ist ernährungswissenschaftlich davon auszugehen, dass Hühnereier keinen signifikanten Einfluss auf die Höhe des Cholesterinspiegels haben. Nach Berichten amerikanischer Forscher soll das im Ei vorhandene Lecithin den Mechanismus in der Darmwand sogar hemmen, der für die Aufnahme von Cholesterin verantwortlich ist. Dies kann den scheinbar widersprüchlichen Zusammenhang aufdecken, warum Eier trotz relativ hohem Cholesteringehalt nicht zu einem Anstieg des Blutcholesterinspiegels führen. Die American Heart Association bestätigt, dass Cholesterin im Ei *kein* Risiko für den Herzinfarkt darstellt, und hält ein Ei pro Tag für gesünder als nur drei Eier in der Woche.

Durch zahlreiche Studien ist demnach das Märchen von der Erhöhung des Cholesterinspiegels durch Hühnerei widerlegt.

In zwei groß angelegten Kohortenstudien bestätigten amerikanische Wissenschaftler die Vermutung, dass der Cholesterinspiegel zu überwiegenden Teilen von den körpereigenen Mechanismen, und weniger von der Cholesterinaufnahme mit der Nahrung abhängt.

Eine Zufuhr von Cholesterin durch die Nahrung in Form von Hühnereiern ist – trotz individueller genetischer Unterschiede – bei der Mehrzahl der Menschen unbedenklich, da 80 bis 85 Prozent der Bevölkerung intakte Körperreaktionen besitzen, die sowohl Nahrungscholesterin als auch körpereigene Cholesterinsynthese lenken. Zugleich kann der Verzehr von Nahrungsmitteln mit Cholesterin bindenden Ballaststoffen, wie sie in Vollkornbackwaren, Gemüse oder Obst vorkommen, ausgleichend und sogar senkend wirken.

Statt also Angst vor dem Verzehr von Eiern zu haben, sollte sich die Mehrzahl der Bevölkerung nicht den Genuss verderben lassen: Lassen Sie sich ruhig ein Ei pro Tag schmecken!

10.2 Eier von glücklichen Hühnern schmecken besser

Die (politisch) erwünschte Haltungsform von Legehennen ist die Freiland- oder Bodenhaltung. Nur diese Haltungsformen werden für gut befunden, und die Käfighaltung wird zugleich verteufelt. Denn Eier, die von so genannten glücklichen Hühnern stammen, die in Boden- oder Freilandhaltung gehalten werden, stammen angeblich nicht nur aus der für die Hennen besseren und gesünderen Haltungsform, sondern schmecken auch noch besser und sind gesünder.

Doch die Wirklichkeit sieht anders aus. Die EU-Vorgabe über den Ausstieg und das Verbot der herkömmlichen Käfighaltung aus dem Jahre 1999 haben die deutschen Legehennenhalter mitgetragen. Der nationale Alleingang Deutschlands: Die herkömmliche Käfighaltung soll schon zum 1. Januar 2007 – fünf Jahre früher als in der restlichen EU – verboten, und die so genannten „ausgestalteten Käfige" nicht zugelassen werden. Dennoch wurde in Deutschland aufgrund einer Initiative der Legehennenhalter eine neue Haltungsform für Legehennen in einem geschlossenen System entwickelt, die so genannte (Klein-) Gruppenhaltung, die die ausgestalteten Käfige – die übrigens Bestandteil der EU-Hennenhaltungsrichtlinie sind – zur Grundlage hat. Diese bietet den Hennen mehr Platz, Sitzstangen, verbesserte Nester zur ungestörten Eiablage und Einstreu zum Scharren und Staubbaden.

Jüngste wissenschaftliche Ergebnisse zeigen, dass diese ausgestalteten Käfige und mehr noch ihre Fortentwicklungen, die (Klein-) Gruppenhaltungen, die Forderungen des Tierschutzes nach Ausübung arteigener Verhaltensweisen berücksichtigt und zugleich auch Vorteile gegenüber der herkömmlichen Käfighaltung hinsichtlich Tiergesundheit, Arzneimitteleinsatz, Produktqualität, Tierbetreuung und Umweltschutz aufweist. Studien und Versuchsreihen, die alle zurzeit praktizierten Haltungsformen von Legehennen nach Krankheitserscheinungen und Mortalitätsraten untersuchten, kommen zu dem Ergebnis, dass diese möglicherweise die tiergerechteste Haltungsform darstellt.

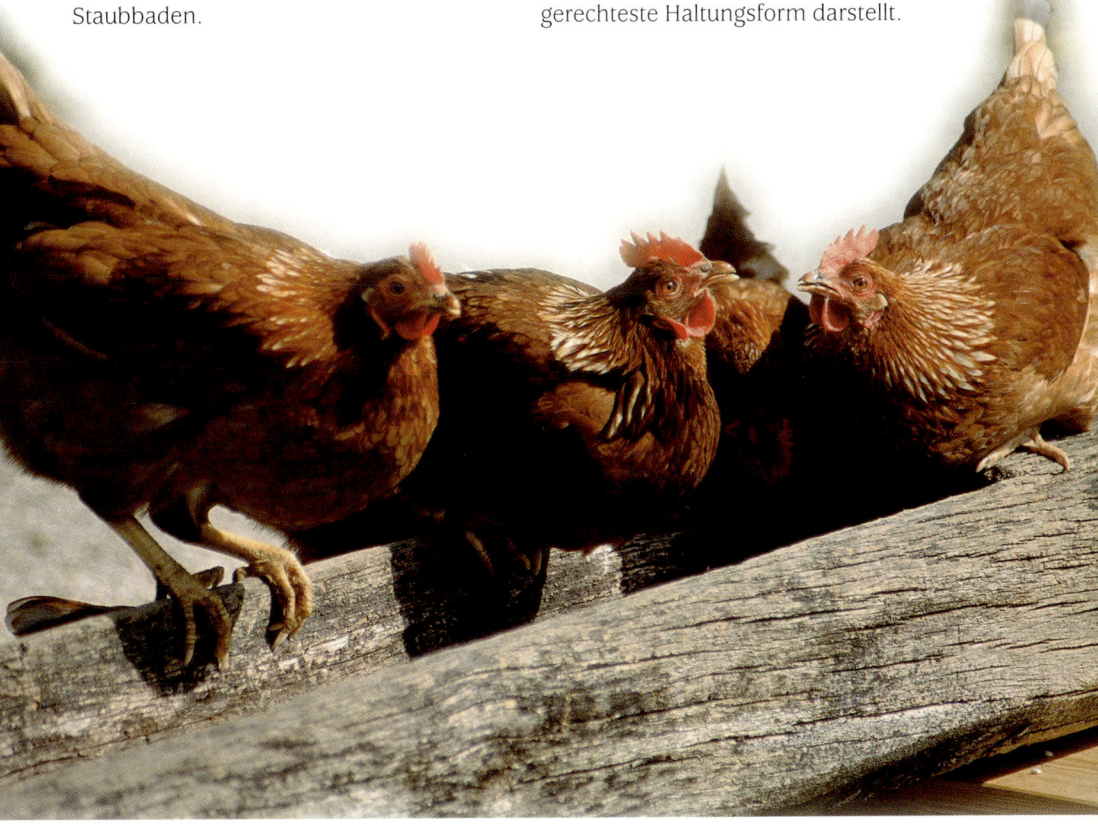

Vergleicht man die verschiedenen Haltungsformen miteinander, ergibt sich demnach ein differenzierteres Bild.

Herkömmliche Käfighaltung

Die neben- und übereinander angeordneten Käfige sind mit Futtertrog, Tränke und einem leicht geneigten Gitterboden versehen, über den die Eier auf ein Sammelband rollen. Der Kot der Tiere fällt durch das Gitter und wird ebenfalls über ein Band entsorgt. Pro Käfig werden üblicherweise vier bis sechs Tiere gehalten.

Vorteile:

Trennung der Tiere von ihren Ausscheidungen, problemlose Reinigung der Ställe, minimale Staubbelastung für Mensch und Tier, weniger sozialer Stress, geringere Aggressivität im Vergleich zu „freieren" Haltungsformen, gezielte Behandlung erkrankter Tiere und damit bessere Gesundheitskontrolle.

Nachteile:

Beschränkung der natürlichen Verhaltensweisen der Hühner – etwa durch den Verzicht auf Einstreu oder Nester.

Bodenhaltung

In der Bodenhaltung leben maximal neun Hennen auf einem Quadratmeter Fläche eines geschlossenen Stalls, der sie vor Witterung und natürlichen Feinden schützt. Auch eine Nutzung mehrerer Ebenen ist erlaubt, maximal 18 Tiere pro Quadratmeter Stallgrundfläche dürfen gehalten werden.

Vorteile:

Innerhalb des Stalles können sich die Tiere frei bewegen. Die Ausstattung mit Legenestern, Sitzstangen und Einstreu (mindestens ein Drittel der Stallfläche) ermöglicht den Hennen, ihren natürlichen Verhaltensweisen nachzugehen.

Nachteile:

Kämpfe um die Rangordnung und ernsthafte Verletzungen der Hennen, Kannibalismus, machen das umstrittene „Schnabelkürzen" bei Legehennen erforderlich. Der Kontakt zwischen Tieren und ihren Ausscheidungen begünstigt die Ausbreitung von infektiösen Krankheiten und Parasiten, Gefahr des „Arzneimittelrecycling" (Wiederaufnahme von Mitteln gegen Infekte), ferner deutliche Verluste durch verschmutzte und beschädigte Eier, deutlich höherer Aufwand als die Käfighaltung.

Freilandhaltung

Die Ställe der Freilandhaltung entsprechen in ihrer Ausstattung den Anforderungen der Bodenhaltung. Pro Henne sind vier Quadratmeter Auslauffläche vorgesehen. Die Tiere können sich dabei jederzeit in den Stall zurückziehen.

Vorteile:

Größtmögliche Bewegungsfreiheit. In der Freilandhaltung haben die Tiere tagsüber freien Zugang zu einem größtenteils bewachsenen Auslauf, der ggf. über Unterschlupfmöglichkeiten und Tränken verfügt.

Nachteile:

Rangordnungskämpfe, Kannibalismus und Infektionsgefahr durch den Kot der Hennen und den Kontakt zu frei lebenden Tieren und deren Ausscheidungen (die Geflügelpest wurde vermutlich durch Wildenten im Frühjahr 2003 in den Niederlanden ausgelöst). Gesundheits- und Hygienerisiken durch Witterungsbedingungen (Zugluft, Nässe, Unterkühlung). Hohe Belastung der Böden durch die unkontrollierbaren Ausscheidungen der Tiere.

Ausgestalteter Käfig

Die schon erwähnte EU-Hennenhaltungsrichtlinie verbietet ab dem 1. Januar 2012 die herkömmliche Käfighaltung und ermöglicht als neues Haltungssystem den ausgestalteten Käfig. Der ausgestaltete Käfig gemäß EU-Vorgaben hat eine Käfigfläche von 750 cm^2 pro Tier bei einer Gesamtfläche von mindestens 2000 cm^2 und ist mit einem Nest, einem Einstreubereich und Sitzstangen ausgestattet.

Im Sinne einer auf Nachhaltigkeit ausgerichteten Eiererzeugung, die die Aspekte des Tier-, Verbraucher- und Umweltschutzes sowie der Wirtschaftlichkeit möglichst gleichberechtigt berücksichtigt, hat die deutsche Geflügelwirtschaft ein Modellvorhaben „ausgestalteter Käfig" ins Leben gerufen, mit dem Ziel, die praktische Erprobung und Entwicklung dieser neuen Haltungsform wissenschaftlich zu begleiten.

Auf insgesamt sechs Betrieben wurden verschiedene Varianten des ausgestalteten Käfigs eingerichtet und teilweise während des Untersuchungszeitraums in Richtung einer funktionierenden Gruppenhaltung entscheidend weiterentwickelt. Der Abschlussbericht der Bundesforschungsanstalt für Landwirtschaft (FAL) kommt bei Berücksichtigung von Produktion, Tierverhalten, Hygiene und Ökonomie zu einem grundsätzlich positiven Ergebnis und empfiehlt ausdrücklich die Weiterentwicklung dieses Haltungssystems.

Diese Empfehlung wird insbesondere auch bei der Frage nach der notwendigen medizinischen Versorgung der Hennen unterstrichen: So wurde in den Bodenhaltungssystemen ein wesentlich höherer Anteil bestimmter Impfungen und Behandlungen der Tiere festgestellt als in der konventionellen und der ausgestalteten Käfighaltung. Dasselbe gilt auch für die „Verluste pro 1000 Anfangshennen", die ebenfalls in den Käfighaltungssystemen deutlich geringer ist als bei der Bodenhaltung.

Das Fazit der Forscher: Die Forschungsinstitute empfehlen eine Weiterentwicklung der ausgestalteten Käfighaltung für Legehennen.

Sowohl für die Hennen selbst und deren Gesundheitszustand als auch für den Verbraucher, der ein möglichst unbelastetes Produkt genießen möchte, erweist sich die ausgestaltete Käfighaltung als gute Lösung.

Die Situation für Tier und Mensch wird sich dann verschärfen, wenn an dem Verbot dieser Haltungsform ab 2007 in Deutschland festgehalten wird. Dazu muss man Folgendes wissen: Aus anderen EU-Mitgliedstaaten werden Eier aus ausgestalteten Käfigen auf den deutschen Markt gelangen und von den Verbrauchern gekauft werden. Für Eier aus der Boden- und Freilandhaltung bleibt damit weiterhin nur ein begrenzter Marktanteil. Somit dürfte es für einen deutschen Legehennenhalter nicht sinnvoll und wirtschaftlich sein, in diese Haltungssysteme zu investieren. Da die herkömmliche Käfighaltung zurzeit 83,9 Prozent von 48,6 Millionen Legehennen in Deutschland ausmacht, reduziert sich der Gesamtbestand deutscher Legehennen infolge des deutschen Alleingangs theoretisch nur noch auf 8,3 Millionen. Für die Eierproduktion bedeutet das, dass von derzeit 11,5 Milliarden Eiern zu-

Daten rund um Huhn und Ei

Bestand an Legehennen	48,6 Millionen
Eierverbrauch je Kopf	217 Eier/Jahr
Marktanteil deutscher Eier	64,6 %
Legehennen nach Haltungsformen:	
Käfighaltung	83,9 %
Bodenhaltung	7,4 %
Freilandhaltung	8,6 %
Eierproduktion in Deutschland	
2002	11,5 Milliarden
2007	(bei Käfigverbot): ca. 5 Milliarden

künftig nur noch fünf Milliarden in Deutschland erzeugt werden.

Dadurch ergäbe sich 2007 folgendes Szenario: Milliarden Importeier aus der herkömmlichen Käfighaltung und später aus dem ausgestalteten Käfig aus dem Ausland überfluten den deutschen Markt. In dem vom Institut für Strukturforschung und Planung in agrarischen Intensivgebieten (ISPA) der Hochschule Vechta erstellten „Dossier Legehennenhaltung" wird prognostiziert, dass mit Beibehaltung des einseitigen deutschen Alleingangs die Legehennenbestände in Deutschland auf die Hälfte zurückgehen, 56 Prozent weniger Eier erzeugt werden und zusätzlich 6,4 Milliarden Eier importiert werden müssen. Viele der regional verwurzelten bäuerlichen Familienbetriebe werden ihre Existenz verlieren. Damit kommt zum Schaden in Sachen Tier- und Verbraucherschutz noch der gesamtwirtschaftliche Schaden, der durch die Vernichtung vieler Familienbetriebe und das Vertreiben der Eiererzeuger ins Ausland eintritt.

Und dies, obwohl die wissenschaftlichen Ergebnisse erwarten lassen, dass die Eierproduktion in ausgestalteten Kä-

figen künftig das Referenzverfahren, also der Maßstab für die Erzeugung preisgünstiger Eier in der EU sein wird, vermutlich schon einige Jahre bevor das Verbot der konventionellen Käfighaltung EU-weit zum 1. Januar 2012 in Kraft tritt.

Die politisch erzwungene, erhebliche Einschränkung des Angebots von Eiern aus heimischer Erzeugung steht im Übrigen eindeutig im Widerspruch zum Wunsch der Verbraucher, deutsche Eier aus streng kontrollierter, regionaler Erzeugung kaufen zu können.

Die diversen Untersuchungen der unterschiedlichen Haltungsformen lassen den Schluss zu, dass die Freiheit weder besser schmeckt noch für Tier und Mensch die gesündere und sinnvollere Lösung ist: Die ausgestaltete Käfighaltung und mehr noch die in Deutschland bereits weiterentwickelten Systeme sind unter dem Aspekt des Tierschutzes und der Belastung der Hühner mit Medikamenten ebenso wie unter Qualitätsgesichtspunkten des zum Verzehr vorgesehenen Eies wie schließlich unter Wirtschaftlichkeitsgesichtspunkten die bessere Lösung und der Boden- und Freilandhaltung überlegen.

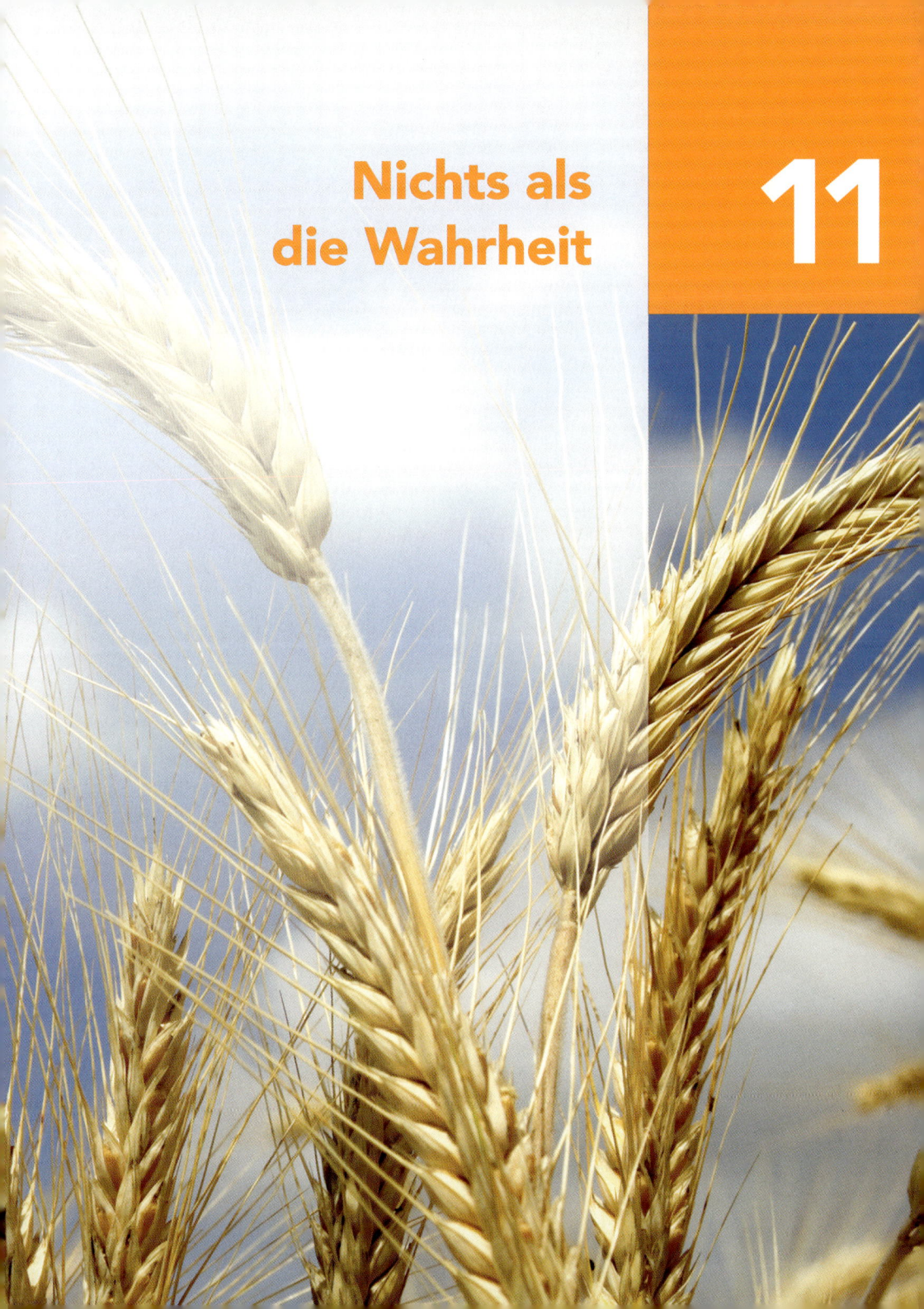

Nichts als die Wahrheit

Gesunde Lebens- und Ernährungsweise erhält oder macht gesund

Nach einer Studie des Bundesministeriums für Gesundheit stehen 64,4 Prozent der Todesfälle in Deutschland in direktem oder indirektem Zusammenhang mit Fehlernährung und ernährungs(mit-)bedingten Krankheiten. Eine Vielzahl von epidemiologischen Studien sowie anderen wissenschaftlichen Untersuchungen zeigt, dass eine gesunde Lebensführung, die eine gesunde Ernährungsweise einschließt, Krankheiten vorbeugen kann oder bei deren Behandlung hilft. Eine weitere Studie des Bundesministeriums für Gesundheit zeigt, dass schon Anfang der neunziger Jahre des vergangenen Jahrhunderts ein Drittel der Kosten im Gesundheitswesen auf Fehlernährung zurückzuführen waren. Der renommierte Naturwissenschaftler Professor Dr. Rudolf Schmitz hat die fehlernährungsbedingten Kosten für das Jahr 2004 auf mindestens 77 Milliarden Euro hochgerechnet. Grundsätzlich bleibt festzustellen, dass es *keine* Lebensmittel gibt, die gesund oder ungesund sind. Vielmehr kommt es darauf an, möglichst vielseitig zu essen und jedes Extrem zu vermeiden. Das menschliche Gebiss zeigt, dass der Mensch ein Alles(fr)esser ist.

Fern von Ernährungsmärchen, Werbebotschaften und Lobbyismus-Abhängigkeit haben die Wissenschaftler der Gesellschaft für Ernährungsmedizin und Diätetik e. V. ein neues, wissenschaftlich begründetes Modell zu einer gesunden Ernährungsweise entwickelt. Mit der neu konzipierten Ernährungspyramide liegt ein Modell zur gesunden Ernährungsweise vor, das Speisen und Getränke, Bewegung und – soweit notwendig – Vitamin- und Mineralstoffsubstitution berücksichtigt. Es bezieht aktuelle ernährungsmedizinische Erkenntnisse mit ein und unterscheidet sich deutlich von den bisherigen Ernährungsmodellen. Die Pyramide hat vier Stufen, die auf einer Basis ruhen. Die grün umrandeten Pyramidenstufen enthalten die Lebensmittel, die Sie täglich – reichlich oder in Maßen – verzehren sollten. Die Lebensmittel in der Spitze, die rot umrandet ist, sollten Sie dagegen möglichst meiden. Die meisten Krankheiten, die im Zusammenhang mit der Ernährungsweise stehen, haben mehrere Ursachen. Daher kann die Ernährungsweise allein auch nicht einen 100-prozentigen Schutz gegen sie darstellen. Die Wahrscheinlichkeit, durch eine gesunde Ernährungsweise nach der aktuellen Ernährungspyramide ernährungs(mit-)bedingten Krankheiten vorzubeugen, ist aber immens hoch.

Die Basis der Ernährungspyramide

Die Basis jedes gesunden Lebensstils bildet ausreichende tägliche Bewegung. Besonders empfehlenswert sind Ausdauersportarten wie Joggen, Walken, Nordic Walking, Schwimmen oder Rad fahren. Ausdauersport stärkt Herz und Kreislauf, fördert die Durchblutung, die Kraft und die Elastizität der Muskulatur, stärkt das Immunsystem, verbessert die Blutfettwerte, senkt den Blutzucker, fördert die Verdauung und hebt die Stimmung – und natürlich hilft er, Übergewicht abzubauen oder gar nicht erst entstehen zu lassen. Bewegen Sie sich so oft wie möglich! Mindestens dreimal pro Woche, am besten aber täglich sollten Sie idealerweise für etwa 30 bis 45 Minuten Ihren Puls in

Schwung bringen (maximale Pulsfrequenz 220 minus Lebensalter; Einsteiger sollten nur bis ca. 60 Prozent der maximalen Pulsfrequenz gehen!). Es ist sinnvoll, sich an der frischen Luft zu bewegen und durch eine gute Sonneneinstrahlung auch die körpereigene Vitamin-D-Synthese zu fördern.

Stufe 1: Mehrmals täglich reichlich essen und trinken

- Gemüse und Obst: reich an bestimmten Vitaminen, Mineralstoffen und sekundären Pflanzenstoffen: geringe Kaloriendichte, niedriger glykämischer Index und niedrige glykämische Ladung

- grobe Vollkornprodukte, Pellkartoffeln und Hülsenfrüchte: komplexe Kohlenhydrate, sekundäre Pflanzenstoffe, Ballaststoffe und pflanzliches Eiweiß

Die Grundlage einer gesunden Ernährungsweise sind reichlich Gemüse und Obst. Sowohl Obst als auch Gemüse enthält viele verschiedene Vitamine und Mineralstoffe, aber auch viel Wasser und verschiedene Ballaststoffe, hat daher also eine geringe Kaloriendichte. Sättigend, kalorienarm und lecker: Also greifen Sie zu, und essen Sie davon, so viel Sie möchten! Um viele der gesunden Inhaltsstoffe zu erhalten, sollten Sie mög-

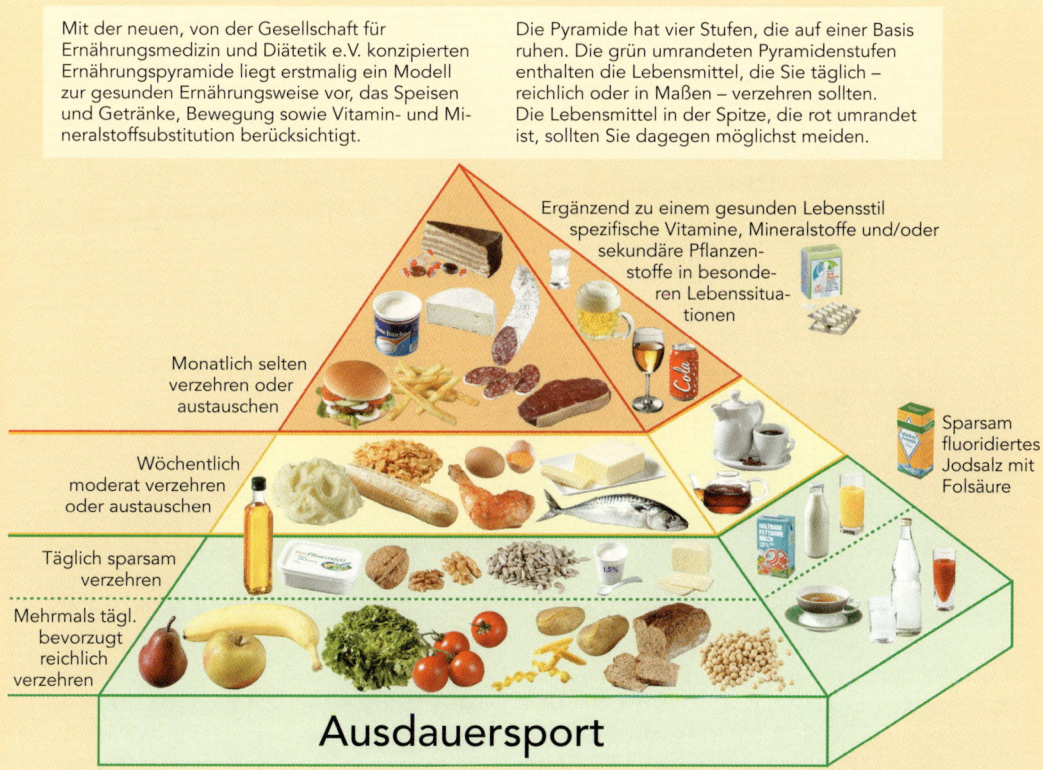

Mit der neuen, von der Gesellschaft für Ernährungsmedizin und Diätetik e.V. konzipierten Ernährungspyramide liegt erstmalig ein Modell zur gesunden Ernährungsweise vor, das Speisen und Getränke, Bewegung sowie Vitamin- und Mineralstoffsubstitution berücksichtigt.

Die Pyramide hat vier Stufen, die auf einer Basis ruhen. Die grün umrandeten Pyramidenstufen enthalten die Lebensmittel, die Sie täglich – reichlich oder in Maßen – verzehren sollten. Die Lebensmittel in der Spitze, die rot umrandet ist, sollten Sie dagegen möglichst meiden.

Ergänzend zu einem gesunden Lebensstil spezifische Vitamine, Mineralstoffe und/oder sekundäre Pflanzenstoffe in besonderen Lebenssituationen

Monatlich selten verzehren oder austauschen

Wöchentlich moderat verzehren oder austauschen

Täglich sparsam verzehren

Mehrmals tägl. bevorzugt reichlich verzehren

Sparsam fluoridiertes Jodsalz mit Folsäure

Ausdauersport

lichst frisches Gemüse und Obst kaufen und einen großen Anteil davon roh verzehren. Grundsätzlich sollte in einer ausgewogenen Ernährung Gemüse und Obst in roher und gekochter Form verzehrt werden. Tiefkühlware ist zu lange gelagertem Gemüse vorzuziehen. Aber auch Gemüse und Obst aus Konserven ist gesund. Garen Sie Gemüse so kurz wie möglich und schonend in wenig Wasser, vermeiden Sie Warmhaltezeiten. Essen Sie täglich mindestens insgesamt 1 kg Gemüse, Obst und Pellkartoffeln. Zusätzlich sollten Sie reichlich Lebensmittel mit komplexen Kohlenhydraten essen. Diese finden Sie in groben Vollkornprodukten (aber auch Weißmehl- und Mischprodukte können natürlich verzehrt werden), Hülsenfrüchten und Pellkartoffeln, die außerdem pflanzliches Eiweiß, Wirkstoffe und Ballaststoffe liefern. Diese Lebensmittel sind die idealen Sattmacher. Pellkartoffeln – besonders mit Schale – sind fettarm und behalten durch das Garen in der Schale ihre wertvollen Inhaltsstoffe. Dagegen sind verarbeitete Kartoffelprodukte wie Kartoffelbrei, Kroketten oder Ähnliches bereits fettreicher und haben einen höheren glykämischen Index – diese befinden sich deshalb in der Stufe 3 der Pyramide! Grobe Vollkornprodukte und kleine Pellkartoffeln haben einen relativ niedrigen glykämischen Index. Hülsenfrüchte sind reich an pflanzlichem Eiweiß und Ballaststoffen. Besonders zu empfehlen ist die Sojabohne und aus ihr hergestellte Produkte, da diese viele sekundäre Pflanzenstoffe enthält, die vielfältige gesundheitsfördernde Wirkungen haben. Vor allem bei vegetarischer Ernährung sollte mindestens einmal wöchentlich ein Hülsenfruchtgericht auf dem Speiseplan stehen! Vollkornprodukte wie Brot, Getreideflocken, Nudeln, Reis und andere Getreidesorten sind den Weißmehlprodukten aus ernährungsmedizinischer Sicht vorzuziehen, da sie größere Mengen an Vitaminen, Mineralstoffen, sekundären Pflanzenstoffen und Ballaststoffen enthalten. Sie haben eine niedrigere Kaloriendichte und einen geringeren glykämischen Index. Daher sind stark verarbeitete Getreideprodukte wie Cornflakes oder Weißmehlprodukte in Stufe 3 zu finden. Studien beweisen, dass bestimmte wasserlösliche Ballaststoffe in der Lage sind, den Cholesterinspiegel zu senken. Mindestens 1,5 oder besser 2 Liter sollten Sie täglich trinken! Als Getränke sind die kalorienfreien Durstlöscher Leitungswasser, Mineralwasser, Früchte- und Kräutertees zu empfehlen sowie Gemüsesäfte. Auch Süßstoff gesüßte Lightgetränke können Sie – wenn Sie auf den süßen Geschmack nicht verzichten möchten – täglich trinken.

Stufe 2: Täglich moderat essen und trinken

- Fette, Nüsse und Samen: lebensnotwendige Fettsäuren, fettlösliche Vitamine und sekundäre Pflanzenstoffe
- fettarme Milchprodukte: Eiweiß und Kalzium

Fette versorgen uns mit lebensnotwendigen Fettsäuren und Vitaminen, sie sollten daher täglich in unserem Speiseplan enthalten sein. Wichtig ist, die „richtigen" Fette auszuwählen und diese zwar in ausreichender Menge, nicht aber übermäßig zu essen. Studien zufolge sollten die Nahrungsfette reichlich einfach ungesättigte, aber wenig gesättigte Fettsäuren enthalten. Studien beweisen, dass eine Kost, die reich an bestimmten gesättigten Fettsäuren sowie Transfettsäuren (in ihrer Struktur abgewandelte Fettsäuren, die für den Körper ungesund sein können), aber auch an zu vielen mehrfach ungesättigten Fettsäuren ist, ungesund ist. Bevorzugen Sie Diät- und Reformmargarine, die frei von Transfettsäuren sind. Studien zeigen, dass Phytosterine (Cholesterin senkende sekundäre Pflanzenstoffe) in der Lage sind, den Cholesterinspiegel wirksam zu senken. Für die Speisenzubereitung sollten Sie auf Raps- oder Olivenöl zurückgreifen, da sie viele einfach ungesättigte Fettsäuren haben, die das Herz und die Gefäße schützen. Rapsöl ist Olivenöl überlegen, da es weniger gesättigte Fettsäuren enthält. Wählen Sie Zubereitungsarten aus, die mit wenig oder ganz ohne Fett auskommen. Achten Sie vor allem auf die versteckten Fette in Fleisch und Wurstwaren, Süßigkeiten und fettreichen Milchprodukten! Eine streng fettarme Kost ist ebenso ungesund wie eine sehr fettreiche Ernährungsweise. In der Stufe 2 der Lebensmittelpyramide finden sich auch Nüsse und Samen. Sie sind fettreich, das enthaltene Fett hat aber ein gesundheitsförderliches Fettsäuremuster. Zudem enthalten sie viele sekundäre Pflanzenstoffe, die auch den Cholesterinspiegel senken können. Nüsse und Samen sollten in die normale Ernährung eingebunden werden (beispielsweise im Müsli oder Obstsalat); vermeiden Sie dagegen das Knabbern von mit Fett zubereiteten Nüssen „nebenbei": Eine Dose Erdnüsse (200 g) enthält 100 g Fett! Milch und Milchprodukte liefern vor allem Eiweiß und Kalzium. Für die Festigkeit von Knochen und Zähnen ist es daher wichtig, täglich Milch oder Milchprodukte zu verzehren. Achten Sie darauf, die fettarmen Varianten auszuwählen: 1,5 Prozent

Fett bei Milch und Joghurt, 30 Prozent Fett i. Tr. bei Käse! Milch ist als Durstlöscher ungeeignet. Obstsäfte liefern Vitamine, Mineralstoffe, sekundäre Pflanzenstoffe, sollten wegen ihres Kalorien- und Zuckergehaltes jedoch nur selten oder stark verdünnt getrunken werden. Optimal ist das Mischen von $^1/_3$ Fruchtsaft mit $^2/_3$ Mineralwasser oder Trinkwasser.

Stufe 3: Wöchentlich moderat essen und trinken

- Geflügel und Eier: Eiweiß, Eisen und Zink
- Seefisch: Jod, Eiweiß und Eicosane

Stufe 3 enthält verarbeitete Kartoffel- und Getreideprodukte sowie Butter, die wegen ihres ungesunden Fettsäuremusters und relativ hohen Cholesteringehalts nur selten verzehrt werden sollte. Im Zweifelsfall sollte besser auf Halbfettbutter zurückgegriffen werden. Auch Fisch, bevorzugt Seefisch, sollte jede Woche verzehrt werden. Er enthält Jod, wertvolles Eiweiß und Omega-3-Fettsäuren (die so genannten Eicosane). Eier enthalten fast alle lebensnotwendigen Nähr- und Wirkstoffe. Sie gehören zusammen mit Milch und Soja zu den gesündesten Lebensmitteln überhaupt. Studien beweisen, dass Eier den Cholesterinspiegel und das damit verbundene Herzinfarktrisiko nicht erhöhen.

Fleisch enthält hochwertiges Eiweiß, wichtige Mineralstoffe und Vitamine. Fleisch ist vor allem ein guter Eisen- und Zinklieferant. Doch sollte es Geflügelfleisch oder mageres Schweinefleisch sein und nur einmal pro Woche verzehrt werden. Bevorzugen Sie magere Fleischsorten. Helles Fleisch wie Geflügel und Fisch ist aus gesundheitlichen Gründen dunklem, rotem Fleisch, also Rindfleisch und gepökelten Fleisch- und Wurstwaren, vorzuziehen. Rotes, dunkles Fleisch ist Studien zufolge ein Risikofaktor für bestimmte Krebserkrankungen.

Kaffee und schwarzer Tee sollten nur in Maßen – täglich nicht mehr als vier Tassen – getrunken werden. Sie sind zwar nicht schädlich, doch sind die Getränke der Stufe 1 vorzuziehen.

Stufe 4: Selten essen und trinken oder austauschen

In der Spitze finden Sie die Lebensmittel, die in einer gesunden Ernährungsweise möglichst fehlen sollten. Natürlich muss man nicht auf alles verzichten, doch sollten diese Lebensmittel selten verzehrt werden!

Fast Food ist relativ fett- und kalorienreich, enthält wenig Ballaststoffe, ist stark verarbeitet und hat ein ungesundes Fettsäuremuster. Zudem fördert es das „Essen nebenbei" und damit die Überernährung. Süßigkeiten können bei unzureichender Zahnhygiene und Fluoridzufuhr den Zähnen genauso wie alle anderen traubenzuckerhaltigen und klebrigen Lebensmittel schaden. Aber Zucker und Süßigkeiten sind nicht der Auslöser von Zahnkaries. Ein Übermaß an Zucker in Kombination mit Fett kann der Figur – ein Stück Schwarzwälder Kirschtorte enthält 296 Kalorien – schaden. Zucker kann Bestandteil einer gesunden Ernährungsweise sein. Zucker ist sogar eine Komponente der Gute-Laune-Diät, die nachweislich eine effektive Gewichtsreduktion hervorruft. Zudem sind die enthaltenen Fette wahre Krankmacher. Fettreiche Milchprodukte wie Sahne, Crème fraîche, Käse mit mehr als 45 Prozent Fett i. Tr. sind ebenfalls ungesund, da sie zu viele gesättigte Fettsäuren enthalten. Fettreiches Fleisch enthält Cholesterin, Purin und relativ gesättigte Fettsäuren. Auch wenn der Fettgehalt der Wurst heute deutlich niedriger ist als noch vor 20 Jahren, enthalten viele Wurstsorten (Mettwurst, Teewurst oder Leberwurst) versteckte Fette. Täglich zugeführt, erhöhen diese Lebensmittel die Wahrscheinlichkeit ernährungs(mit)bedingter Krankheiten. Zu vermeidende Getränke stellen Alkoholika dar. Alkohol ist täglich genossen ein Giftstoff, der zur Abhängigkeit führen kann. Da seine gesundheitsfördernden Wirkungen hinter seinen krankheitsauslösenden zurückstehen, ist es sinnvoll, keinen oder nur wenig Alkohol zu trinken, auf keinen Fall aber täglich. Auch zuckergesüßte Getränke sollten möglichst vermieden werden.

Ergänzungen: fluoridiertes Jodsalz, Vitamin- und Mineralstoffpräparate

Zum Schutz vor fluoridmangelbedingter Karies und jodmangelbedingten Schilddrüsenerkrankungen sowie Folsäuremangel sollte im Haushalt ausschließlich fluoridiertes Jodsalz mit Folsäure zum Salzen verwendet werden. Dessen Verwendung in moderaten Mengen ist prinzipiell ungefährlich und führt nicht zu Krankheiten wie Bluthochdruck, Osteoporose oder Krebs. Die durchschnittliche Salzzufuhr in Deutschland wurde von Experten lange Zeit deutlich überschätzt und liegt heute nur noch minimal oberhalb der Empfehlungen. Wer Salz einsparen möchte, sollte insbesondere auf salzige Knabberartikel, Fertigsaucen und andere Fertigprodukte verzichten. Der Vitamin- und Mineralstoffbedarf ist für jeden Menschen und in jeder Lebenssituation unterschiedlich. Vitamine, Mineralstoffe und sekundäre Pflanzenstoffe werden als Wirkstoffe bezeichnet. Viele Medikamente, chronische Krankheiten, Stress und Rauchen erhöhen den Wirkstoffbedarf. Menschen, die reichlich Obst und Gemüse sowie Säfte daraus zu sich nehmen, nehmen ausreichend sekundäre Pflanzenstoffe auf. In manchen Lebenssituationen ist die Einnahme von **bestimmten Vitaminen und Mineralstoffen** sowohl vorbeugend als auch (in einigen Fällen) therapeutisch notwendig und sinnvoll. Studien zufolge ist die regelmäßige Einnahme von einzelnen Substanzen oftmals wenig wirksam und kann sogar Risiken in sich bergen. Sinnvoll ist es, Vitamine, Mineralstoffe, aber auch sekundäre Pflanzenstoffe möglichst natürlich aufzunehmen. Dafür bieten sich Gemüse- und Obstkonzentrate an.

Sieben klare Regeln für eine gesunde Ernährungsweise

1. Mehr pflanzliche, weniger tierische Lebensmittel bedarfsgerecht kombinieren, vor allem Obst und Gemüse essen. Frische Lebensmittel möglichst aus der Region entsprechend der Saison einkaufen, nicht oder nur kurz lagern, schonend garen und mit Genuss langsam und stressfrei verzehren.

2. Bevorzugt ballaststoffreiche Lebensmittel mit moderater Blutzuckerwirksamkeit und geringer Kaloriendichte essen (Gemüse und Obst, grobe Vollkornprodukte, Hülsenfrüchte, Pellkartoffeln).

3. Fette mit einem hohen Anteil einfach ungesättigter Fettsäuren und ausreichend mehrfach ungesättigten Fettsäuren als Hauptfettquelle nutzen (Diätmargarine, hochwertige Pflanzenöle wie Rapsöl, Nüsse und Samen), aber möglichst keine Transfettsäuren und wenig gesättigte Fettsäuren aufnehmen.

4. Fettarme Milchprodukte täglich, aber in moderater Menge in den Speiseplan einbauen, fettreiche Milchprodukte meiden und austauschen.

5. Essen Sie bevorzugt pflanzliche Eiweißträger, insbesondere Soja und Sojaprodukte sowie Fisch, Geflügel und anderes helles Fleisch.

6. Täglich mindestens 1,5 bis 2 Liter trinken. Bevorzugt Trinkwasser, Mineralwässer, Kräuter- und Früchtetees, Gemüsesäfte sowie verdünnte Obstsäfte. Alkohol – wenn überhaupt – nur in geringen Mengen (zu den Mahlzeiten).

7. Wenig Süßigkeiten, Fertigprodukte, Fast Food, dafür moderat fluoridiertes Jodsalz mit Folsäure und damit hergestellte Lebensmittel verzehren.

Bei Übergewicht erscheint es sinnvoller, drei größere, gut sättigende, aber relativ kalorienarme Mahlzeiten einzuhalten. Viele kleine Mahlzeiten scheinen den Hunger und die Kalorienaufnahme zu fördern und den Fettgewebsabbau zu hemmen. Normalgewichtige können, wenn sie nicht zunehmen, Zwischenmahlzeiten essen. Für die Gesundheit ist es aber nicht besser, viele kleine Mahlzeiten zu essen. Bei Einhaltung eines gesunden Lebensstils und dieser Regeln sind Sie im Rahmen der Möglichkeiten vor ernährungs(mit)bedingten Krankheiten geschützt. Als kompetente Ansprechpartner in allen Fragen der gesunden Ernährung und der Diätetik stehen Diätassistenten und Diplom-Ökotrophologen zur Verfügung.

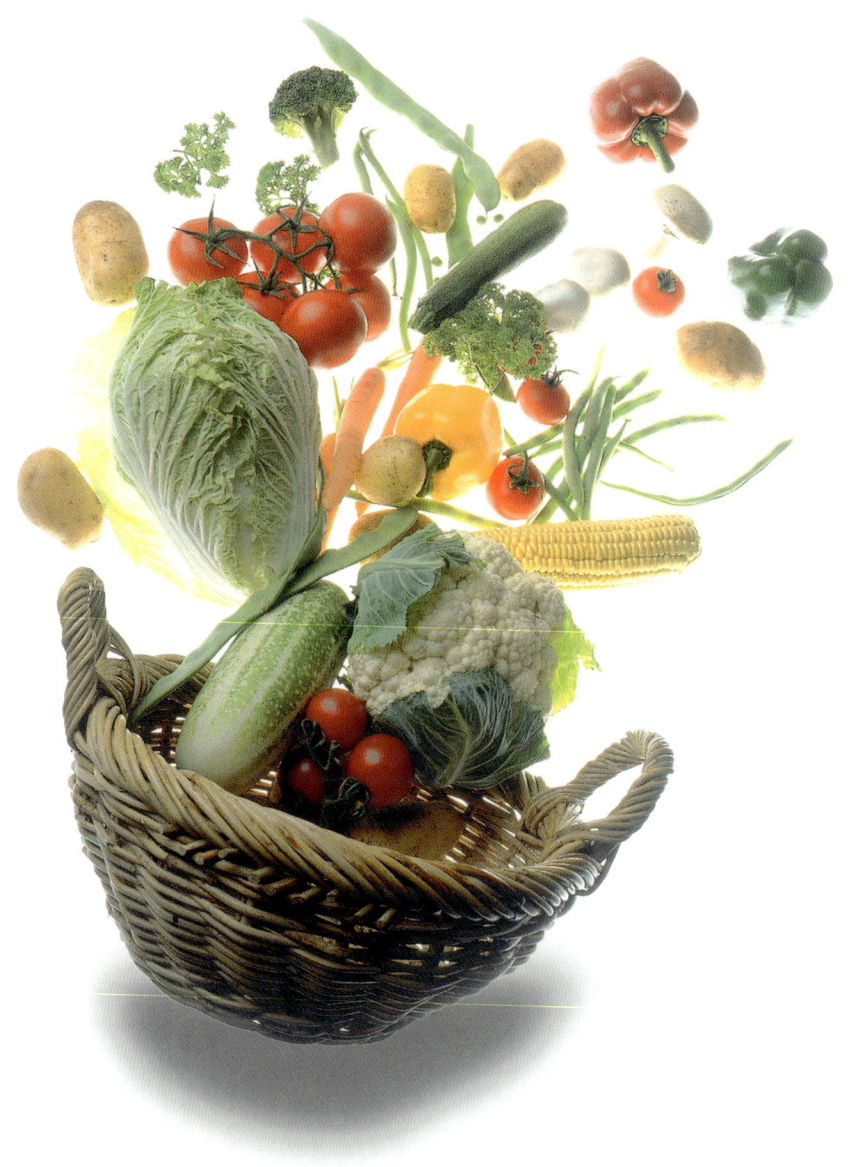

Quellennachweis

Kapitel 2: Lauter süße Märchen

Alexy, U. et al.: Fortification masks nutrient dilution due to added sugars in diet of children and adolescents, J Nutr. Vol. 132, S. 2785–2791 (2002)

Biesalski, H. K.: Ernährungsmedizin, 2. Auflage, Stuttgart (1999)

Chapman et al.: Effects of complex carbohydrates on the glycemic response, complex carbohydrates in foods, The british nutrition foundation, London (1990)

Heseker, H.: Süßwaren: Ursache für Übergewicht und Nährstoffdefizite? Eine Auswertung der Nationalen Verzehrstudie, Moderne Ernährung heute 4 (1999–2000)

Lineisen, J. et al.: Sucrose intake in Germany, Z Ernährungswiss 37, Seite 303–314 (1998)

Müller, M. J.: Neue Studie belegt: Naschen führt nicht zu Übergewicht bei Kindern, Moderne Ernährung heute 4 (1999–2000)

Richardson, J.: The sugar intake of businessmen and its inverse relationship with relative weight, Brit J Nutr. Vol. 27, Seite 449–460 (1972)

Stehle, P.: Süßwaren und Mikronährstoffe: Die Legende vom Nährstoffräuber, Moderne Ernährung heute 4 (1999–2000)

Wehrmüller, K.: Glykämischer Index von Sportgetränken, Semesterarbeit, ETH Zürich, INW Ernährungsbiologie (2002)

- www.dge.de
- www.diabetes-world.net/de/35343
- www.ernaehrungsmed.de
- www.eufic.org/de/food/pag/food15/food152.htm
- www.foodnews.ch/faq/Antw_brauner_Zucker.html
- www.hobbythek.de/faq_suessstoffe.html#03e
- www.krebsinformation.de/body_lebensmittelzusatzstoffe.html#gelten
- www.m-ww.de/gesund_leben/ernaehrung/suesstoffe.html
- www.zahnaerztehaus.de/patinfo/karies_infos.html

Kapitel 3: Heißkalte Aufwärmmärchen

Büchler, A.: Weißblech für Verpackungen: Herstellung, Verwendung und Recycling, Bibliothek der Technik, Bd. 183, Landsberg (1999)

Hochschule Niederrhein, Fachbereich Oecotrophologie/Institut für Lebensmittelqualität: Lebensmittelstudie, Mönchengladbach/Willich (2001)

KIN Lebensmittelinstitut e. V.: Untersuchung zu Vitamin C-Verlusten bei grünen Bohnen, Neumünster (1992)

Ninfali, P. et al.: Polyphenols and antioxidant capacity of vegetables under fresh and frozen conditions, J Agric Food Chem, Vol. 51, Seite 2222–2226 (2003)

Sammonds, K.: Nutrient Study, Massachusetts (2000)

University of Illinois, Department of Food Science and Human Nutrition: Nutrient Conservation in canned, frozen and fresh foods, Illinois (1997)

- www.dge.de
- www.freenet.de/freenet/fit_und_gesund/ernaehrung/ernaehrungs-tipps/tiefkuehlkost/02.html
- www.swr.de/kaffee-oder-tee/vvv/alles-frisch/2003/01/02/

Kapitel 4: Schlanke und dicke Märchen

Ahmad, S. et. al.: Multicenter trial of L-Carnitine in maintainance hemo-dialysis patients II. Clinical and biochemical effects, Kidney Int, 38, Seite 912–918 (1990)

Biesalski, H. K.: Ernährungsmedizin, 2. Auflage, Stuttgart (1999)

Blumenthal, H.; J. F. Borzelleca und L. J. Filer: Gutachten zur „GRAS Affirmation" für die amerikanische Gesundheitsbehörde FDA (1993)

Elmadfa, I. et al.: Die Große GU-Nähr-wert-Tabelle (1996/1997)

Gross, K. L., K. J. Wedenkind, C. A. Kirk: Effect of dietary L-Carnitine and chromiumpicolinate on weight loss and composition of obese dogs. J. Animal Sci 76 (suppl. 1), 175 (1998)

Jewell, D. E. und P. W. Toll: The effect of carnitine supplementation on body composition of obese-prone cats, Adapted from „obesity: Weight management in Cats and Dogs", Hill's Pet Nutr (1998)

Spagnoli, L. G. et al.: Morphometric evidence of the trophic effect of L-Carnitine on human skeletal muscle, Nepphron 55, 16–23 (1990)

Yanovski, J. A. et al.: A Prospective Study of Holiday Weight Gain. N Engl J Med; 342, Seite 861–867 (2000)

Kapitel 5: Flüssige Märchen

Bergmann, E. und K. Horch: Kosten Alkohol assoziierter Krankheiten, Robert-Koch-Institut, www.rki.de/gbe/beitrag/kosten.pdf (2003)

DGE, ÖGE, SGE, SVE (Hrsg.): D.A.CH. Referenzwerte für die Nährstoffzu-fuhr, Frankfurt am Main (2000)

Inoue, H., F. Stickel, G. Pöschl et al.: Alkohol. In: Ollenschläger, Schauder: Ernährungsmedizin, 2. Auflage, München/Jena (2003)

Mineral- und Tafelwasserverordnung

Statistischen Bundesamt: Tod durch Alkohol, www.destatis.de/presse/deutsch/pm2002/zdw42.htm, 01.10.2003.

Stiftung Warentest, Heft Mai 2003 Trinkwasserverordnung

- www.dge.de
- www.tierschutzbund.de/aktuell/kampagne/Mineralwasser.htm

Kapitel 6: Zusätzliche Märchen

Ames, B. N. et al.: The Causes and Prevention of Cancer. Proceedings of the National Academy of Sciences of the United States of America 92, Seite 5258–65 (1995)

Anke, M. et al.: Der Nahrungsmittel-transfer in der Nahrungskette des Menschen (2000)

Biesalski, H. K.: Ernährungsmedizin, 2. Auflage, Stuttgart (1999)

Förstermann, U.: Pharmakologie des kardiovaskulären Systems der Blutgefäße. Behandlung der Hypertonie und Hypotonie. In: Forth, W. et al.: Allgemeine und spezielle Pharmakologie und Toxikologie, 8. Auflage, Seite 426–431, München (2001)

Holtmeier, H. J.: Bedeutung von Natrium und Chlorid für den Menschen, Seite 47–80, Heidelberg (1992)

Loew, D. et al.: Zum Kochsalzverbrauch in der Bundesrepublik Deutschland, Kl. Wschr. Vol. 53, Seite 1131–1132 (1975)

O'Dell, B. L., R.A. Sunde (eds.). Handbook nutritionally essential mineral elements, Seite 93–116 (1997)

Willett, W.: Eat, Drink, and Be Healthy, The Harvard Medical School Guide to Healthy Eating, New York (2001)

- www.fertiggerichtetest.de/enum.htm
- www.oekotest.de/oeko/ern/ern-dl.html
- www.zusatzstoffe-online.de

Kapitel 7: Ammen- und Kindermärchen

Deutsches Institut für Ernährungsforschung: Eine gemischte Kost ist die beste Ernährung für Kinder, Bergholz-Rehbrücke (1996)

Paton, L. M, J. L. Alexander und C. A. Nowson et al.: Pregnancy and lactation have no long-term deleterious effect on measures of bone mineral in healthy women: a twin study. Am J Clin Nutr 77: 707–14 (2003)

- www.bse.de
- www.fke-do.de
- www.uni-bayreuth.de/departments/didaktikchemie/umat/gelatine/gelatine.htm

Kapitel 8: Rohe und vollwertige Märchen

Biesalski, H. K.: Ernährungsmedizin, 2. Auflage, Stuttgart (1999)

- www.br-online.de/umwelt-gesundheit/thema/ernaehrung/rohkost.xml

Kapitel 9: Gefährliche und krank machende Märchen

Biesalki, H. K.: Ernährungsmedizin, 2. Auflage, Stuttgart (1999)

Braun-Fahrlander, C. et al.: Environmental exposure to endotoxin and its relation to asthma in school-age children, N Engl J Med. Vol. 347, Seite 869–877 (2002)

Pschyrembel Klinisches Wörterbuch, 259., neu bearbeitete und erweiterte Auflage, Berlin/New York (2002)

Siegenthaler, W.: Klinische Pathophysiologie, 8. Auflage, Stuttgart (2001)

Silbernagl, S.: Taschenatlas der Physiologie, 6. Auflage, Stuttgart (2003)

- www.mdr.de
- www.m-ww.de

Kapitel 10: Märchen rund ums Ei

aid (Hrsg.), Eier, aid Infodienst (2003)

American Journal of Clinical Nutrition 73, Seite 885–91 (2001)

Biesalski, H. K.: Ernährungsmedizin, 2. Auflage, Stuttgart (1999)

Dieckmann, Bernd: Eiertanz, Osnabrücker Zeitung, 26. März 2004

FAL Bundesforschungsanstalt für Landwirtschaft: Modellvorhaben ausgestaltete Käfige, Produktion, Verhalten, Hygiene und Ökonomie in ausgestalteten Käfigen von 4 Herstellern in 6 Legehennenbetrieben, Zusammenfassung (2004)

FAL Bundesforschungsanstalt für Landwirtschaft: Pressemitteilung, 15. März 2004

Hu, F. B., M. J. Stampfer, E. B. Rimm et al.: A Prospective Study of Egg Consumption and Risk of Cardiovascular Disease in Men and Women, JAMA 281, Seite 1387–1394 (1999)

ISPA: Dossier Legehennenhaltung, Seite 19 (2003)

Jacobs, A.-K. et al.: Dokumentation zu den Auswirkungen der ersten Verordnung zur Änderung der Tierschutz-Nutztierhaltungsverordnung auf die deutsche Legehennenhaltung und Eierproduktion, ISPA (2003)

Jiang, Y., S. K. Noh und S. I. Koo: Egg Phosphatidylcholine decreases the lymphatic absorption of cholesterol in rats. J Nutr. 131, Seite 2358–2363 (2001)

Kreienbrock, L. et al.: EpiLeg, orientierende epidemiologische Untersuchung zum Leistungsniveau und Gesundheitsstatus in Legehennenhaltungen verschiedener Haltungssysteme (2004)

Zentrale Markt- und Preisberichtsstelle (ZMP), Jahr 2002

- www.fal.de

Autoreninfo

Doreen Nothmann studierte am Institut für Ernährungswissenschaften der Friedrich-Schiller-Universität Jena Ernährungswissenschaften (Trophologie) und an der Universidad de Navarra in Spanien Nutrición humana y dietetica. Während ihres Studiums war sie als Assistentin an der Thüringer Landesanstalt für Landwirtschaft beschäftigt. Im Anschluss arbeitete die Diplom-Trophologin als wissenschaftliche Mitarbeiterin am Institut für Biochemie und Biophysik in Jena, war danach an der Universitätsklinik Marburg in ein Forschungsvorhaben über antimikrobielle Peptide beteiligt und wechselte zuletzt an das Universitätsklinikum der Rheinisch-Westfälischen-Technischen Hochschule Aachen. Am Institut für Physiologie promoviert sie derzeit unter der Leitung von Professor Dr. C. Fahlke. Doreen Nothmann ist an verschiedenen Publikationen in internationalen Fachzeitschriften beteiligt.

Michael Vogt studierte Geschichte, Germanistik und Politische Wissenschaften an der Ludwig-Maximilians-Universität in München. 1998 wurde er Professor für Public Relations/Kommunikationsmanagement an der Augustus-Universität in Leipzig. Seine berufliche Laufbahn begann er als TV-Journalist und Verfasser zahlreicher Dokumentarfilme zu politischen und zeitgeschichtlichen Themen. Über 15 Jahre war er als Pressechef in Großunternehmen in Risikobranchen (Rüstungs- und Chemieindustrie) tätig. Michael Vogt war Sprecher der gesamten Pharmabranche in Deutschland mit über 100 Auftritten in Diskussionen, Talkrunden und Interviews im deutschen Fernsehen. Danach leitete er als Vorstand den Verlag des Verbraucherschutzministeriums der Bundesregierung und war schließlich für Marketing in Deutschland für deutsche Agrarprodukte der Ernährungsindustrie und der gesamten deutschen Bauernschaft zuständig. Seit 2001 hat sich Michael Vogt als TV-Journalist, Hochschullehrer und Medien-Consultant selbstständig gemacht. Nebenbei ist er als TV- und Filmautor im Bereich Zeitgeschichte tätig. Michael Vogt ist Mitglied des Kuratoriums der Gesellschaft für Ernährungsmedizin und Diätetik e. V.

Sven-David Müller absolvierte die Ausbildung zum Diätassistenten an der Diätlehranstalt des Kreiskrankenhauses Bad Hersfeld (Akademisches Lehrkrankenhaus des Universitätsklinikums Gießen). Nach Anstellungen an der Edertalklinik für Psychosomatik und Orthopädie in Bad Wildungen-Reinhardshausen und der Bundesknappschaftskurklinik Bad Neuenahr-Ahrweiler wechselte er an das Universitätsklinikum der Rheinisch-Westfälischen-Technischen Hochschule Aachen. In der Medizinischen Klinik III mit dem Schwerpunkt Gastroenterologie und Stoffwechselkrankheiten war er von 1990 bis Ende 1996 in der Diät- und Diabetesberatung tätig. Daneben war er an Vorlesungen beteiligt und publizierte zahlreiche Arbeiten in Fachzeitschriften. Im Jahre 1995 absolvierte er an der Universitätsklinik Jena eine Fortbildung zum Diabetesberater der Deutschen Diabetes

Gesellschaft (DDG). Nach seinem Volontariat wechselte er zur Deutschen Gesellschaft für gesundes Leben und arbeitete anschließend als Redakteur und Assistent der Geschäftsführung in der PMI Verlagsgruppe in Frankfurt am Main. In den Jahren 1998 und 1999 baute Sven-David Müller die Presse- und Informationsstelle des Universitätsklinikums der RWTH Aachen auf und leitete diese. Seit Januar 2000 ist er hauptamtlich Geschäftsführer und Sprecher der Gesellschaft für Ernährungsmedizin und Diätetik e. V. Als Autor hat er 30 Bücher herausgegeben, die eine Gesamtauflage von 600 000 Exemplaren erreichen und in sechs Sprachen erschienen sind. Regelmäßig ist er Gast in TV-Sendungen und moderiert das Fernsehmagazin GesundZeit. Sven-David Müller ist an Vorlesungen in Aachen sowie dem Aufbau des berufsbegleitenden Studienganges Master of nutritional medicine in sciences beteiligt und bildet regelmäßig im Rahmen des Curriculums Ernährungsmedizin (nach der Bundesärztekammer) Ärzte zu Ernährungsmedizinern sowie bei Fortbildungen der Apothekerkammern Apotheker zu Fachapothekern für Ernährungsberatung aus.

Register

Photos:

CMA Centrale Marketing-Gesellschaft der deutschen Agrarwirtschaft mbH: 33, 38, 40

Corbis: Umschlag (oben links)

DAK: 47, 91

Deutsche Gesellschaft für Ernährungsmedizin und Diätetik e. V.: 143

Fotos-Direkt: 82, 112

Informationszentrale Deutsches Mineralwasser (IDM): 68 (unten), 76, 78

Informationszentrum Weißblech e. V.: 5 (unten), 49–50, 52

Ingo Wandmacher: 5 (rechts oben und unten), 6 (2. von links und 1. von rechts), 7, 13, 29, 48, 53, 55, 57, 59, 67–68 (oben links und rechts), 69 (unten links), 71, 104–105, 107–109, 111, 114, 117, 123, 125, 130, 148

Kerker + Baum: 24, 120

Lonza GmbH: 84, 101

MEV Fotoarchiv: 5 (oben links), 6 (links und 2. von rechts), 8, 11, 14–23, 27, 31, 34–37, 45, 61, 63–66 (unten rechts), 68 (oben rechts, unteres Bild), 69 (oben rechts), 70, 73–75, 78–80 (Hintergrundbild), 81, 83, 86, 89, 93, 95, 96, 99, 102, 103, 115, 118, 121, 128, 133, 134, 137, 141

MH Photo Design: 25, 26, 32, 56, 66 (oben links)

Photodisc: Umschlag unten links und rechts

Petra Theisen • Sven-David Müller

forever clever: Der Ernährungstrainer

Mit Geleitworten von Dr. med. Ulrich Strunz und Prof. Hademar Bankhofer

2003. 174 Seiten, 83 Abbildungen, 14,0 x 22,8 cm, Softcover
ISBN 3-87706-741-7
€ 12,90 / sFr 21,90

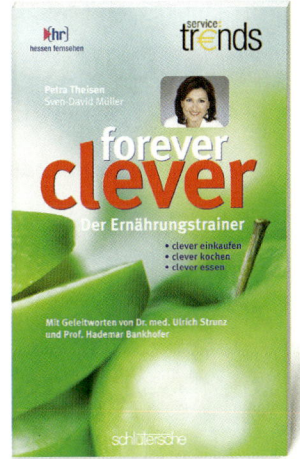

Die Sendung „service: tr€nds" führt Tests durch – objektiv und unabhängig von wirtschaftlichen Interessen – von Säften, Suppen, Salaten über Saucen zu Tiefkühlprodukten. *Der Ernährungstrainer* ist das erste Begleitbuch zu der erfolgreichen Sendereihe.

Aus dem Inhalt

- Pasta, Pasta – Nudeln und Saucen im Test
- Schön und schlank – Diät zum Nulltarif
- Fit durch Säfte – Gesundheit, die man trinken kann
- Da haben wir den Salat – Knackige Tipps für Rucola & Co.
- Abenteuer Weinkauf – So vermeiden Sie einen Gaumenflop
- Tea-Time – Geschmack und Qualität im Test
- Frisch und frostig? – Tiefkühlkost im Test
- Mineralwasser – Gesundheitsquelle oder teurer Durstlöscher?
- Fit mit Joghurt und Quark? – Milchprodukte im Vergleich
- Süßer Start in den Tag – Konfitüre, Marmelade und Co. im Test
- Frischer Fisch – Geschmack und Qualität im Test

forever clever 2: Gesund schlemmen

2003. 168 Seiten, 163 Abbildungen, 14,0 x 22,8 cm, Softcover
ISBN 3-89993-507-1
€ 12,90 / sFr 21,90

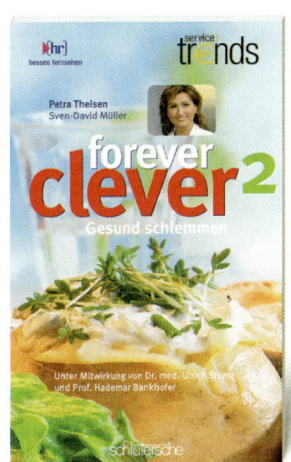

Das zweite Begleitbuch zur erfolgreichen Sendung »service:tr€nds«. Diesmal im Test: Geflügel, Wurst, Schokolade, Eier . . . Mit einer 13-Tage-Diät nach Dr. Ulrich Strunz als tollem Extra!

Aus dem Inhalt

- Fit mit Geflügel – Wie gesund sind Hähnchen & Pute?
- Appetit auf Wurst: Was steckt wirklich unter der Pelle!
- Heiß auf Fleisch – Steaks und Schnitzel im Visier!
- Ran an die Kartoffeln! Was ist drin in Pommes & Co.?
- Fertigsuppen. Gesund oder teure Dickmacher?
- Alles Käse? Was steckt wirklich in Gouda & Co.?
- Ach du dickes Ei – Wie viele Eier sind gesund?
- Butter oder Margarine? Gesund mit dem richtigen Fett!
- Nicht die Bohne ungesund – Heiße Tipps für Kaffee & Co.!
- Lust auf Schokolade: Tafeln und Riegel im Test!

schlütersche

Sven Müller • Katrin Raschke

Das Kalorien-
Nährwert-Lexikon

2. überarbeitete Auflage

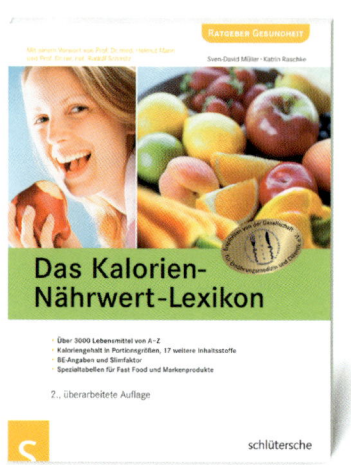

2004. 208 Seiten, 15,5 x 21,0 cm, kartoniert
ISBN 3-89993-509-8
€ 12,90/sFr 21,90

Ballaststoffe, Eiweiß, Vitamine, Mineralstoffe ... – wie viel davon brauchen wir für unsere tägliche Ernährung? Das Kalorien-Nährwert-Lexikon enthält neben den Zahlenwerten, wie sie auch herkömmliche Tabellen liefern, eine sehr übersichtliche, farbige Bewertung der einzelnen Nährwerte. Rot gekennzeichnete Nahrungsmittel sollte man lieber meiden, bei grün markierten Speisen ist alles im „grünen Bereich"! Alle Gerichte sind mit einen so genannten Slimfaktor bewertet. Lebensmittel, die im Feld „slim" grün markiert sind, sättigen gut, ohne dass man dabei viele Kalorien zu sich führt und zunimmt. Mit einer Extra-Tabelle, die den Fett-, Cholesterin- und Kohlenhydratanteil bekannter Marken auflistet.

> Die Oecotrophologin Katrin Raschke und der Diätassistent Sven-David Müller beschreiben in ihrem Buch [...] die Inhaltsstoffe unserer Nahrung und erklären, wie eine ausgewogene Ernährung Erkrankungen lindern kann.
> *Berliner Morgenpost*

> Ballaststoffe, Eiweiß, Vitamine, Minerale ... Wie viele brauchen wir für unsere tägliche Ernährung? Das ‚Kalorien-Nährwert-Lexikon' enthält neben den Zahlenwerten [...] eine sehr übersichtliche, farbige Bewertung der einzelnen Nährstoffe."
> *Frau mit Herz*

> Alle Gerichte sind mit einem so genannten Slimfaktor bewertet. Lebensmittel, die im Feld ‚Slim' grün markiert sind, sättigen gut, ohne viele Kalorien zuzuführen.
> *Gesunde Medizin*

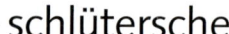